FDA
リスク&ベネフィット・コミュニケーション
エビデンスに基づく健康・医療に関する指針

Food and Drug Administration

Baruch Fischhoff, Noel T. Brewer & Julie S. Downs［編］

中山 健夫／杉森 裕樹［監訳］

丸善出版

Communicating Risks and Benefits:
An Evidence-Based User's Guide

by

US Department of Health and Human Services, Food and Drug Administration

"Communicating Risks and Benefits: An Evidence-Based User's Guide" was originally published in English in 2011. This translation is published by arrangement with FDA（US Department of Health and Human Services, Food and Drug Administration）.

Printed in Japan

日本語版によせて

本書『FDA リスク＆ベネフィット・コミュニケーション』は，FDA（米国食品医薬品局）リスクコミュニケーション諮問委員会（RCAC）において，私が，光栄にも，議長を務めた最初の 4 年間で策定されたものである（その後，私の同僚であるエレン・ピーターズとウィリアム・ホールマンによって引き継がれた）．2007 年の FDA 改正法のもとに設置された法定の委員会である RCAC は，FDA における任務にコミュニケーション科学を適用することを支援することを目的としている．その任務には，食品規制，ヒトおよび動物用の医薬品・医療機器規制，化粧品の規制およびタバコ規制を含んでいる．

委員会では，通常，FDA 職員から提起された具体的な問題を中心に扱う（例えば，食品の回収，新たな問題，家庭用医療機器などである）．しかし，委員会は，同時にコミュニケーション科学を FDA 職員やその他（例えば，企業や市民グループの代表）に定期的に紹介することに充てられた．委員会の明確なテーマが出てきた場合，本書の編集者たちは，委員会の外の幅広い臨床家のコミュニティーにおいて，コミュニケーション科学がどのようにしたら応用可能か検討した．FDA の献身的な職員，とくにリー・ズワンジガーとナンシー・オストローブに助けられて，私たちは FDA の承認と支援を得ることができた．その一つとして，報告書（英語版）を快く無料ダウンロードとすることを可能にしてくれた．

この書籍の編集（および科学的）方針は，「リスクとベネフィットに関するコミュニケーションは，あまりに重要であるため，直観にゆだねることはできず，それゆえ科学的に情報提供がなされるべきである」ということである．しかしながら，コミュニケーション科学は，問題が複雑であったり，確信が持てなかったり，見慣れないものであったとき，今のところ限界がある．したがって，いかなるコミュニケーションも，個人の福利がそれによって影響を受ける場合，個人に伝えられる前に，経験的に評価されたり，必要に応じて修正されたりするべきである．

以上の観点から，本書の各章は，実践する人々に関連する研究内容の要約から入る．その上で，その章のトピックについてコミュニケーションが成立する方法の「一番の正解」としてガイドラインを示した．そして，コミュニケーションを評価する勧告でしめくくっている．それらの勧告には，（評価をしない言い訳をさせないために）お金をかけないもの（少ない予算の場合），多少，お金がかかるもの（中程度の予算の場合），そして，（メッセージを送る人とメッセージを受ける人の両方に対する）効果的なコミュニケーションによって得られるベネフィットに見合う資金を用いるもの（十分な予算の場合）を含む．第 1 章と最終章では，利益を決定する社会的，政治的，経済的条件におけるこれらのコミュニケーションについて説明する．

私は，中山健夫・杉森裕樹の両教授が私たちの本を日本語に翻訳する作業を引き受けてくれたことに感謝する．私は，彼らの仕事が読者に多大なるベネフィットをもたらすことを期待する．私は，日本での経験について聞かせてもらうことを楽しみにしている．私は，私たちがお互いに多くのことを学ぶことを確信している．

2015 年 7 月

バルーク・フィッシュホフ
カーネギーメロン大学ハワードハインツ校
工学・公共政策学部および社会・意志決定科学部教授

原著謝辞

この度，米国食品医薬品局（FDA）の企画部門リスクコミュニケーションスタッフのディレクター職を退職されたナンシー・オストローブ氏と，リスクコミュニケーション諮問委員会の任命高官リー・ズワンジガー両氏に特別に感謝いたします．両氏がいらっしゃらなかったら，FDAの他の非常に多くの取組み同様に，本書に着手することはなかったでしょう．また，思慮に富み辛抱強く，作成過程を通して本書を見守ってくれたナンシー・デル氏とエレン・ケテルフット氏にも感謝申し上げます．最後に，本書を執筆いただいた方々，査読いただいた方々にお礼申し上げます．彼らはそれぞれ委員会に務めていたか委員会を支援してくださった方々です．彼らはまた，リスクコミュニケーションのフィールドを作り出し，研究の基礎を築き，またリスクコミュニケーションという科学とそれを求める人々の双方に忠実にコミュニケーションを機能させてくださいました．

また，以下の図表の再掲を快くご許可下さいました出版社の皆さまに感謝申し上げます．Elsevier社（4章図1，8章図2），John Wiley and Sons社（4章図2，8章図1），Nature Publishing Group（4章図3），Lawrence Erlbaum Associates（15章），およびUniversity of California Press（印刷版）とリサ・M・シュワルツ氏（電子版）（6章図1）．他の図は政府出版物のオープンソースを用いるか，各章の執筆者が作成，あるいは自身の著作物から再掲いたしました．

監訳にあたって

米国科学アカデミー医学研究所（IOM）がFDAの依頼を受けて2006年にまとめた報告書“The Future of Drug Safety ”を契機として，2007年のFDA改革法（FDAAA）やユーザーフィー改正法（PDUFA）が立法化され，患者・市民への医薬品における安全性情報の提供が強化された．FDAも「承認薬でも100％安全とは言えない」ことを正直に認めた上で，安全性情報を患者・市民に対しても積極的に出すという姿勢を打ち出した．医薬品安全性について，日常的に患者・市民との情報の共有をはかること，すなわちリスクコミュニケーションが強化された．その一つの果実が「FDAリスクコミュニケーション諮問委員会（RCAC）」の新設である．

本書『FDAリスク＆ベネフィット・コミュニケーション：エビデンスに基づく健康・医療に関する指針』は，このRCACの委員会活動をもとに2011年にFDA，US Department of Health and Human Servicesが発行元となって出版された“Communicating Risks and Benefits: An Evidence-Based User's Guide”を翻訳したものである．この原著のRCAC初代委員長は，カーネギーメロン大学（ハワードハインツ校）の社会・意思決定科学および公共政策が専門のバルーク・フィッシュホフ教授である．

第4章には，フィッシュホフ委員長による“Duty to Inform”（伝える義務），第9章にはウルフ氏による“Health Literacy”（ヘルスリテラシー），第17章ではコル氏による，患者参加の対話型意思決定アプローチ“Shared Decision Making（SDM：共有意思決定）”などの現代のコミュニケーション科学（evidence-based）に必須な概念が網羅されている．フィッシュホフ委員長は，伝えることの義務については，以前「もし，自分たちのメッセージが相手に理解されなかったら，その責任は自分たち送り手側にあって，（メッセージの）受け手側にあるのではないとみるべきである…」と説明している．

一方，わが国でも，医薬品安全性のリスクコミュニケーションは喫緊の課題である．「薬害肝炎事件の検証及び再発防止のための医薬品行政のあり方検討委員会」最終提言（平成22年4月）では，医薬品安全性のリスクコミュニケーションの課題が指摘された．また，平成25年4月より施行された医薬品リスク管理計画（RMP）では，通常のリスク最小化活動として「患者向医薬品ガイド」が位置づけられた．患者へのリスクコミュニケーションが強化されつつあり，「患者参加」を重視する動きである．本書はこれらのわが国の新しい医薬品安全対策の良きガイド役である．

この本の出版が許されたのも，多くのご支援者のおかげである．まずは，フィッシュホフ委員長に深謝申し上げたい．企画段階からたびたび頂戴した叱咤激励は大変ありがたく，挫けそうな監訳者を温かく見守ってくださった．（日本語表現については，アニメ好きで日本贔屓の義娘Heather Larkin氏にもわざわざご相談してくださった！）また，著作権が厳しいFDAにあって，同Active Directorのズワンジガー氏は日本語版の翻訳を許可してくださった．

各章の翻訳は，監訳者が関わった厚生労働科学研究[1]の班員および京都大学大学院医学研究科社

1　厚生労働科学研究（医薬品・医療機器等レギュラトリーサイエンス総合研究）「国民および医療関係者との副作用情報にかかるリスクコミュニケーション方策に関する調査研究：副作用の効果的な情報伝達手法の検討」（平成21-23年度），「患者及び医療関係者との医薬品等安全対策情報のリスクコミュニケーションに関する研究」（平成24-26年度）両研究とも代表は杉森裕樹が務めた．平成27年からは分担翻訳者である山本美智子を代表として国立研究開発法人日本医療研究開発機構（AMED）（医薬品等規制調和・評価研究事業）「患者及び医療関係者に向けた医薬品等のリスク最小化情報の伝達方法に関する研究」として継続されている．

会健康医学系専攻健康情報学分野の院生が労を惜しまず担当してくださった．第一線で活躍される方々ばかりで，大変お忙しい業務や学業の合間を縫って丁寧な翻訳に努めてくださった．さらに，編集段階でも多数の方々にお力添えを頂いた．とくに丸善出版(株)企画・編集部の小林秀一郎氏および松平彩子氏は，全体的な整合性や用語統一など数多ある作業に根気よくお付き合いくださり，出版に漕ぎつける最後まで水先案内をしてくれた．また，監訳の仕上げ段階では，公益財団法人日本医療機能評価機構の矢口明子氏，富士通(株)ヘルスケアビジネス推進統括部の関多恵子氏，(独)医薬品医療機器総合機構第一安全部（国際情報室/リスクコミュニケーション推進課）の小村純子氏にも，原稿の細かい点について多くの助言をいただいた．これらの献身的なご支援がなければこの本は日の目を見なかったことであろう．この場を借りて，心から感謝を申し上げたい．

本書は，初学者にも医薬品安全性のリスクコミュニケーションについて俯瞰できるように十分に配慮されたガイドである．さらに，対象と考えられる読者層は広く，医薬品分野——もちろん，医療機器，化粧品，たばこ規制などは言うまでもないが——に限定されず，リスクコミュニケーション課題に取り組むあらゆる読者（ステークホルダーと適正な対話を希求する人々）に役立つ実践書である．コミュニケーションを主題とする本書では，医学だけでなく認知科学・心理学の知見が多く紹介されている．日本語でのコミュニケーションは，「行う」「する」のが一般的だが，本書では「開発する」「つくる」などと表現されている．そのニュアンスの違いも，コミュニケーションへの認識を新たにする一つの手がかりとなるかもしれない．

なお，フィッシュホフ委員長の「日本語版によせて」にも説明されているように，原著では「予算別の具体的なリスクコミュニケーション評価法の勧告」が特色の一つとなっている．全体を通して，現場で遭遇するあらゆる条件下（予算の多寡にかかわらず……）において，実現可能な科学的評価法が具体的に紹介されている．監訳にあたっては，その趣旨を尊重しながら，かつ各章の原著者の意図を損なわないようにしながら，全体の一貫性を保つために，章ごとに若干原語の表現が異なってはいたが，「少ない予算の場合」「中程度の予算の場合」「十分な予算の場合」に訳語を統一したことを付記したい．また発信されたコミュニケーションの対象はaudienceとされているが，一般的な「聴衆」の訳では合わない場面も多く，そのまま「オーディエンス」とした．誤りや読みにくい箇所などの訳出に際しての不備の責任はひとえに監訳者にあることを申し添えておきたい．お気づきになられた方はお知らせいただければ大変幸いである．

本書により，医薬品安全性に関するリスクコミュニケーションの大海原で迷うことなく，さまざまな場面の課題に対して，より望ましい“共有意思決定（SDM）”が実現されることを願う．

2015年9月

中山健夫，杉森裕樹

原著者一覧

（執筆順，［ ］内は担当章）

バルーク・フィッシュホフ（博士，カーネギーメロン大学）［第 1 章，第 4 章，第 6 章，第 8 章，第 22 章］
ノエル・T・ブリューワー（博士，ノースキャロライナ大学）［第 1 章，第 2 章，第 22 章］
ジュリー・S・ダウンズ（博士，カーネギーメロン大学）［第 1 章，第 3 章，第 8 章，第 22 章］
ムサ・メイヤー（患者支援者）［第 5 章］
アンジェラ・ファガリン（博士，アン・アーバー退役軍人ヘルスサービス局，研究開発センター，ミシガン大学）［第 7 章］
エレン・ピーターズ（博士，オハイオ州立大学）［第 7 章，第 10 章］
マイケル・S・ウルフ（博士，ノースウェスタン大学）［第 9 章］
メアリー・ブラウン（博士，アリゾナ大学）［第 11 章］
クリスティン・M・ブルーン（博士，カリフォルニア大学デイビス校）［第 11 章］
ヴァレリー・レイナ（博士，コーネル大学）［第 12 章］
ベッツィー・スリース（博士，ノースキャロライナ大学）［第 13 章］
マイケル・ゴールドスタイン（博士，退役軍人健康庁国立健康増進・疾病予防センター）［第 13 章］
リンダ・ノイハウザー（博士，カリフォルニア大学バークレー校）［第 14 章］
カラ・ポール（医師，合同会社コーバリスグループ）［第 14 章］
J・クレイグ・アンドリューズ（博士，マーキェット大学）［第 15 章］
ガヴィン・ハントレイ゠フェナー（博士，(株)ハントレイ゠フェナーアドヴァイザー）［第 16 章］
ナナンダ・コル（医師，公共政策学修士，公衆衛生学修士，米国内科学会上席会員〈メインメディカルセンター〉）［第 17 章］
ゲイリー・シュヴィッツァー（ヘルスニュースレビュー）［第 18 章］
キャロン・チェス（博士，ラットガース大学）［第 19 章］
リー・ズワンジガー（博士，FDA）［第 20 章］
ナンシー・M・オストローブ（博士，FDA）［第 21 章］

訳者一覧

監訳者

中山健夫　京都大学大学院医学研究科
杉森裕樹　大東文化大学スポーツ・健康科学部

訳　者（担当章順，［ ］内は担当章）

金谷久美子　京都大学大学院医学研究科［第 1 章］
矢口(齋藤)明子　(公財)日本医療機能評価機構 EBM 医療情報部［第 2 章］
赤澤学　明治薬科大学薬学部［第 3 章］
篠原圭子　京都大学大学院医学研究科［第 4 章］
安藤智紀　花王(株)小田原研究所［第 5 章］
関多恵子　富士通(株) ヘルスケアビジネス推進統括部［第 5 章］
前田恵理　東京大学大学院医学系研究科［第 6 章］
後藤禎人　京都大学大学院医学研究科(博士課程)［第 7 章］
宮本圭子　京都大学大学院医学研究科［第 8 章］
仙石多美　日本メジフィジックス(株) 腫瘍製品企画部［第 9 章］
市川佳世子　京都大学大学院医学研究科(博士課程)［第 10 章］
平田あや　慶應義塾大学大学院医学研究科(博士課程)［第 11 章］
松田勉　興和(株)医薬事業部［第 12 章］
黒田伸子　(独)医薬品医療機器総合機構［第 12 章］
田中茉莉子　(独)医薬品医療機器総合機構［第 12 章］
佐藤嗣道　東京理科大学薬学部［第 12 章］
千葉陽子　滋賀医科大学医学部［第 13 章］
渡邊敦子　藍野大学医療保健学部［第 14 章］
増井孝章　アイメディックス(株) 顧問［第 15 章］
宗像将也　大東文化大学大学院(客員研究員)［第 16 章］
山本美智子　昭和薬科大学医療薬学教育研究センター［第 17 章］
北澤京子　京都大学大学院医学研究科(博士課程)［第 18 章］
西田俊彦　東京女子医科大学母子総合医療センター［第 19 章］
井上真智子　浜松医科大学医学部(特任教授)［第 20 章］
小橋元　獨協医科大学医学部［第 21 章］
田倉智之　大阪大学大学院医学研究科［第 22 章］

翻訳協力

小村純子　(独)医薬品医療機器総合機構安全第一部（国際情報室／リスクコミュニケーション推進課）

目　　次

第1章 緒 言

バルーク・フィッシュホフ（博士，カーネギーメロン大学）
ノエル・T・ブリューワー（博士，ノースキャロライナ大学）
ジュリー・S・ダウンズ（博士，カーネギーメロン大学）

組織は，それが生産する製品や，政策やサービスについて，有益な情報を提供する経済的，法的，そして倫理的な責務を負っている．この責務を果たすのに失敗すると，スリーマイル島[訳注1]しかり，カトリーナハリケーン[訳注2]しかり，バイオックス[訳注3]，そしてその他のケースでも見られたように，関係者に重要な情報が知らされなかったとして，組織は大きな代償を払うことになる．これらの事例ほどではなくても，製品のリコールのもたつきや，電化製品の不適切なラベル付け，わかりにくい薬の添付文書などの問題はまま見られる．金融アナリストの推定によると，標準的な民間企業の資産の70%は信頼などの無形資産である．これらはコミュニケーションがうまくいかなかった場合に失われる可能性があるのだ．また，公的機関の評判も同様に，コミュニケーション能力によるところが多い．

リスクコミュニケーションとは，人々が健全な選択を行うために質のよい情報を必要とする状況において使用される，専門用語である．これは，正確さと画策・作り話を避けることを担保しているという点で，広報活動や広報部によるコミュニケーションとは一線を画するものである．その際にねつ造が入ると，情報が十分に与えられなかったために被害をうけた人々に，さらに侮辱を与えることになる．「リスクコミュニケーションは，リスクそのものと同時に，リスク判断が生み出しうるベネフィット（例：投資による利益や，医療処置による健康改善）も扱うべきものである」――このことは，包括的過ぎて意味がわからないものよりはましだが，リスクコミュニケーションという用語を，「間違った名前（misnomer）」のようなものにしてしまっている．

リスクコミュニケーションの研究文献は，心理学や決断科学[訳注4]，社会学，コミュニケーションといった関連分野の研究結果や，幅広い応用を含み，膨大で多様である．残念ながら，学術研究は一般的に，専門用語や技術的な枝葉末節だらけで，分野外にいる人には非常にわかりにくい．加えて，研究者の興味は理論上のもので，コミュニケーションの過程だけを取り出して扱うことが多く，研究の成果を複雑に入り組んだ現実世界にどうしたら応用できるのか，というところにギャップが残されてしまう．現場の実践家は，研究文献が利用できないので，自施設での証明されていない最良の慣習（best practice）や，一般に知られている心理学研究に頼ることになる．

本書は，そのようなギャップを埋めて，エビデンスに基づくコミュニケーションを可能にすることを目的としている．次章以降は，リスクコミュニケーションの鍵となる話題をカバーし，次に示す3つの疑問に焦点をあてる．

訳注1　スリーマイル島原子力発電所事故は，1979年3月28日，米国ペンシルベニア州で発生した重大な原子力事故［国際原子力事象評価尺度レベル5］．

訳注2　2005年8月末に米国南東部に襲来した大型ハリケーン［シンプソン・スケールで最大のカテゴリー5］．ルイジアナ州ニューオーリンズは壊滅的打撃を受けた．

訳注3　世界で年間25億ドルを売り上げたにもかかわらず，重篤な心疾患リスクのため2004年9月に販売停止になった米国メルク社の鎮痛剤．

訳注4　さまざまな不確実性の下で，価値観の多様さを考慮しながら最善の決断を行い，その決断を成功に導く方法論に関する科学（九州大学決断科学大学院プログラムホームページより）．

(1) 人の行動の特徴について，科学は何を言及しているか
(2) それらの科学結果の実用的な意義は，どのようなものか
(3) 科学に基づいたコミュニケーションは，どのように評価されるか

これらの疑問は，健全なコミュニケーションは2つの意味で，エビデンスに基づくべきであるとの仮説に立っている．1つは，コミュニケーションというものが科学と相容れ合うもの，つまり，うまくいかないことが知られていることは行わない，そして問題点として挙がった事柄を無視しないものであるということである．2つ目は，コミュニケーションは評価の対象とされるべきということである――なぜなら，最善の科学でさえも，結果を保証するものではないのだから．最善の科学が生み出せるのは，最善の知識をもとにした最善の推測なのだ．最善であっても推測は外れることがある．だから，その推測がどれくらい正確で，どのように改善できるのかを評価しないといけないのだ．

本書の各章はそれぞれで完結しており，問題点は各章内で学習できるようになっている．どの章もできるだけ簡潔に書かれており，その章が記載している科学研究報告に忠実に一致する内容になっている．さらに根拠となる参照文献や，さらに詳しい内容を知りたい場合の注釈リストを記載している．また，応用の1つとして評価できるように，現場の実践者向けの評価方法も，予算がない場合，少額の場合，コミュニケーションに対して予算をもつ場合に応じて述べている．

各章は，オーディエンス[訳注5]について（例：人はどのように量的情報を解釈するか，感情や年齢はリスク認知にどのように影響するか）のものも，コミュニケーションについて（例：意思決定支援やマスメディア）のものもある．導入となる前半の章ではリスクコミュニケーションの目的（第2章）や，コミュニケーションの評価方法（第3章），コミュニケーションの妥当性の評価基準（第4章），コミュニケーションで使われる言語（第5章）を考えるものである．結論に関する章は3つあり，1つ目は委員会の実践者の視点について（第20章），2つ目は，本書を作成したリスクコミュニケーション諮問委員会のある，米国食品医薬品局（Food and Drug Administration：FDA）が実施する戦略的コミュニケーション構想の内容に関する手引きである（第21章）．そして最終章は，組織がエビデンスに基づくコミュニケーションに踏み出すために必要になるステップや最先端の科学を要約している（第22章）．

FDAは，米国の消費経済の約20%を管理しており，対象は食品，薬，医療機器，栄養補助食品を含む．本書は，それらすべての製品に限らず，知らせたいという願いや知らせる義務がある場合すべてに応用可能である．我々は，本書が，研究者のエビデンスに基づくコミュニケーションに従事する現場の人々のコミュニティづくりに役立つこと，本書の読者がそのようなコミュニティに参加することを願っている．そのようなコミュニティの仲間になることは，自身の仕事の支援になるだけでなく，すべてのコミュニケーションの拠り所となる公共の信頼性を守ることにもなる．個人が，必要なときに簡潔で理解可能な方法で必要な情報を受け取り，自身の判断能力とそれを支援する機関に保証された信頼を築くとき，それは，すべての人にとって恩恵となるであろう．

訳注5　audienceは一般的には「聴衆」と訳されることが多い．本書ではより一般的な意味の対象者を指して使われているので，「オーディエンス」としている．

第2章　目　標

ノエル・T・ブリューワー博士（ノースキャロライナ大学）

要　旨

本章ではリスクコミュニケーションの３つの目標について検討を行う．リスク情報を提示するだけでは十分な目標とはいえない．一歩踏み込んで，人々の考え方を変え，可能なら行動も変えることを目標に掲げることが適切と言えよう．信念や行動の変化を目指すことが，リスクコミュニケーションがうまく機能したか否かを計る具体的な成果となる．

はじめに

「喫煙はあなたのがんのリスクを高めます」「お酒を飲んで車を運転してはいけません」「テロの脅威レベルはオレンジ色です[訳注1]」のように，リスクメッセージはありふれたものなので，みなそれを意識もしない．そこでの，問題は何か？　単に情報を共有し，ただそれを言い放っているにすぎないようなリスクメッセージがある．その一方で人々の考えや行動を変えるようなメッセージもある．リスクを伝える責務を担う者として，我々は，個々のリスクメッセージから何が期待されるか，リスクコミュニケーションの範囲を広げることから何が期待されるか，注意深く考える必要がある．全米研究評議会（National Research Council：NRC）は「リスクコミュニケーションは，送り手の望む成果にどれだけ貢献したかで成功度が決まる」と，目標と成果を結びつけることの重要性を強調している[1]．

利用可能な資源[訳注2]が乏しいと，影響力を行使する機会が潤沢には得られないので，リスクコミュニケーションの難しさが増す．むしろ自分のもつ資源ではなく，目標から考えるべきである．リスクコミュニケーションを計画する専門家は，まず成し遂げたい成果を考える論理モデルのようなツールで始める[2]．そこで得られた結果から，資源に見合うよう修正された目標が設定される．これに対し，利用可能な資源から考え始めると，創造性に限界を設けて，調べる前に選択肢を閉ざしてしまうことになる．

本章ではリスクコミュニケーションの以下の３つの簡単な目標を提示する．

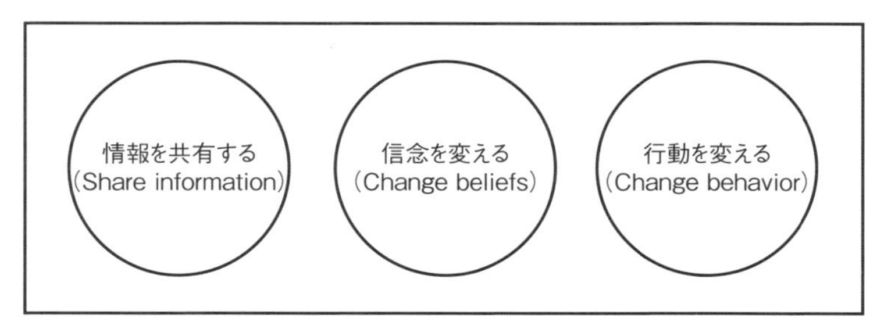

図 2-1　リスクコミュニケーションの３つの目標

訳注１　米国ではテロ警戒レベルを５段階の色で表現する．オレンジは赤に次ぐ高危険度．
訳注２　人，物，資金，時間など．

それらがすべてのオーディエンス，コミュニケーションの提供者，課題に適用できるわけではない．必要なリスクコミュニケーションに何が合っているかはあなた（読者）によるであろう．それは『不思議の国のアリス』の中で，アリスに起こったジレンマである[3]．

「教えてください，ここからどちらに行ったらよいですか？」
「それは君がどちらに行きたいかによるよ」と猫が言った．
「どこでも構わないんです」とアリスが答えた．
「君がどの道を行くかは問題じゃない」猫は言い，
「でも，どこかには着きたいんです」アリスは付け加えた．
「ああ，君の言うとおりどこかには着くよ」猫は言った．
「たっぷり歩きさえすればね」

何かを試みてそれが機能するよう期待するだけでは不十分である．期待するだけでは，あなたは，「どこかに着けばよい」と言うアリスと同じジレンマに陥る．

目標 1　情報を共有する

リスクコミュニケーションの最も単純な形は情報の発信だけを目標とするものである．わかりやすくなくてもいいし，何をすべきかはっきりわからなくてもよい．ただ言い放つのみである．我々はそうしたメッセージを消費材でいつも見ているだろう．多くの法的免責（legal disclaimers）は，「ただ言えばよい」という調子である．会社や政府機関では情報を利用可能にすることで法的責任を免れている．

倫理性と責任感に裏づけられたリスクコミュニケーションには明示されていない目標がいくつもあり，言うことだけを目標とする行為とまったく異なる．

みながリスクメッセージを理解することが倫理上必要であるのに，わざとわかりにくくしているとさえ思えるものがある．薬の添付文書はその一例である．処方薬には，服薬の仕方，副作用，身体への作用についての情報が添付されているが，ほとんどの添付文書は，非常に小さな文字で，6つに折り畳まれた紙に印刷されてくる．これでは「読むな！」と言っているのに等しい．

この，「ただ言う（just-say-it）」というアプローチもそれなりの意図がある．臨床研究を行う際の同意書には対象者のリスクとベネフィットが書かれている．科学論文には最近の疫学的根拠が示されている．記者発表では新たな危険に関する特定の科学的知見が列挙されている．読み手の人々が，その領域の知識をもち，その発表に関心があればそれを理解もできる．しかし，複雑な言葉で書かれた長く専門的な文書では，大抵の人々はうんざりするか混乱するだろう．法律家，編集者，科学者は正確さを強調するかもしれないが，それは読み手の人々の日常にはほとんど役に立たない．

リスクメッセージが不明瞭でわかりにくければ，人々はそれを無視するか笑い飛ばしてしまうことすらある．マットレスの警告文では，それらをはがすのは違法と人々は知っているが，その理由を知っている人はほとんどいない[訳注3]．結果としてこの警告文がなじみのジョークのおちになってしまう．「この薬は眠気を引き起こします」と言っている睡眠薬の表示や，「睡眠中は使用禁止」というヘアドライヤーの表示も奇妙なものだ．そうしたおかしな警告文はウェブサイトやコンテスト，また書籍『たたむ前に子供を外して下さい：101 個の最も愚かで，奇妙で，イッてる警告ラベル（Remove Child before Folding: The 101 Stupidest, Silliest, and Wackiest Warning Labels Ever)』[4]にも取り上げられてきた．そうした滑稽な表示は消費者の信頼をはぐくまないし，彼らの命を守れもしない．

訳注 3　mattress は，弾力のある詰め物がしてあり，しばしばコイルばねを内蔵する大きく厚いマットで，ベッドとして，あるいはその一部として使われる［情報通信研究機構による］．「マットレスの上で遊んだり，飛び跳ねたりしないでください」といった警告のラベルが貼られている．

この，「ただ言う」というアプローチを肯定的に利用したのがリスク情報を共有するコミュニティフォーラムである．コミュニティでは，人々は聞いたことを本当に理解しているか否かにかかわらず，リスク情報を受け取る過程から益を得るかもしれない．彼らは情報の受け手に選ばれたことで自分の価値を認められたと感じ，互いによく理解し合うようになり，さまざまな方法で相互に作用し合ってそのコミュニティの組織を強める．こうして，リスク情報を受け取り議論していくことそのものがよい成果になりうる．だが，そうした場合でも，リスクコミュニケーションを行うものは，「ただ言う」だけにとどまらないよう努めるべきであろう．

目標 2　信念を変える

リスクコミュニケーションのより遠大な（ambitious）目標は，人々が知っていることや信じていることを変えることである．彼らは新たな事実を知り理解するようになるか，危害のリスクにさらされていると感じるようになるかもしれない．うまくいかなければ，ほとんど役に立たないどころか，誤った信念をもつことになるかもしれない．知識（knowledge），態度（attitudes）や意見（opinions）といった事柄の区別を重視する社会科学者がいるが，私はそれらを単純に信念（beliefs）として扱う．本章では，一般的な方法で信念を変えるという目標について議論し，後の章では，身近なアプローチ（第 11 章，第 14 章）でリスクについて人々を説得するメッセージをどのようにつくり出すか詳述する（第 10 章）．

人々のリスクについての信念を変えることは，すべての人に同一の行動を推奨できない場合，リスクコミュニケーションのよい目標となる．

ある健康行動がすべての人々，あるいは少なくとも特定の集団に適切とわかっているときもあるが，そう確信できないときの方がずっと多い．この場合，人々が知識に基づいて自分でできるようにするために，リスクとベネフィットの情報を共有することが特に重要である．例えば，前立腺特異抗原 PSA が上昇した男性に対する最良の治療は医学的にまだわかっていない[5]．男性は外科手術，放射線治療，あるいは別な治療に決めるかもしれないし，何もしないという選択をするかもしれない．最良の結果を約束してくれる治療法はないので，男性の選択は彼らの価値観によるものとなる．選択するにはそれぞれの選択肢のリスクとベネフィットを十分に知る必要がある．対照的に，（行動でなく）信念を変えるという目標は，子宮頸がん検査を受けるかどうか考えている女性には相応しくないであろう．この検査は命を救う（訳注・子宮頸がんによる死亡リスクを減らすことが疫学的に証明されている）ことがわかっているため，ガイドラインでは検査を受けるに適したほとんどの成人女性にこの検査を明確に推奨している．

理解されるよう伝えることは，NRC の推奨する「リスクコミュニケーションは意思決定者に適切に情報が与えられた場合のみ成功する」[1] というアプローチに合致している．またそれは，情報に基づいて決断する際には倫理的な議論を要するという点にもかなっている[6]．

1 つの課題は，どんなレベルの問題でも，また，さまざまなリスクとベネフィットについて知らされた問題でも，「すべての人々が自分で決断したいと思っている訳ではない」という点である．最近の研究では，乳がんを患っている女性の 8 人に 1 人が化学療法を受けるかどうかの決断に関し，最小限の関与か，まったく関与しないことを求めていたとしている[7]．実際，専門家や信頼できる情報源に決断を委ねるのは効率のよいことで，がん治療を受けるときと同じくらい重大な決断なときでさえも当てはまる．人々の日常の活動すべてに，最良のものを選び出すため，すべての選択肢に注意深く費用便益分析（cost-benefit analysis）[訳注 4] を要したら，たちまち生活できなくなる[8]．それゆえ，人々はいつも心の中で近道をして容易に決断を行っているのだ．このように，リ

訳注 4　医療上の施策に関する費用と，この施策が早期死亡，障害の発生を予防することによって，収入の喪失をどれだけ減らすかという便益を考える（『疫学辞典 第 5 版』より）．

スクコミュニケーションでは，誰もがすべての可能性のある情報を欲しがっている訳ではないことを理解する必要がある．

リスクコミュニケーションでは人々にリスク情報をきちんと理解してもらうことは大切な目標だが，本当は行動を変えようとしているのに，誤って，リスクに関する信念を変えることを目指してしまうことがあるので注意を要する．

目標 3　行動を変える

もう 1 つのリスクコミュニケーションの目標は，人々の行動を変えることである．たばこをやめる，インフルエンザの予防接種を受ける，サルモネラ汚染の疑いのある卵を用いた食品を食べないようにさせたい，という場合である．言い換えると，人々にそれについて考えさせ，注意深い決断をさせることが主たる目標ではなく，ただ，その行動をとらせたいのである．

最近の卵の自主回収の際，FDA は，人々に対し，汚染された工場の卵を食べないで欲しいと表明した．リコールが発生した時，この卵を食べることの賛否について消費者が考えるという発想は検討対象ではなく，あったのは，「この卵は食べないで」というメッセージだけである．

行動を変えることをリスクコミュニケーションの目標に設定するのなら，どの行動をとるのが最善か知る必要がある．

「人々が何をすべきか」という情報は多方面から提供される可能性がある．例えば，性行為をする可能性のある女性は，すでに手術で子宮を摘出されていない限り，子宮頸がん検査を受けるべきである，といった研究結果からの見解がある．また，例えば，高齢者は命に関わるので毎年インフルエンザの予防接種を受けるべきである（各年の予防接種がどの程度効果があると誰も言い切ることはできないが）といった，専門家の助言もある．「戦争状態にある国には渡航しないように」という政府による注意喚起情報もたくさんある．これらに共通するのは「人々にあることをして欲しい」ということである．人々がリスクとベネフィットを理解するよう助けることは二次的な目標であるか，まったく目標ではないかもしれない．

前立腺がん検査（医学研究の結果も一致していない）を受ける決断と子宮頸がん検診を受ける決断を比べてみよう．後者は定期的検診で予防でき早期治療が可能である．子宮頸がんで死亡した女性の半数以上はまったくあるいはほとんど検診を受けていない[9]．成人女性に対する公衆衛生上の必須性（imperative）は明らかである――「検診を受けなさい」．（米国の）多くの医師はこのことを強く感じており，毎年のパパニコロースクリーニング（子宮がん検査）を受けるまで避妊用ピルを与えないくらいである．これは，女性に，自分の信念を変えるようなリスクをただ知らせ，検診を受ける決断をただ促すこととは非常に異なる．女性らに，なぜ検診を受けるのか確実に理解させることは，それでもなお重要であり，実際は女性一人ひとりとその主治医が検診を受けるかどうか決めるかもしれない．しかし，人々の健康に責任を負っている専門家は，「検診を受けなさい」という明確なメッセージを対象となる女性に送るべきなのである．

行動を変えることを目的とするコミュニケーションは，公共の利益を必須の目的として行われるものばかりでない．ほとんどの広告には消費者に商品を購入させるという目的がある．たばこの広告は，命取りな製品の販売を促進して，たばこ企業に多額の利益をもたらす．企業は，減量効果があってクールでセクシーなものとしてたばこを売り込む．対抗措置として，FDA は，喫煙は醜くて気持ち悪く命に関わることを示すため，目に訴えるインパクトの強い警告表示を指示している．

健康やリスクに関する行動変容についての考え方には長い歴史がある．多くの科学的理論により，人は危険を感じると自分を守ろうとすることがわかっている[10,11]．この考えは十分な根拠に裏づけられており[12]，実際，危害に対して危険を感じる（feeling at risk）人々は，インフルエンザの予防接種を受けたり薬を服用したりといった行動で，自分を守ろうとする可能性がいくぶん高い．しかし，人々に，彼らがリスクにさらされていることを信じさせ，彼らの行動を変えさせることは，容易な作業ではない．

行動変容が目的ならば，リスクコミュニケーションは唯一の，まして最上の解決策ではないかもしれない．

我々は，単にリスク情報を共有すれば人々が行動を変えるかもしれない，と考えがちである．しかし，これは日常生活での事実と一致するだろうか？　「トランス脂肪酸は身体によくない」とか「シートベルトは命を守る」と友人に言うだけで，友人がドーナツを食べなくなったり，ベルトを締めたりはしない．膨大な論文が，善意の人々による最先端の手法を用いて設計されたリスクコミュニケーションのキャンペーンが失敗したことを示している[13,14]．これは，リスクコミュニケーションの矛盾の1つである．「リスクにさらされている」と感じる人々は何らかの行動を取る可能性が高いが，彼らが「リスクにさらされている」と信じ，そしてずっとやり通すのは難しい．主たる目標が行動変容ならリスクコミュニケーションのみでは弱いという認識は重要である．2006年にニューヨーク市当局が行った食品中のトランス脂肪酸の禁止や，数十年前に全米で実施されたシートベルトを装着した車とその着用の義務化といったように，公衆衛生上の成功は，しばしば政策変更によることが多い．FDAはすでに食品安全対策にこのアプローチを採用している．可能な場合にはFDAは疑わしい製品のリコールを促す．FDAはまた人々にリスクを伝えてもいるが，これはすでに購入されて家庭にある食品に対処するための暫定処置である．

行動変容を促す政策として健康を害する製品の税率引き上げもある．たばこの増税は，脳卒中，心臓病，一連のがんといった多くの疾病の要因として米国民を死に追いやっている喫煙を減らす最も効果的な唯一の方法である[15,16]．これまで以上に人々に受け入れられる柔軟な政策変更によって，健康的な選択肢が自然にとられるようになりつつある[17]．著者自身の研究では，親に10代の子どもに対するすべてのワクチン接種への同意を求める方が，HPVワクチン接種のみへの同意を求めるより同意率が高いことがわかっている[18]．政策は，人々の健康に有益となり，プログラムの目標を達成する手段としてのリスクコミュニケーションを補い，状況によっては代替することもある．

評　価

それぞれの目標ごとに，評価もそれぞれ考えられる．「ただ言う」のでは，相手に与えるインパクトの予測がつかず，その評価も必要ないことになる．一方，リスクについての信念を変えるためのコミュニケーションでは，とりもなおさず信念を実際に変えたかどうか評価することになる．また，行動を変えるためのコミュニケーションでは，行動を実際に変えたかを評価する．評価は常に必要な訳ではなく，介入はできても評価しないこともある．ここでは，すでに検証された手法とツールをほとんど変更せずに使う必要がある．第3章では評価について詳細に述べる．

リスクメッセージが人々の信念に思いもよらぬ効果を与えてしまうことは1つの課題である．メッセージがうまく機能することもあるが，人々がリスクにさらされていると信じようとしない場合もある．単にリスクについて触れた時，それがとても小さなリスクでも，起こりうる危害を過大評価したり，利益を過小評価したりすることもある．こういう思いもよらない効果に落胆してはいけない．このような効果があるからこそ，メッセージがもたらすインパクトを評価することが大切と言える．

もう1つの課題は，人々がリスクメッセージに無関心になるかもしれないということだ．あれが危険だ，これも危険だという話に消費者は疲れている．消費者は，なにがしかの重要性と自分に関連する情報の共有を望んでいるのである．そうした複雑さはリスク–ベネフィットコミュニケーションが必要に応えているか否かを判定する際に生じ，評価することが一助となりうる．

結　論

リスクコミュニケーションの目標の決定は本質的に重要である．その目的はあなた（読者）が選択する行動や期待する結果に影響する．あなたの弁護士を喜ばせたいなら「ただ言うだけの方法」を選び，できるだけわかりにくい言い回しでそれを言えばよい．リスクとベネフィットに関する信頼できる情報をもっているが，（前立腺がん治療のように）対象者全体に対する最良の方法がわからないならリスク信念変容手法を選ぶとよい．（子宮がん検診のように）対象者に対する最良の方法がわかっているなら，行動変容手法を選択し，補助的にあるいは強化的に信念変容を用いるとよい．何をしようとも，どこかには行きたいがどの道を選べばいいのか尋ねてばかりいるアリスの轍を踏むことなかれ．

追加情報

1. http://www.re-aim.org/tools/Planning% 20Tool.pdf．介入を計画する際に役立つチェックリストを提供しているが，リスクコミュニケーションのキャンペーンにも応用できる．
2. 論理モデルプログラムのインプット，アウトプット，アウトカムを図示する良い方法は “logic models” をウェブサイトで検索するか，以下の論文の参照を勧める．Millar, A., Simeone, R.S., & Carnevale, J.T.（2001）. Logic models: A systems tool for performance management. *Evaluation and Program Planning*, 24:73–81.

参照文献

1 Committee on Risk Perception and Communication（1989）. *Improving Risk Communication*. National Academy Press.

2 Millar, A., Simeone, R. S., & Carnevale, J. T.（2001）. Logic models: A systems tool for performance management. *Evaluation and Program Planning*. 24:73–81.

3 Carroll, L.（1865, 2000）. *Alice in Wonderland*. Harper.

4 Jones, B. D.（2007）. *Remove child before folding: The 101 Stupidest, Silliest, and Wackiest Warning Labels Ever*. Grand Central Publishing.

5 Wilt, T. J., MacDonald, R., et al.（2008）. Systematic review: comparative effectiveness and harms of treatments for clinically localized prostate cancer. *Annals of Intern Medicine*, 148, 435–448.

6 Braddock, C. H., Edwards, K. A., Hasenberg, N. M., Laidley, T. L., & Levinson W.（1999）. Informed decision-making in outpatient practice: time to get back to basics. *JAMA*, 282:2313–2320.

7 Tzeng, J. P., Mayer, D., Richman, A. R., Lipkus, I. M., Han, P. K. J., Reitel, V., Valle, C., Carey, L. A., & Brewer, N. T.（2010）. Women's experiences with genomic testing for breast cancer recurrence risk. *Cancer*, 116, 1992–2000.

8 Simon, H. A.（1957）. *Models of Man*. Wiley.

9 Spence A. R., Goggin P., Franco E. L., et al.（2007）. Process of care failures in invasive cervical cancer: systematic review and meta-analysis. *Preventive Medicine*, 45, 93–106.

10 Savage, L. J.（1954）. *The Foundations of Statistics*. Wiley.

11 Becker, M. H., Ed.（1974）. The Health Belief Model and personal health behavior. *Health Education Monographs* 2:324–473.

12 Brewer, N. T., Chapman, G. B., Gibbons, F. X., Gerard, M., McCaul, K. D., & Weinstein, N. D.（2007）. Meta-analysis of the relationship between risk perception and health behavior: The example of vaccination. *Health Psychology*, 26, 136–145.

13 Lipkus, I. M., Skinner, C. S., Dement, J., et al.（2005）. Increasing colorectal cancer screening among individuals in the carpentry trade: Test of risk communication interventions. *Preventive Medicine*, 40, 489–501.

14 Vernon, S. W. (1999). Risk perception and risk communication for cancer screening behaviors: A review. *Journal of the National Cancer Institute Monographs*, 1999, 101-119.

15 Chaloupka, F. J., Straif, K., & Leon M. E. (2010). Effectiveness of tax and price policies in tobacco control. *Tobacco Control* [Epub ahead of print].

16 Mokdad, A. H., Marks, J. S., Stroup,D. F., & Gerberding, J. L. (2004). Actual causes of death in the United States, 2000. *JAMA*, 291(10):1238-1245.

17 Johnson, E. J. & Goldstein, D. G. (2003). Do defaults save lives? *Science*, 302, 1338-1339.

18 Reiter, P. L., McRee, A.-L., Kadis, J. A., & Brewer, N. T. (2011). Default policies and parents' consent for school-located HPV vaccination. [Unpublished manuscript].

第3章　評　　価

ジュリー・S・ダウンズ（博士，カーネギーメロン大学）

要　旨

リスクコミニュケーションは身近に行われているが，それを評価することはあまりない．一定のルールに基づいて評価することでコミュニケーションを改善し，有効なものと有効でないものに区別でき，限りある時間や資金といった資源を効率よく使用できる．この章では，コミュニケーション効果を弱めるようなよくある間違いを避けるために，形式的評価，過程評価，アウトカム評価の役割をそれぞれ議論する．

はじめに

リスクコミニュケーションは日常生活の中で広まってきている．公共広告は脳卒中の初期兆候を教えてくれる．自動車の警告音はシートベルト着用を知らせてくれる．テレビ番組は薬物乱用による脳への影響を教えてくれる．たばこのパッケージは有害含有物による健康被害への警鐘を鳴らす．このようなコミュニケーションは，人々が避けるような危険について，少しばかりの情報や動機を与えるものと仮定したうえで行われる．

しかし，このようなメッセージによって人々の行動がいつも改善されるとは限らない．どこでも見られるような警告は，その意味を受け手が過小評価するかもしれない[1]．魚釣りのルアーに「飲み込むと危険」という表示があるように，最低限で分かり切った危険表示に人々は慣れすぎている[2]．新規のコミュニケーション（警告）に対し，注意しないかも知れない．コンピューターの警告メッセージが表示されても，人々はそれを読みもせずに消してしまう[3]．（メッセージの送り手に）信頼性が乏しいか，法的責任を逃れるためというような，隠された意図が疑われる場合，そのメッセージは信頼されない[4]．Pass-Out というカードゲームの例を挙げると，ピンク色の象のカードは「5杯飲め」とプレーヤーに指示するものであるが，注意書きとして「必ずしもアルコール飲料を用いるという意味ではない」と書かれている．

リスクメッセージに気がついたからといって，人々が適正な行動をとるとは限らない．そのためには人々は，何が求められているのかを理解し，推奨される行動に合意し，また，それを実行できる能力を持っているのか知る必要がある[5-7]．これらのステップを進めることでコミュニケーションの効果を向上させ，うまく機能するかを知るために評価が必要である．

なぜルールに基づく評価が重要なのか

コミュニケーションの提供者は，分かり切ったことを答えるような不必要で無駄な評価を受けることがある[8]．時間とエネルギーと情熱をかけてつくり，提供するコミュニケーション（内容）に対し，提供者はそれが役立つと強く信じている．しかし，そんな信念も科学的評価にはかなわない．直感や事例観察に基づくことは，意図ははっきりしているけれども，まったく効果のないコミュニケーションに貴重な資源を使うことになる[9]．

ルールに基づく評価は，コミュニケーションが効果的かどうか客観的に明らかにする．もし効果的でなければ，そのコミュニケーションを改善するか，やめた方が資源の無駄遣いにならず，より効果的なコミュニケーションを伝達できる．成功や失敗の積み重ねを根拠として，それ以後のコミュニケーションをよりよいものにしていけるだろう．

コミュニケーション開発については3種類の評価方法がある．「形成的評価」は，最適な内容，形式，伝達経路，その他メッセージ要素の重要な点を明らかにすることに役立つ．「過程評価」は，コミュニケーションの伝達，到達，一貫性，実効性を評価する．「アウトカム評価」は，コミュニケーションが目標を達成したかどうかを確認する．

形成的評価

リスクコミュニケーションを効果的に行うためには，最もよい方法を選ぶ必要がある．形成的評価はコミュニケーション手段をつくることに用いられ，対象となる人々が実際に参加する方法（ユーザー志向型）を通じて，コミュニケーションデザイナー（設計者）が内容，形式，伝達手段を選ぶことを支援する[10]．例えば，妥当な調査では，対象となる人々が実際どう感じているか知ることを重視すべきで，仮想的な状態で，あまり知識のない人々がどう行動するかを考えるべきではない[11]．

小集団（フォーカスグループ）[訳注1]はよく用いられる方法である[12]．参加者から集められた膨大なデータの分析は大変で，残念ながら，実際，その多くは使われない[13]．小集団で得られたデータの統計解析を行うには，多くのサンプル数が必要となる．なぜなら参加者同士がお互いの意見に影響を受けるので，意見の集約は個人レベルでなく，集団レベルで行う必要があるからである[14]．技術工学分野でよく使われる「使いやすさ試験」では，消費者候補に対して，新しいツールやコミュニケーションについて，「思ったことを言葉にしてみてください」と評価を依頼する[15,16]．民族学分野でよく使われる「キー・インフォーマント・インタビュー」では，その情報に詳しい情報提供者を選んで，経験や専門性について話をしてもらう[17]．「メンタルモデル」では，半構造化インタビューや定量的調査を使い人々がどのように認識しているかを調べて，科学的な方法を用いて専門的な表現に置き換えていく[5,18]．

いずれの方法においても，対象となるオーディエンスの言うことをよく聞くことは，コミュニケーション手段の開発に重要である．時に必要なステップを踏むために多くの労力を払わなければいけないため，途中をスキップして，直感に頼りたくなる場合がある．どのようにメッセージを伝えたらよいか閃いたときはとても嬉しいものである．実際，最良のコミュニュケーション手段は，それを使う人のアイディアから生まれることが多い．しかし，最悪の方法も同様にして生まれる．一般的にコミュニケーションの提供者は，それを伝えるオーディエンスと異なるため，このような直感は外れていることがある．例えば，特別なリスクを研究している人が，単にそのリスクについてだけ知っている場合は，そんなことは誰にも起こらないと予想する．このような直感に頼れば，その問題や個人の感受性を認識しさえすれば，十分な行動がとれるはずである．しかし，特別なあるリスクだけを減らそうと日々努力している専門家は，その問題を多くの問題の1つに過ぎないという考えをよしとしないかもしれない．このような認識の違いは，コミュニケーションの提供者が問題の当事者ではない場合に特に大きくなる．例えば，公衆衛生の担当者，両親，教師が青少年に薬物対策を教育しようとしたとき，彼らはおそらく青少年が薬物に対しどのような認識を持っているか知らないため，そのメッセージはよくつくり込まれているが，どこかピントの外れたものになりやすい．

研究に基づく方法とはコミュニケーション手段の開発を越えて推測することである．形成的評価では，リスクコミュニケーションをつくるときに創造力を働かせることが求められる．しかし，対象者から理解，信頼を得，彼らに自信を与えるために（エンパワーメント），コミュニケーション

訳注1　小集団（フォーカスグループ）とは，グループインタビュー（会議室における話し合い）を行うために集められた一定の条件を満たす人たちのことをいう．

のドラフトを検証し改善していく必要がある．

過程評価

開発者の机上のアイディアが，実際のオーディエンスに届くまでには多くの障害がある．過程評価は，この道筋をきちんとたどっているかを評価し，各ステップにおいてコミュニケーションが最大の効果を発揮しているか，記録に残すことである[19]．評価者は，プログラムの記述，実施に必要な手順の文書化，そして誰が誰に対してコミュニケーションを提供するか確認を行う．このような評価は，各ステップでどのようにデータを得るかを計画し，意見を尋ねる人，観察する人などを定め，興味のある事象の測定手段を開発することを含む[20]．過程評価によって，なぜコミュニケーションは効果があるのかという理由を説明でき，同様な方法で行った場合に期待できる結果を他の人々にも伝えるのに役立つ．

過程評価は，開発段階で考え出されたコミュニケーション計画が実際にどのように使われるのか評価するのに大いに意味がある．計画した手順通りに忠実に行われるかを評価することは，状況に多様性がある場合，伝達方法に違いがある場合，その他の変動要因がある場合に，特に重要である．よく練られた手順から逸脱することは，注意深く計画された評価研究から得られる価値を低めてしまう．

よくある落とし穴は，コミュニケーション内容や伝達方法を，ある特別なオーディエンスの要望に合わせて変更してしまうことである．例えば，教育に携わる人は，学生たちのために改善を行うことがある．当然，先生方は遠い存在の研究者よりも生徒のことを知っており，時に困難なその仕事に誇りをもっているため，意図的な介入（ここではコミュニケーション）により，教室や生徒にとってよりよいものになると当然ながら思っている．しかしながら，不幸にも研究の裏付けなしに特別な修正を行えば，コミュニケーションは改善どころかむしろ悪化することが多い．もし，そのような修正が正当化できるほどオーディエンスの要望が多様であったら，個別のケースに合わせる方法も含めて形成的評価の一部に組み込むべきである．

コミュニケーション手段はその伝達に影響を与えるような偶発的な出来事が予見できる場合，それに備えておく必要がある．情報を伝達する人や議論を進める人はよく訓練されていなくてはならない．仮に，彼らが非常に高い技能や知識をもっていても，内容を変更する権限は最低限にすべきである．ソクラテス式の問答法（質問をすることでオーディエンス自らそのメッセージに気づいていく）を使った伝達方法やその他の観衆を巻き込む方法では，重要な情報が確実に伝わるよう十分な注意が必要である．過程評価は，伝達・実行段階で生じるような問題を同定し，軽減できる，そして，その先のコミュニケーションをよりよくする情報を提供してくれる．

アウトカム評価

開発過程の質が高ければコミュニケーションが成功する可能性は高まる．しかしながら，よく計画されたものであっても失敗することも多い．コミュニュケーションが想定した結果を生むかどうかを確認するためには，アウトカム評価が必要である[21]．

アウトカムは，以下に述べるようにさまざまな形で定義できる．それは，行動（禁煙），態度（偏見の減少），知識（危機避難計画），スキル（コンドームの適正使用），意思（運動日課）などである．アウトカムの中には，測定が難しい，より大きな目標の代替指標として使われるものもある．測定されるアウトカム指標が，本来の目標とかけ離れている場合，たとえそのアウトカム指標の結果がよかったとしても，その信頼性は弱くなる[22]．

どのようなアウトカム評価も行わないよりはよいが，質の高い評価はコストがかかるため節約（手抜き）をしがちになる．良くやってしまう近道は，行動変化が見られるまで待つのではなく，介入直後の事後調査に頼ることである．しかし，この自己申告による調査は，態度，知識，意思を確認する場合，特に問題となりやすい．参加者が報告する態度は，研究者の期待に添うためや自分自身をよく見せるためにバイアスがかかり，参加者が本当にどう考えているかではなく，どうあるべきかを考えて，回答することがある．そのような「需要効果」は，目的が明確なコミュニケーションで起こりやすい．例えば，たばこによるリスクを示し，オーディエンスに喫煙についてどう考えるかを問う場合，偏った回答を得やすい．自己回答式の知識レベルも，人々は「自分がどのくらい知っているか適切な判断ができない」ので信用できない．そのため，有効性が確認されている方法を使って関連する事実について実際の知識を問うことが望ましい．自己回答で，何らかの行動をとるかどうかの意思を問う場合，需要効果と自己洞察の欠如（間違った予測などに見られる）の両方の影響を受けやすい．大まかな意思表示があいまいであるほど，実際に行動をとるかどうか予測できない．例えば，「本日3：15に自社ビルの献血センターで献血を行う」といった具体的な意思表示は，単に「献血を行う」といった意思よりも行動を起こすことの予想がつきやすい．ただ，人々は何が自分の行動を決めるかわかっていないことも多いので，具体的な意思表示でも行動を予測できない場合もある[11]．人々は将来の行動を考えるとき，どんな強い意思をもっていても，影響する細かな状況を無視したがる．

一般的であるが，問題の多いもう1つの方法は，（おそらくその人の自己選択によって）コミュニケーションを使った人と，使わなかった人を比べることである．このような自己選択は，集団の違いに影響を受けるため，アウトカム評価を行う際の交絡要因となり，適切な比較にならない．例えば，子供のメニューから夕食を注文すれば，通常のメニューから注文する場合に比べて，マティーニを注文する可能性はまずない．しかし，誰も子供のメニューが節酒キャンペーンに役立つとは思わない．同様に，カロリー表示を見て注文する人は（見ないで注文する人に比べ）低カロリーの食事を注文するという事実は，カロリー表示の効果を示すことではない[23]．相関と因果関係は異なる．この場合，栄養に関する興味が，カロリー表示を読むことと，低カロリーの食事を選ぶことの両方に関係している．

厳密なアウトカム評価（表3-1）では，コミュニケーション提供の有無が異なること以外は同質のグループを比較する[24]．最も効果的な研究デザインはランダム化比較試験（randomized controlled trial）であり，コミュニュケーションを受ける介入群と受けない対照群に参加者を無作為に割り付けて，コミュニケーションの有無によるアウトカムの違いを確認する．

表3-1　結果評価のための研究デザイン

研究デザインの型	考慮すべき点
ランダム化比較試験	アウトカム評価のために最も質の高いデザイン
	因果関係を確認できる
	どのように効果が得られたか，その過程を評価できる
環境変化の観察	外的妥当性が特に大切な時に有用
	ゆっくり，長期間かかる変化に対応
	ペアになるような対照群を設けることでその結果の信頼性が上がる
限られた比較（コミュニケーションの前後比較）	比較的安価で実施可能
	他の関連因子を調整すれば，因果関係を一部説明できる
	測定を適切にデザインすれば，何らかの情報が得られる（やらないよりまし）

コミュニケーションの効果を決定するだけでなく，ランダム化比較試験では，介入内容が観察された効果をなぜ起こすのかを説明できるような測定が可能である．例えば，乳がん検診（マンモグラフィ）を促進するコミュニケーションでは，検診を受けることによるベネフィットの認知を高め

る．介入法の評価では，「自分が乳がんにかかりやすい」という認知を高める方が，がんの怖さの認知を高めるよりも効果的であることがわかった[25]．

ランダム化比較試験は，いつでも実施可能とは限らない．例えば，複数の状況によって求められる行動が異なる場合やコミュニケーション介入が自然に起こる場合（著名人の病気が広く知られる場合など）などである．このような場合，コミュニケーションの伝達を受けた（曝露した）人とそうでない人を比べて体系的に違いを評価するような準実験的な研究デザインが有効となる．危機的なコミュニケーション（炭疽菌攻撃やSARS発生など）は交絡要因のため，仮に行ったとしてもきちんとした評価は難しい[26]．だが，系統的後ろ向き評価（systematic retrospective evaluation）の限界はあるとしても，誤解を生んだり利己的になったりしやすい直感頼みの評価よりはましである．コミュニケーション介入を受けること以外はできるだけ類似している集団を選ぶ（同じ地域に住む近所の人など）ように細心の注意を払うことで，合理的な推論ができることが多い．「複数の方法を組み合わせたデザイン」を使って，例えば，知識や行動の量的な評価に加え，リスクコミュニケーションへの反応の質的な評価を行うことで，複合的な測定を行う[27]．危機的なコミュニケーションについて，実際にそれを展開する前に評価することで，より効果的に（誤解を与えたり気分を害したりするような表現を減らす），それが与える影響（異なる集団にどのように受け入れられるかを知る）を明確にできる．

質を担保した比較試験をしたいが，使える資源が乏しいときは，その限界さえ知っていれば，どのような評価でもないよりはましである．ある研究では，需要効果を避けるようにして技能評価を行うことで（利害関係のない第三者を使って率直な意見と重要な反応を引き出す），比較対照なしで介入を行った群とそうでない群におけるアウトカムを評価した．よく考えられた方法で前後の比較において実質的な改善を認めることは，正確な評価を行うための確実な追加情報のきっかけとなる．このような考え方で，本書の各章では，研究者が，「少ない予算の場合（no budget）」，「中程度の予算の場合（small budget）」，「十分な予算の場合（appropriate budget）」など，それぞれの状況に応じて，どのようにうまく評価を行ってきたかを考える．

結　論

形成的評価は効果の期待できるリスクコミュニケーションをつくり上げていくのに役立ち，過程評価はそれの伝達を改善し記録するのに役立つ，そして，アウトカム評価は効果を定量的に評価するのに役立つ．各段階において最も適した研究方法を用いれば，目に見える形での成功，そして経験からの学習が可能となる．これらの方法を理解することは，限られた予算で最大の効果を見出すだけでなく，「コミュニケーションは行動変容に役立つと信じるか」と尋ねるような，間違った評価方法を避けることにも役立つ．評価のために重要な点は，好ましい結果をできる限り直接測定する（実際の行動や知識）ことであり，かけ離れた代替指標（一般的な意思や態度）を測ったり，間違っても直観に頼ったりするようなものではない．コミュニケーションを戦略的な手段として考える組織は，重要なコミュニケーション手段を見出すものであるし，他では滅多には使われないような手段まで活用することを厭わない[28]．例えば，よく知られた言葉で非常口のシンボルをドアの脇に示すことで，効果的に避難させることができることを過程評価で確認できると認識しているので「燃えているビルから避難せよ」と言うことを評価する必要はない[15]．非常に単純なメッセージであっても（滑りやすい道の表面を人が転ばないようにロープで囲んで入れないようにする），評価が必要であることを知っている（実際に人々が，その場所を避けて，より安全な別ルートを選ぶかどうか）[29]．このような場合，ちょっとした考慮と他者からの情報により「我々の考え通りに他人が行動してくれる」という思い込みから生じるさまざまな問題を避けることができる．コミュニケーションについて自分たちは根拠もなく思い込んでしまう傾向があると認識することは，よりよいコミュニケーションを作り上げる第一歩となる．

追加情報

1. Royse, D., Thyer, B. A., Padgett, D. K., & Logan, T. K. (2010). *Program Evaluation: An Introduction* (5th edition), Belmont, Wadsworth.　本書は，リスクコミュニケーションを含むプログラムを評価する詳細なガイドを示し，形成的評価，過程評価，アウトカム評価に関する異なる方法のアプローチの例を記している.
2. National Research Council (1989). *Improving Risk Communication*. National Academy Press.　この報告は政府と企業のニーズに注目し，社会的選択（例えば規制）と個人選択（例えば保健行動）を含む.
3. Renn O and Levine D. (1991). Credibility and trust in risk communication. In: Kasperson R, Stallen P, Eds. *Communicating Risks to the Public*. Kluwer Academic Publishers; 175-218.　この章は，リスクに関するコミュニケーションにおいて，透明性と公衆参加（public involvement）のニーズについて記している.
4. http://www.socialresearchmethods.net/kb/design.php このウェブサイトは，適切な評価をするためのさまざまな研究デザインのリンク先を提供している．そこには，この章で十分記述できなかった多くの追加情報がある.

参照文献

1 Purswell, J.L., Schlegal, R.E., Kejriwal, S.K., (1986). A prediction model for consumer behavior regarding product safety. In: *Proceedings of the Human Factors Society 30th Annual Meeting*. Human Factors Society, pp. 1202-1205.

2 sds.hss.cmu.edu/risk/fishhook.pdf

3 Kim, S. & Wogalter, M. S. (2009). Habituation, dishabituation, and recovery effects in visual warnings. *Human Factors and Ergonomics Society Annual Meeting Proceedings*, 53(20), 1612-1616.

4 Siegrist, M. & Cvetkovich, G. (2000). Perception of hazards: The role of social trust and knowledge. *Risk Analysis*, 20(5), 713-719.

5 Morgan, M.G., Fischhoff, B., Bostrom, A., & Atman, C. (2001). Risk Communication: *The Mental Models Approach*. Cambridge University Press.

6 Cialdini, R. B. (2007). *Influence: The Psychology of Persuasion*. HarperCollins.

7 Bandura, A. (1997). *Self-Efficacy: The Excercise of Control*. Freeman.

8 Robinson, T. N., Patrick, K., Eng, T. R., & Gustafson, D., for the Science Panel on Interactive Communication and Health. (1998). An evidence-based approach to interactive health communication: A challenge to medicine in the information age. *JAMA*, 280, 1264-1269.

9 Buchanan, D. R. & Wallack, L. (1998). This is the partnership for a drug-free America: Any questions? *Journal of Drug Issues*, 28(2), 329-356.

10 Chen, H. (2005). *Practical Program Evaluation*, Thousand Oaks, Sage.

11 Bargh, J. A. (Ed.) (2006). *Social Psychology and the Unconscious: The Automaticity of Higher Mental Processes*. Psychology Press.

12 Fern, E. F. *Advanced Focus Group Research*. Thousand Oaks, Sage.

13 Duggleby, W. (2005). What about focus group interaction data? *Qualitative Health Research*, 15(6), 832-840.

14 Tremblay, M. C., Hevner, A. R., & Berndt, D. J. (2010). The use of focus groups in design science research. *Design Research in Information Systems*, 22, 121-143.

15 Huntley-Fenner, G. Human factors. This volume. [本書第 16 章]

16 Nielsen, J. (1993). *Usability Engineering*. Morgan Kaufman.

17 Gilchrist, V. J. (1992). Key informant interviews. In: Crabtree, B. F.& Miller, W. L. (Eds). *Doing Qualitative Research*. Sage.

18 Downs, J.S., & Fischhoff, B. Qualitative information. This volume. ［本書第 18 章］

19 Oakley, A., Strange, V., Bonell, C., Allen, E., Stephenson, J., & RIPPLE Study Team (2006). Process evaluation in randomized controlled trials of complex interventions. *British Medical Journal*, 332, 413-416.

20 Scarpitti, F. R., Inciardi, J. A. & Pottieger, A. E. (1993). Process evaluation techniques for corrections-based drug treatment programs. *Journal of Offender Rehabilitation*, 19(3), 71-79.

21 Davidson, J. E. (2005). *Evaluation Methodology Basics: The Nuts and Bolts of Sound Evaluation*, Thousand Oaks, Sage.

22 Sheeran, P. (2002). Intention–behavior relations: A conceptual and empirical review. *European Review of Social Psychology*, 12, 1-36.

23 Bassett, M.T., Dumanovsky, T., Huang, C., Silver, L.D., Young, C., Nonas, C., et al. (2008). Purchasing behavior and calorie information at fast-food chains in New York City, 2007. *American Journal of Public Health*, 98(8), 1457-1459.

24 Rosen L., Manor O., Engelhard D., Zucker D. (2006). In defense of the randomized controlled trial for health promotion research. *American Journal of Public Health*. 96, 1181-1186.

25 Aiken, L. S., West, S. G., Woodward, C. K., Reno, R. R., & Reynolds, K. D. (1994). Increasing screening mammography in asymptomatic women: Evaluation of a second-generation, theory-based program. *Health Psychology*, 13(6), 526-538.

26 Glik, D. C. (2007). Risk communication for public health emergencies, *Annual Review of Public Health*, 28, 33-54.

27 Kadushin, C., Hecht, S., Sasson, T., & Saxe, L. (2008). Triangulation and mixed methods designs: practicing what we preach in the evaluation of an Israel experience educational program, *Field Methods*, 20, 46-65.

28 Fischhoff, B., Brewer, N.T., & Downs, J.S. Strategic planning. This volume. ［本書第 22 章］

29 Andrews, J.C. Warnings and disclosures. This volume. ［本書第 15 章］

第４章　伝える義務

バルーク・フィッシュホフ（博士，カーネギーメロン大学）

要　旨

政府機関は，最も有効な科学知識とその限られた資源を使い，コミュニケーションを計画した後，最終的な結果が「伝える義務」を果たしたが，そして，それらの資源が効率的に適切に使われたのか判断しなければならない．適切だったとするには，コミュニケーションの３つの基準，すなわち，「ユーザー（コミュニケーションの対象者）が必要とする情報を含む」「ユーザーと情報をつなぐ」，そして，「ユーザーによって理解される」を満たす必要がある．

はじめに

適切性（adequacy）の定義

コミュニケーションが機能したか否かの究極の基準は，結果として対象者が効果的な行動をとれたかどうかである．そのためには情報のユーザーはコミュニケーションを受け取り，そこから必要な情報を取り出さなければならない．

> **以下の場合，コミュニケーションは適切（adequate）である．**
> ・効果的な意思決定に必要な情報を含む，
> ・ユーザーはその情報にアクセスできる，
> ・ユーザーは自分自身が何にアクセスしているか理解できる．

完全なコミュニケーションは本質的に難しい．本章ではそれを踏まえたうえで，コミュニケーションが機能したかどうかを政策立案者が判断するのに必要なこの３基準を詳しく述べる．

コミュニケーションは効果的な意思決定に必要な情報を含むか？

適切性のこの側面を捉える１つの方法は，「説明を受けた上での同意（informed concent）」の法原理に見出せる．米国全州の約半分では，医師が患者に意思決定の材料として情報を提供することを必要とし，その他の州は，（法としてではない）専門職基準（professional standard）に基づいて医師が専門職が行うべき職務のひとつとして患者への情報提供が求められている[1]．これは，コミュニケーションの内容に何を含むべきかに関する実質性基準（material standard）の明確化につながる．

> **コミュニケーション内容に関する実質性基準**：コミュニケーションがユーザーの選択に関わる重要な部分に影響しうるあらゆる情報も含む場合，コミュニケーションは適切と言える．

実質性基準は，説得的・非説得的の両方のコミュニケーションにあてはまる．説得的コミュニケーションでは，望ましい行動（例：喫煙しない，危険な場所から避難する）をとるように．非説得的コミュニケーションでは，個人による多様性が許される場合（例：リスクとベネフィットの両方を含む治療を行うかどうか）に，個人が自律的に選択できるように計画される．両方の場合とも，この基準はユーザー自身が何を目指しているか理解する最大の機会をユーザーに与え，意思決定のために何を知るべきかを自身に問うというユーザーの視点をとり入れている．

この基準をより明確にする方法として，標準的な意思決定理論に基づく「情報価値分析（value-of-information analysis）」がある[2-4]．これは，それぞれの項目の情報が，最良の選択を行うユーザーの能力にどのように影響するかを分析するものである．そのコミュニケーションが行われる状況で，「情報価値分析」は優先事項を定めて，意思決定のために，最も知る価値のある事実は何か，そうでない事実は何かを示す．

実際の分析では，ある項目（例：きわめて重篤な副作用，非常に重要なベネフィット）が決定的な場合，コミュニケーションがその事実を含めば，それだけでコミュニケーションは適切と判断できる[2-4]．または，コミュニケーションに含める事実が増えても，意思決定に役立つ有用性はあまり増えなくなるという限界効用（marginal utility）の減少の視点で順位を付けて，提示する内容を決めていく方法もある．そのような優先事項を定めずにこの基準に合わせても，他の2基準は満たせない．情報はあまりに多いため，それへのアクセス，真に重要な事実は何かを知ることも難しい．

ユーザーによって優先する情報が異なるとき，この基準を適用するには，ユーザー間で優先事項を定めることも必要となる．すべてのユーザーを公平に扱うコミュニケーションでは，大部分のユーザーが最も必要とする事実に焦点を合わせるという方針でも良い．表4-1に，その応用として頸動脈内膜剥離術を受けるか否かを決める患者にとって，それぞれの情報のもつ価値を分析した結果を示す．この手術は一部の患者の脳卒中リスクを減らすために広く行われているが，その独特な手法自体によるものや，他の外科手術でも見られるようなリスクをもつ．

表4-1は，この手術によるリスクとそれらのリスクを説明した場合に手術を断る患者の推定割合の一部を示す．例えば，この手術で期待できる脳卒中予防効果が大きいと言えない人では，手術による死亡のリスクを知ると15％の患者は手術を断るが，歯の欠損のリスクを知っても手術を断る人は少ない．上位3つのリスク（死亡，脳卒中，顔面神経麻痺）を含むこの分析に基づくコミュニケーションは，大部分のユーザーのための実質性基準を満たすだろう．他の事実を隠したり，強調しなくても，リスクは他の理由（例：透明性）からも重要である．

表4-1　頸動脈内膜剥離術決定の情報価値
（患者が各々のリスクを知っている場合，手術を断る患者の割合（％））

死亡	15.0 ％
脳卒中	5.0
顔面神経麻痺	3.0
心筋梗塞	1.1
肺障害	0.9
頭痛	0.8
再手術	0.4
気管切開口術	0.2
胃腸の不調	0.09
歯の欠損	0.01

出典：Merz et al.（1993）[27]

一部のユーザーが政策立案者にとって特に重要な場合は，優先すべき情報は異なるであろう．例えば，心筋梗塞（上から4つ目）のリスクが一部の特に重要なユーザー（特別な留意を要する場合や他の情報があまり入手できないユーザー）の意思決定に必要な場合，表4-1の上位3つのリスクに重点を置いたコミュニケーションは適切と言えない．ユーザーのニーズが多様な場合，すべてのユーザーを平等に扱うのであれば，そのように明記する．適切性を定義するには政策的な説明の中に，どのユーザーを重視しているかを述べる必要がある．フェルドマン゠スチュワートらは，

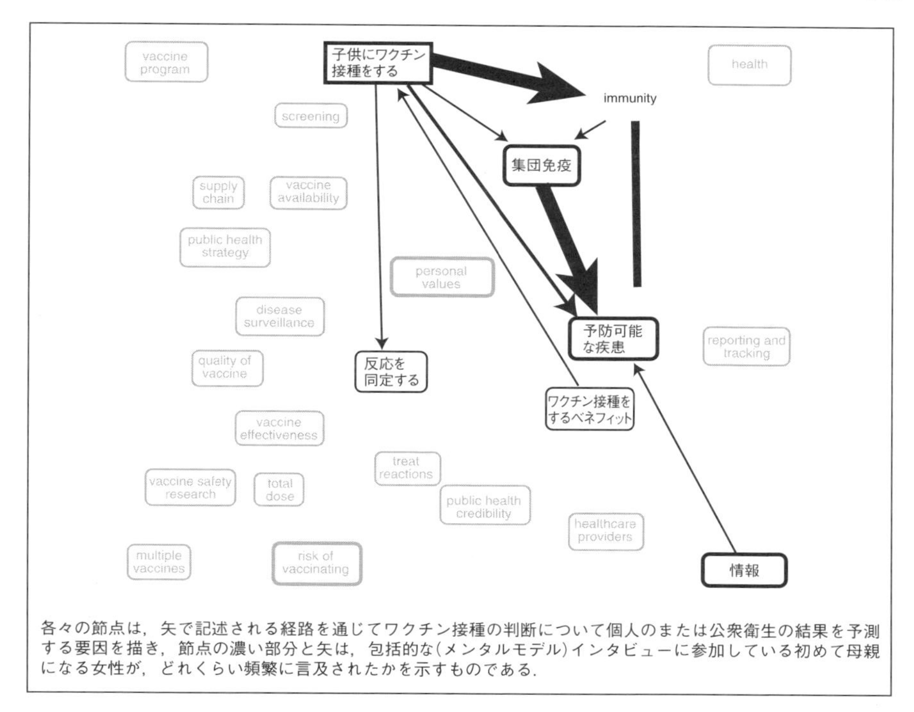

各々の節点は，矢で記述される経路を通じてワクチン接種の判断について個人のまたは公衆衛生の結果を予測する要因を描き，節点の濃い部分と矢は，包括的な(メンタルモデル)インタビューに参加している初めて母親になる女性が，どれくらい頻繁に言及されたかを示すものである．

図 4-1　ワクチン接種決定に関連する要因の専門家モデル

出典：Downs et al. (2008)[8]

初期の前立腺がんに関して，さまざまな情報のニーズをもつ男性にとってのコミュニケーションの適切性を分析している[5,6]．

図 4-1 は，子ども達への麻疹・流行性耳下腺炎-風疹（measles-mumps-rubella：MMR）ワクチンに関する両親を対象とした試験的な実質性分析の結果である．

全体の分析（灰色部分を含む）はワクチン接種のリスクとベネフィットに影響を及ぼす要因の「専門家モデル（expert model）」であり，リスクと意思決定の分析に用いられる影響ダイアグラム（influence diagrams）で示されている[2,7]．節点は変数，矢は従属性（矢印の始点の値がわかれば終点を予測できる）を意味する．

濃い色の節点とリンクは，初めて母親になる女性の例で，彼女らが判断材料として最も多く答えたものである．このように，すべての母親は自分の子供のワクチン接種と疾患予防の関係に言及している．しかし，誰も自発的に集団免疫の役割は述べていない．これは健康状態によってワクチンが接種できない人々を守るため，疾病の有病割合を全体として減らすような公衆衛生上の利益を考慮した場合，意思決定材料となりうる関心事である．何人かは，ワクチンの副反応を心配したが，誰一人ワクチンの安全性（例：市販後調査）を改善するために計画された研究には言及しなかった．誰でも発信し利用できるメッセージを「専門家モデル」に位置づけるために，コミュニケーション監査（audit）が用いられた．そこではメッセージの発信者が重要と考えた話題を指標としている．その結果ワクチン懐疑論者のメッセージの方が，政府の公衆衛生担当官よりも，対象となる人々の関心を巧みに引き寄せていることがわかった[8]．例えば，政府当局のメッセージは，ワクチンの安全について対象とする女性たちの視点をうまく反映できていなかった．

実質性基準を適用するには，人々がまだ知らず，しかし知る必要がある事実に着目するために，人々がすでに何を知っているかを知る必要がある．ユーザーがすでに知っている事実を繰り返すことは，限られたコミュニケーション機会を逃がすだけでなく，ユーザーの情報ニーズへの無配慮を曝すことで，結果としてそれを委縮させてしまう．本書で一貫して強調しているように，ユーザーの現在の考えに関心を寄せる研究が少しでもあれば，このリスクを減らすことができる．

ユーザーはその情報にアクセスできるか？

人々は彼ら自身が必要とする情報（それがコミュニケーションに含まれているものとして）にアクセスする際に，2つの潜在的障壁に直面する．第一は，コミュニケーション自体とは別のこと，第二は，コミュニケーションの中に必要とする情報が見当たらないことである．その観点から，適切なコミュニケーションは，「情報アクセス可能性の近接基準（proximity standard）」を満たす必要がある．

> **情報アクセス可能性の近接基準**：通常の情報検索のパターンを用いたときに，大部分のユーザーが，必要とされる情報からのX程度離れている範囲内に収まれば，そのコミュニケーションは適切と判断できる．

情報源へのアクセス

適切なコミュニケーションは，オーディエンスにコミュニケーションを届けるための伝達（distribution）システムを必要とする．それらのシステムは，インフォームドコンセント（例：手術や人間を対象とした研究），標準的な警告（例：ワクチンの情報シート，薬物に関する消費者向けのページ，煮沸水の宅配通知）とコンピュータ警報（例：製品リコール，航空会社料金変更）のように直接のつながりを含む．これらのシステムは，直接受けた情報（例：製薬会社の説明担当者や安全性情報，または継続的な医学情報の提供）を他者に伝える医師，関心事を追いかける友人，またはメディアレポートのような間接的なつながりも含む．

もし通常の経路（channel）が不十分なら，伝達者は新たな経路を創り出す必要がある．例えば，医薬品に関するコミュニケーションは，医療専門家が直接受け取った情報を他者に伝える通常の間接的経路に頼っているが，さらに薬物を購入するまさにその時点で，直接情報を届けることでコミュニケーションを補う．前者の経路は，多様な情報がどの程度の頻度で医師と患者の間で双方向的に伝達されるか検討した研究で，部分的ではあるが効果が示されている[9,10]．後者の成功は，米国の消費者の多くが処方箋にそって定められた消費者向けの薬物情報を受け取っているという事実がそれを部分的に示している[11]．米国では，連邦によって指示されたワクチンの情報シートは，さらに多くの人々に届いているかもしれない．他方で，ダウンズらは，初めて母親になる女性がワクチン情報を調べる際に用いる検索用語では，ワクチンの支持者よりも懐疑論者のWebサイトに導かれる傾向があることを報告した．すなわち，ワクチン支持者のWebサイトはアクセス性が低いのである[8]．

均一でない対象集団は，それに見合った経路を必要とする．一部の集団には，メール，製品ラベル，ラジオ，テレビ，地上通信線（固定電話），携帯電話，さまざまな社会的ネットワークによって容易に伝達できる．別の一部の集団には，コミュニティ内の人種，言語，信仰やイデオロギーなどの経路に頼る必要がある．一部の集団は，見る，聞く，読む，集中するといった援助を必要とする．一部の集団は，手ほどきや時には脅かすような（threatening）情報とともに丁寧な対応を必要とする．

ソーシャルネットワーク分析は，ネットワークのつながり方に注目し，多様な経路を通した多様な人々の間の情報の流れを評価する方法である[12,13]．ここから得られた1つの学びは，どれくらい早く言葉がネットワーク内で広がるか，そして誰がそのネットワークから除かれるかに関して，これらの情報の流れは直感とは必ずしも一致しないということである．クリスタキスとファウラーは，肥満と離婚が「伝染」するように見える現象など，多くのネットワーク効果を要約している[14]．ネットワークについての誤った直観に引き込まれると，組織が（手近な）パートナーに頼り過ぎて，個々の対象者に接触できていない場合のように，伝達者が自分たちのメッセージのアクセス性を過大評価したり，人々が自身の電子メールを私的に保管しておくものと期待してしまう場合

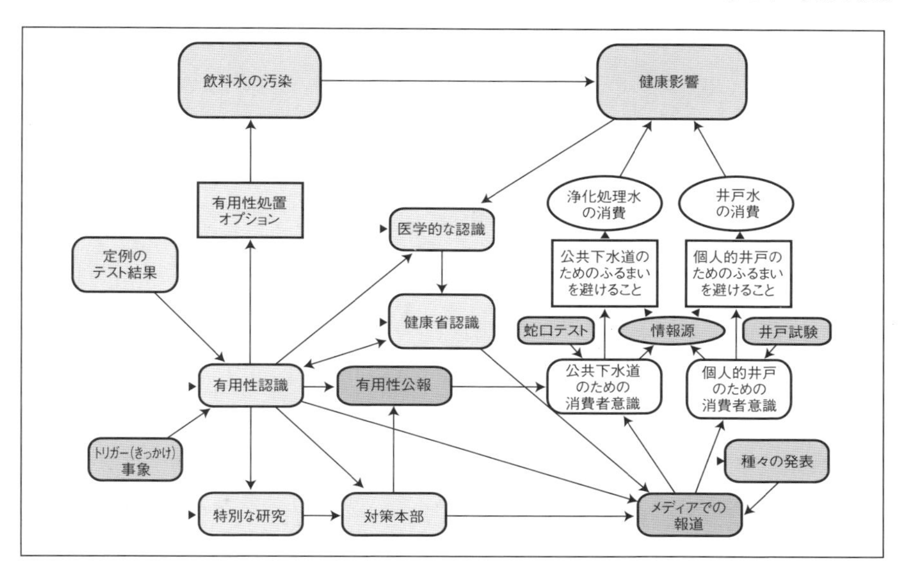

図 4-2　国内の給水において汚染物質の健康影響を減らす異なる方法の有効性を予測するモデル

出典：Casman et al. (2000)[18]

のように[訳注1]，伝達者が自身のメッセージのアクセス性を過小評価することにつながる[15].

ネットワークの科学とパートナーシップの実践によって，効果的な経路の検討の手がかりが得られる[16,17]．その成功は，常に経験的（empirical）な問いであり，どのユーザーがメッセージを受けるのかの評価や，伝達経路のモデル化によって答えが得られる．

後者の例として，チャスマンらが，国内の給水における汚染物質の健康影響を減らす方法の有効性を予測するために開発したモデルを図 4-2 に示す[18]．彼らは，検出に時間がかかるクリプトスポリジウム侵入への適用では，沸騰水の通知が脆弱な（免疫が十分でない）人々に届くのが遅過ぎて[訳注2]役立たないことを見出した．このようなユーザーにとって，コミュニケーションへのアクセスは全体的に不適切だったと言える．より迅速に検出可能な水汚染物質に対しては，同じ伝達システムでも時機を外さないアクセスが可能だったかもしれない．

メッセージ内容へのアクセス

一旦ユーザーがコミュニケーションに接すると，その中で必要とする情報を見つけなければならない．そのプロセスでは，効果的な文書のデザインが必要となる．そのようなデザインの原則として次の 2 つがよく知られている[19-23]．第一に，読みやすさとか雑音といった技術的な面と，いかに注意を向けさせ，緊急性を喚起し，（それを受け容れた方が良いという）権威を確立するかといった認知的な面である．デザインのガイドラインは，一般的なユーザーのニーズに合わせるうえで最良の手がかりとなるが，それは多様なオーディエンスは言うまでもなく，どのような個人でも成功を保証はできないことを意味している[24].

つまり，発進されたメッセージの中でユーザーが必要な情報にアクセスできるか否かもまた，経験的に検証するのであり，直接の観察や経験に基づく仮定を使うモデルで答えうる．前者の根拠として，ウインタステインとキンバーリンは，大部分のユーザーは消費者向け薬物療法情報シートを受け取るが，その内容から必要な情報にアクセスできた，またそれを試そうとした人間ですら，ごく少ないことを報告している[11]．個人のプライバシー保護やコンピュータのセキュリティに関する

訳注 1　実際には電子メールはすぐ拡散される．

訳注 2　気づいたときには，すでに感染が広まってしまっていたため．

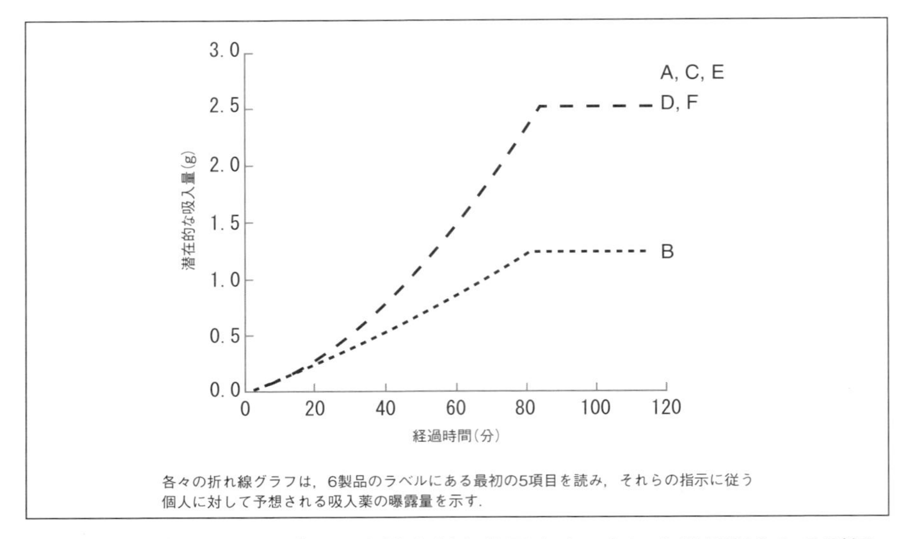

図 4-3　塩化メチレン系ペンキ除去剤を使用することにより予測される影響

出典：Riley et al. (2000)[28]

オンライン情報は，どんなにシステム・オペレーターが人々の協力を得たいと願っても，多くのユーザーにはアクセスしにくい[25]．電気の公共料金の請求書には，利率，税，失効の防止，補助サービスなど，しばしば他の情報が含まれている．しかし，それらの大部分は，「この額を払ってください」という囲みを探すユーザーの邪魔になっている．

図 4-3 は発癌物質である塩化メチレンを基にしたペンキ除去剤のリスクに焦点を合わせ，情報へのアクセスのしやすさの評価結果を示している．量的リスク分析は，ユーザーがその物質を吸入してしまう量を推定し，可能な保護対策（例：送風機が内側，または外側に吹くことで窓が開いて溶剤が取り除かれる間に，部屋を抜け出す）としてどの情報を実質化し強調するかを決める．

次に，ユーザーが製品の表示ラベルを見てアクセスする各々の処置を選ぶと仮定し，ユーザーがどのようにラベルを探し，自然に必要な情報にたどり着けたか否かを見てアクセス法を決めた．図 4-3 の数字は，偶然目にした最初の 5 項目を自然に読むユーザーの塩化メチレン性ペンキ除去剤の吸入量を示す．製品 B のユーザーは，他の製品よりも有用な情報にアクセスできていたと言える．情報の探し方が異なる傾向をもつユーザー（例：表紙ですべてを読む，警告だけを読む，使用上の指示だけを読む）は，異なる情報にアクセスして，その結果，異なる曝露を受けることになる．ユーザーが合理的な努力の範囲で見つけられないとしたら，情報はほとんど価値がない．

ユーザーがその情報を理解できるか評価する

ユーザーが資料内容にアクセスすることは必要だが，ユーザー自身が必要なことを学ぶには十分でない．ユーザーが，自身の意思決定に役立てるのに十分な内容として理解できる必要がある．伝達がどの程度うまくいったかは，ユーザーの理解力に関する分り易さ基準（comprehensibility standard）で表される．

> **ユーザーの理解力に関する分り易さ基準**：大多数のユーザーが堅実な選択をするための情報を十分引き出せていれば，コミュニケーションは適切である．

この基準を適用することは，コミュニケーションにアクセスしてユーザーが行う意思決定と，十分な情報を与えられた意思決定者がする決定を比較することを意味する．ユーザーがそのコミュニケーションがなくても，たまたまそのことをよく知っていれば，貧弱なコミュニケーションでもこの基準を満たしてしまう．例えば，エガースとフィッシュホフは，栄養補助食品についての裁判所の指示による免責声明がユーザー決定に及ぼす影響を調べた[26]．彼等は，米国食品医薬品局（FDA）が製品を承認しなかったという声明が多くのユーザーを混乱させたことを見出した．その混乱の背景には，FDAが承認の責任を負わなかったのは，代替医療へのFDAの反感のゆえ（FDAがどのような栄養補助食品も決して承認しないだろうという），またはその栄養補助食品が有効だったので，FDAがその副作用を許容したという，やや誤った考えが見られた．一方，ノコギリヤシ（前立腺肥大の症状を和らげるというハーブ）に関する男性の意思決定への影響についての事例検討では，限られた免責声明は何の悪影響ももたらしていなかった．この意思決定が悪い結果に至るのは，（コミュニケーションの）ユーザーが深刻な病気を治療せず，補助食品で自己治療する場合だけである．しかしながら，この研究では，ノコギリヤシを信じて長く自己治療に用いていた男性は一人もいなかった．他の製品と他のユーザーが関係している事例では，免責条項は分り易さ基準を満たしていないかもかもしれない．それは，経験的で分析的な問いと言える．

このように，各々の決定は，それ自身の評価を必要とする．例えば，表4-1の分析に基づいて，ユーザーが手術決定への知識を適用するのに上位3リスクを十分理解すれば，頸動脈内膜剥離術についてのコミュニケーションは分り易さのテストを通過できる．

図4-1の研究では，大部分のユーザーの意思決定に安全性情報が十分に知らされて，意思決定に役立ったなら，ワクチンのコミュニケーションは分り易さのテストを通過するだろう．図4-3の研究では，ペンキ除去剤ラベルの情報に基づくなら，ユーザーは彼らの仕事場所から外向きに送風機を設置（最も効果的な安全対策）するか，この防御策を知ったうえであえて行わず，物質吸入のリスクを受け入れるかのどちらかとなる（クリプトスポリジウム侵入（図4-2）についてコミュニケーションに関してはユーザーを守るために伝達者は何も言えないので，分り易さ基準は適用できない）．

このように，実質性基準では，コミュニケーションはユーザーが知っておくべき情報を知っているかどうか尋ね，アクセス性基準では情報がユーザーに届いたか否かを評価し，分り易さ基準ではその情報が意思決定（表4-2）に際して既存の知識と統合できたかを評価する．本書の他の章では，これらの基準に関連する科学的知見を要約する．そして，量的（第7章，第15章），質的（第8

表4-2　コミュニケーション・デザインにおける適切性のテスト

下記(1)〜(3)ができる場合，コミュニケーションは適切である．

(1)　効果的意思決定のために必要な情報を含む，
(2)　ユーザーはその情報にアクセスできる，
(3)　ユーザーは自分たちがアクセスしたものを理解できる．

コミュニケーション内容の実質性基準

ユーザーの選択の重要な部分に影響する情報を含む場合，コミュニケーションは適切である．

情報アクセス性の近接基準

通常の情報検索のパターンを用いたときに，大部分のユーザーが，必要とされる情報からのX[訳注3]程度離れている範囲内に収まれば，そのコミュニケーションは適切と判断できる．

ユーザーの理解力に関する分り易さ基準

大部分のユーザーが堅実な選択をするための十分な情報を引き出すことができていれば，コミュニケーションは適切である．

訳注3　原書にXの具体的な説明はないが，コミュニケーションの立案者が，コミュニケーションの評価のために事前に設定する何らかの基準と考えられる．

章），感情が付与された（第5章，第10章），なじみの薄い（第8章，第12章，第14章），技術的（第7章，第9章，第12章，第16章）または，説得力がある（第11章）情報の科学的知見を伝える．

適切性の決定における政策判断

これらの基準の各々は，量を表現する言葉（verbal quantifiers）を含む．それらは実際の適用に際して，いくつかの留意が必要である．例えば，ユーザーの情報ニーズは非常に多様なので，1つのコミュニケーションで多くの人々を対象とするのは難しいことを実質性基準は認めている．多様な対象者にコミュニケーションを届けようとすると，どうしようもなく取り散らかったような形になってしまい，その結果，アクセス性基準を満たせなくなる．科学者は，そのように対象者の共通点を見出して，ばらばらな部分を減らすデザインをつくり出し，その大きさを推定する研究に取り組むことができる．一方，政策立案者は，成し遂げられていない部分が許容できるか（そしてコミュニケーションが適切か）どうか決めなければならない．

同様に，アクセス可能性基準は，すべてのユーザーに直接コミュニケーションを伝えることは不可能と認めている．それゆえに，コミュニケーションからX程度離れた範囲内に大部分のユーザーが収まればよいとしている．ここでは，また，科学者はよりよい研究をデザインし，その成果（例：パートナー組織が，それぞれの個人にどれだけうまくコミュニケーションを伝えているか，など）を評価できる．だが，政策立案者は，コミュニケーションに含まれる情報が実質的で理解できるものであっても，多くのユーザーがアクセスできているかどうかを判断しなければならない．人々は直接メッセージを受けるよりも，むしろ信用できる仲介者を介してメッセージを得る方が，自分の意思決定に情報を役立てることができるので，政策立案者はメッセージと対象者には距離がある方がベターと考えるかもしれない．

類似の問題は，他の基準でも起こる．各々を解決する際に，政策立案者はコミュニケーションにおいてすべてのユーザーを平等に扱うべきか，コミュニケーションを行うとしたらいつかを決めなければならない．例えば，「限られた少人数の非常に弱い立場の対象者に十分なコミュニケーションを行う必要がある」のであれば，「そうではない対象者には，コミュニケーションはあまり行わない」ことを正当化する．利用可能な資源が限られている中で，2つに1つの選択をせざるをえなければ，政策立案者は，全員に郵送で通知を行うより，免疫力の弱い個人に「宅配煮沸水」の通知を行うことを優先するであろう．政策立案者はまた，どんなコミュニケーションも不十分と判断して，弱い立場のユーザーには「瓶詰めの水」を提供するのに限られた資源を使うかもしれない．

結　論

コミュニケーションが適切と言えるのは，それが必要とされる情報を含み，利用できる形で人々に届く場合である．ここで提示する適切性基準は，社会科学や意思決定科学の方法で特定された，満たすべき要件である．これらの評価の結果は，コミュニケーションが適切かに関する，政策立案者の意思決定に影響する．それが適切性を満たせば，政策立案者はコミュニケーションにあてる資源を減らすことができる．満たさない場合，問題の所在や資源の再配分の方向性が明らかになる．例えば，「人々は私たちのメッセージを読み，言っていることを理解する．しかし，我々は，人々が知る必要のあることを述べていない．我々は自分たちのメッセージの内容の明確化にもっと注力すべきである」といったことである．不適切なコミュニケーションによって生じるリスクは耐え難いものであり，これらの基準の確認は，より良好なコミュニケーションに必要な資源を確保するのに役立つ．

参照文献

1 Merz, J. (1991). An empirical analysis of the medical informed consent doctrine. *Risk*, 2, 27-76.
2 Clemen, R.T., & Reilly, T. (2003). *Making Hard Decisions*. Duxbury.
3 Raiffa, H. (1968). *Decision analysis*. Addison-Wesley.
4 vonWinterfeldt, D., & Edwards, W. (1986). *Decision Analysis and Behavioral Research*. Cambridge University Press.
5 Feldman-Stewart, D., Brundage, M.D., Hayter, C. et al. (2000). What questions do patients with curable prostate cancer want answered? *Medical Decision Making*, 20, 7-19.
6 Feldman-Stewart, D., Brennenstuhl, S., Austoker, J., et al. (2006). A systematic review of information in decision aids. *Health Expectations*, 10, 46-61.
7 Fischhoff, B., Bruine de Bruin, W., Guvenc, U., Caruso, D., & Brilliant, L. (2006). Analyzing disaster risks and plans: An avian flu example. *Journal of Risk and Uncertainty*. 33, 133-151.
8 Downs, J. S., Bruine de Bruin, W., & Fischhoff, B. (2008). Patients' vaccination comprehension and decisions, Vaccine, 26, 1595-1607. (http://www.sciencedirect.com/science/journal/026446).
9 Col, N. Shared decision making. This volume.
10 Sleath, B., & Goldstein, M. Health care professionals. This volume.
11 Winterstein, A.G., & Kimberlin, C.L. (2010). Usefulness of consumer medication information dispensed in retail pharmacies. *Archives of Internal Medicine*, 170, 1314-1324.
12 Scott, J.P. (2000). *Social Network Analysis*. Sage.
13 Wasserman, S., & Faust, K. (1994). *Social Network Analysis*. Cambridge University Press.
14 Christakis, N.A., & Fowler, J.H. (2009). *Connected*. Little, Brown.
15 Weisband, S.P., & Reinig, B.A. (1995). Managing user perceptions of email privacy. *Proceedings of the ACM*, 38(12), 40-47.
16 Schwitzer, G. News coverage. This volume.
17 Chess, C. Inside the organization. This volume.
18 Casman, E., Fischhoff, B., Palmgren, C., Small, M., & Wu, F. (2000). Integrated risk model of a drinking waterborne Cryptosporidiosis outbreak. *Risk Analysis*, 20, 493-509.
19 Ishizaki, S. (2003). *Improvisational Design*. MIT Press.
20 Wogalter, M. (Ed). (2006). *The Handbook of Warnings*. Lawrence Erlbaum Associates.
21 Neuhauser, L., & Paul, K. Readability, comprehension, and usability. This volume.
22 Andrews, J.C. Warnings and disclosures. This volume.
23 Huntley-Fenner, G. Human factors. This volume.
24 Reyna, V. Across the lifespan. This volume.
25 Cranor, L.F., & Garfinkel, S. (Eds.). (2005). *Security and Usability: Designing Secure Systems that People Can Use*. O'Reilly & Associates, Inc.
26 Eggers, S.L. and Fischhoff, B. (2004). Setting policies for consumer communications: A behavioral decision research approach. Journal of Public Policy and Marketing, 23(1): 14-27.
27 Merz, J., Fischhoff, B., Mazur, D.J., & Fischbeck, P.S. (1993). Decision-analytic approach to developing standards of disclosure for medical informed consent. *Journal of Toxics and Liability*, 15, 191-215.
28 Riley, D.M., Small, M.J., & Fischhoff, B. (2000). Modeling methylene chloride exposure-reduction options for home paint-stripper users. *Journal of Exposure Analysis and Environmental Epidemiology*, 10(3), 240-250.

第5章　言　葉

ムサ・メイヤー（患者支援者）

私が乳がんであると分かってから20年を優に超えているが，告知されたの日の一瞬一瞬は，未だ色あせることなく私の記憶に焼き付いている．告知されたときの夫の表情，外科医の緊張することなく震えもしない手と私に涙を溢れさせた励ましの言葉．そして，その後に湧き起こってきた，外科医は，私が大きな衝撃を受けたり不安になって動揺したりしないだろうかと，どうして気にかけてくれなかったのかという身を切るような痛みを伴った憤り．局所麻酔薬が切れていくにつれて感じた，切開生検のズキズキという痛み．車で家に帰る途中の一番街の耐え難い明るさと行きかう車の出す騒音．私は，裏切られたという気持ちと共に羞恥心もまた感じていた．

私の診断は，腫瘍が大きくなってから，優に1年以上過ぎてしまっていた．私の乳房の触って分かるしこりは，マンモグラフィでは視覚化できなかったため，「心配することは何もない」と言った婦人科医の誤った診断を私は鵜呑みにしてしまった．どうして私は，いとも簡単に騙されてしまったのだろう．どうして婦人科医は私を少しでも早く外科医のところへ行かせることができなかったのだろう．

その日の午後，気分は曇っていたけれど，私にとって最も急ぐべきことは，理解することであり，学ぶことだと思った．私はまさに何に対処しようとしていたのか？私は知らなければならなかった．生検は告知の日の朝に行われ，そして数時間の診断が続き，午後に，私たちが外科医から告知されたとき，夫と私は大きな衝撃を受け，まともに考えることができなかった．私たちは，どんな質問をすべきか分からなかった．その日，私が知っていたことといえば，私が選択肢を持っていたことと，それらは私の人生を変えるだろう選択肢であるということであった．

私の大きな腫瘍が既に腕の下のリンパ節にまで広がっているかどうか知るために，ここ数日以内に，私はどうにかして，手術，放射線そして化学療法についての恐ろしく膨大であふれる程の情報を自分のものにする必要があった．私は46歳，まだ死ぬ運命には直面していなかった．突如として，ここで，私たちはステージⅡと私の生存の可能性を最大限に高めることについて話し合っていた．学ぶべきことがたくさんあり，そして学ぶための時間はあまりなかった．医学的または科学的な背景がなく，役に立たない一般論で書かれた薄っぺらな患者案内しかなかったので，私は未知の領域がはっきりした．これは，1989年という，インターネットが普及する以前で，多くの患者への案内書も発行される前のことであった．私たちは帰る前に，週末明けに，再び外科医と話をする約束をした．しかし，どのようにそれまでに私は対処するのか？どこを頼りにすればよいか？誰に相談すべきか？

仕事の後の夕方，私の義理の兄弟の外科医は，私が彼に買って来て欲しいと頼んだ，「乳がん」と題された医学書を置いていってくれた．私は眠ることができず，その夜も次の日のそのまた夜も，一晩中寝ずに，皮膚を突き破ったり乳房から漏れ出たりする腫瘍の不安を煽るような写真を避けながら，医学事典を脇に抱えて，その800ページを貪り読んでいた．

次の週にかけて，私の“短期集中コース”は放射線腫瘍医や腫瘍内科医や形成外科医だけでなく，友人の友人や，主治医の患者で自分自身の経験を共有することに前向きな人々への相談にまで拡がった．その寛大な女性たちは，私をシンプルに深く観察し，私が彼女たちのように，この難局を切り抜けることができ，そして彼女たちと同様に私の人生は続いていくであろうという展望や温かい心遣いで私をとりわけ助けてくれた．まさしく文字通り，彼女たちは私に自分の胸をさらけ出してくれた．

治療方法の決定のリスクとベネフィットを量るとき，私の調査や医師のアドバイスと同じくらいに，女性たちの経験に基づいた指針は，注目に値する．もし乳房再建が感染によって失敗したり，悪化したりした女性に直接会っていたならば，私は異なる選択をしていたかもしれない．後に，かなり後になって，ひどい副作用の症状が出て，化学療法を最後まで完了することができなかった数人の女性たちに会った．

しかし当時の私が参考にしていたのは，私のがん専門医が私に紹介してくれた，治療の先行きが明るく見えた元気のよい女性であった．危機的状況にある女性の心には，実際に話すことができる患者仲間は，どんなデータよりも影響を与えるかもしれない．輝かしい逸話は容易にエビデンスに勝ることができる．

乳腺切除術の前の夜まで，私は少なくとも基本的な部分で，私が直面していることを理解していると思っていた．私は事実と研究と直接的な経験から，陰に存在しているどんな未知のことにも十分対処できるであろう小さな避難所を急いで作っていた．その夜，街の灯を眺めながら病院のベッドに横たわっていたとき，私が選択したシナリオが進み始めるにつれて，最初の絶望的な感情の動揺やジレンマはある種の受容に至っていることを感じた．“短期集中コース”は，私にとって実際には張り詰めたものであった．私は，自身で選んだ選択肢で気持ちが安らいだ．振り返ってみると，選択の考慮に入れたかもしれない，理解していなかったことが沢山あったという風に今は感じている．しかしながら，範囲が制限されても，私の決断は情報に基づくものであった．

長年にわたり，患者支援者としての私の役割は，治療の意思決定までの不安定な通り道にいる多くの女性に付き添うことだった．新たに診断される人もいれば，予想よりもはるかに長生きした人もいて，それは予期していたよりも多くあることだった．バラ色の予後である人もいれば，ホスピスケアの入り口でとどまっている人もいた．すべての人は，その前に選択肢と闘うのである．

圧倒的多数であったり少ない件数であったりする臨床試験，利点，関連性といった，頼りとなるエビデンスがある．女性たちと話をするとき，エビデンスがある場合，私はいつもエビデンスを強調する．しかしながら，一旦あなたが初期診断と治療をやり過ごしてしまえば，無作為試験からの正当なエビデンスは，しばしば薄っぺらなものかあるいは存在しないものになる．「エビデンスに基づいた医療」という用語は，疑いの目で見られるかもしれない．

「最良の研究によるエビデンス，臨床的熟練，患者の価値の統合」[1]におけるデビット・サケットの修正定義を引用することはあまり役立たない．その用語は，政治色を帯びるようになり，「配給(rationing)」という集団あるいは「医療社会化制度」のようなレッテルによって腐敗していた．それに加えて，患者群に基づいた数字は，一人の人間に類型化することに値しうるのか？女性たちは，自分たちの状況は，臨床試験の結果に基づく治療ガイドラインの型にはまったやり方には適合しないと主張し「私は統計値ではない！」と抗議する．

個別化医療は，新しい業界用語（buzzword）である．乳がんは単一の疾患ではなく，少なくとも５つの異なる別個の実体があり，各々それ自身の予後を持っており，独自の治療を必要とするという新たなゲノムの実在は，単に更なる混乱をまねく．分子マーカーは，推奨する治療法の決定因子としての病期診断とつながっているので，早期乳がんにおける大規模な補助試験の確固たる基盤が侵食しはじめている．しかし，ケアを個人に適合させるためのツールは，まだどこかのデータと未検証のバイオマーカーの山に埋もれている．単純な答えはほとんど残っていない．臨床医や検査技師にとって刺激的な発見は，患者にとっては気力をくじかれるようなことである．誰にでも治療が効くかどうかを確実に予測することはできない．複雑性が支配する．女性たちが戸惑いを感じるのは当然である．

乳がんは非常に一般的なので，ほとんどの人にその病気を罹患している知人がいる．私たちは，知っている人，もしくは間接的に知っている人の個人経験に強く影響を受ける．激しい憤りや刺激的な物語，うまく病気に対処しようとしている人々の現実の物語が，ブログや掲示板などインターネット上のいたる所にある．当然のことながら，新しく診断された患者は，私がそうであったように，しばしば，この先自分がどうなるのかを知りたがり，わが身に起こることを心配している．そしてあらゆるジャーナリストが知っているように，個人的な物語は，科学的な研究よりもはるかに説得力がある．

はっと息を呑む一つの例が，ここ数年，私の頭から離れなかった．1990 年代，進行性乳がんの若い母親たちが，骨髄または幹細胞移植として知られる効果が証明されていない治療への保険の補償について争っていることを伝える記事が繰り返し報道されていた．女性たちは，彼女たちを殺すに十分な（うまくいけばがんを根絶する）高い用量の抗がん剤を投与される治療から，自身が以前に提供した骨髄または幹細胞を移植することによって救われた．ひどい状況から荒療治で救われたという劇的な記事は，不道徳な保険業者に対して，患者を勇士や英雄，移植者を救世主の役に割り当てた．

そのようなケースの一つに，ヘルスネットと呼ばれる MHO が，治療効果が証明されていない，ひいては実験的なものである――それは真実であった――という理由で，進行性乳がんを患ったニーレン・フォックスという 40 歳のカリフォルニアの女性の移植のための支払いを拒否した．しかし感情はデータに勝った．彼女は個人的に 212,000 ドルを調達してとにかく移植を受けたが，1993 年に移植から 8 か月後に亡くなった．家族はヘルスネットを訴え，そして陪審は向こうみずに与えられた精神的苦痛に対して，家族に懲罰的損害賠償として 8,900 万ドルを与える評決を下した．後に減額されたけれども，この巨額の懲罰的損害賠償は，骨髄移植のための全面的な保険適用の先例を作り，さらにはその 10 年後までに推定 40,000 人のアメリカ人女性たちが受けたことによって，証明されていない，高度な中毒治療が適法であり利用可能であることを，広く知らしめた[2]．

がんの専門医は，より大きな腫瘍反応を示す初期の過程の研究によって，薬物の量が多いほど効果もよりよいに違いないという流行の用量反応理論や，幹細胞を採取し再注入することで患者を死の縁から引き戻すことを可能にした技術を確信させられていた．ランダム化試験の不足は気にかけず，医師たちは，彼らが知るベネフィットを得て完全に回復した患者を引き合いに出し，それが機能すると確信していた．

移植が機能するという考え方が普及したため，最も信頼のおける研究は，のろのろとしか蓄積せず，何年もの間棚上げされ，無作為化試験が 10 年後についに完了したとき，標準的な化学療法のベネフィットは見出されなかった．それまでに，治療自体が助けた人々よりも多く，数千人もの女性たちの命を奪った．

多くの乳がんの患者支援者は，今だに，局所進行性や転移性乳がんの女性たちがこの治療を利用することを支援していたが，残酷な状況は私を反対の方向に動かした．
私には，すでにこの治療によりひどい死を遂げた 2 人の親友がいた，遅すぎたが，エビデンスがどんなに不十分であったかを学んだとき，死は2重に恐ろしいものとなった．

パットとメアリーの身に振りかかったこと，彼女たちが死亡した経緯は，恐らくこれからも私を悩ませるだろう．

この治療は人々を弱らせ，入院や隔離を必要とする治療であり，非常に高価な治療であった．何がそれほど，人を引き付けるのだろうか．マスメディアが取り上げる胸が痛む物語が確実にその役割を果たしていた．答えのもう一つの部分は，私たちがほとんど気づかない，がんにおける一般的な会話においてよく用いられる言葉，挑戦的な比喩にあるのかもしれない．

疑いもなくこの治療は「切り札」であると患者たちを英雄にしたて，絶体絶命の戦いの瀬戸際まで押しやり，そして引き戻す，というように．不正な侵略者であるがんは，最強の武器で戦われる．多くの場合，一般的な死亡記事を引用すると，病気を患った人々は「勇敢な戦士」といわれ，「勝利を得た者が出現する」あるいは，彼女たちが死亡すると「戦いに負けた」といわれる．「なで切りにされ，焼かれ，毒された」と，手術，放射線，化学療法を特徴づけ，生き残る人々は，勇敢な生存者として祝われる．

がん患者は，治療の苦しさに耐えたことに対して，確かに尊敬に値する，しかし，私が言いたいのは，治療を選択する場合に，挑戦的な言葉を用いる習慣は好ましくない結果をもたらすかもしれないということである．それらは，「降参」や「戦いをやめる」のような恥ずべきことであるかのように重荷となり，過度に積極的な治療をけしかけ，終末期の判断を押し付ける．

より強く，もっと耐え難い治療の方がよいに違いないという凝り固まった信念が，軍事的な隠喩と絡み合っている．新しく転移性乳がんと診断された女性たちは，自身の疾病がもはや治療可能でなく，最終的に生命を失うことになるだろうという，衝撃的なニュースを受け取ったその時，衝撃とその予後の悲嘆から這い上がり，戦う準備をする．

しかし，どちらかといえば多分，彼女たちのがんの専門医は，ほとんど副作用のない，一日一回の抗エストロゲン薬を処方する．これは彼女たちを心配させる．「私はより強いものを服用するべきなのか．」彼女たちは知りたくなる．

実際は，そうではなく，私は次のように説明する，この小さな錠剤は，あなたの特定の種類の乳がんに対する最も効果的な標的治療法であり，強い化学療法より効果的でより永続的でそれほど毒性もなく，そして，あなたは髪の毛を失うこともない！私がデータを示すと，彼女たちは，病気や頭髪をなくすことが効力のエビデンスであり効果的な治療だというこれまでの信念と，これらの事実とを調和させようと努力する．

しかし，がん治療のパラダイムは変化している．いくらかの患者たちにとって異なる比喩はより良い方向に作用する．「私は，実際に自分が共に生きていることや，折り合いをつけることに惹かれていくのに気付く．」とジェニル・スクールマンは書いた．ステージⅣで，彼女のがんは治療できなかったので，彼女は，がんと比較的仲良く共存するように考えることを選択し，「多文化的な住宅」と呼んだ[3]．「Many imagine a journey to an unfamiliar land」などの作家のスーザン・ソンタークは，比喩が除去された病気の言葉を主張した．「病気は生命の夜の側であり，もっといえばよりやっかいな市民権の夜の側である．」ソンタークは書いた．「生まれるすべての人は，健康人の王国と病人の王国という，二つの国籍をもっている．私たちはみなよいパスポートだけを使うことを好むが，遅かれ早かれ，少なくともしばらくの間，私たちは自身をもう一つの場所の市民であるとみなすことを余儀なくされる．」[4]

私たちは最終的に新しい隠喩を要求するか，あるいは恐らく科学そのものを越えた隠喩を要求しない．軍事的な隠喩が固執するところでは，それは明白に異なる種類の戦いになっている．最近，私たちは，「巻き添え被害」を回避する新しい「スマート爆弾」について話している．他の誤解は治療の決定に影響を与えることができる．希望は，その効能と安全性がよく特徴づけられる以前の，承認されたアプローチよりはるかに魅力的な新しい治療をするために，エビデンスの不足と共謀する．

しかし，最新であることは必ずしもよりよいことではないかもしれない．なぜなら，それらは，選抜された患者群の中で限られたテストを受けた結果というだけであって，FDA によって初めて承認されるときには抗がん剤についての必要最低限量が知られるだけだからである．抗がん剤の開発を期待する人々によく知られている弧を描く効果を示す曲線は，期待や興奮がそれぞれの新規治療薬においてその初期の時代に花開くということである．必然的に，抵抗性，効能の減少および副作用を立証するエビデンスが出現し始めるので，この幸せな時期が終わると失望が進む．

治療の決定を下す際に，私たちは自身の歴史や記憶も障害となる．私が知る女性は，子供の時に，父親が化学療法にひどく苦しんだのを目の当たりにしており，その記憶によって非常に精神的に衝撃を受けていたので，彼女はステージⅡの乳がん治療を全て拒絶した．しかし，化学療法によく耐えていた女性たちと会った後，彼女は自分も治療を始めることができるようになった．

治療の選択肢をさらに複雑にしているのは，私たちがみなある種の確実性を手探りで探しているという，切なる思いである．生命が脅かされているとき，人は単純で明らかな選択肢を求める．立証された有効な治療を求める．答えを求める．

しかし，万が一真実がはるかに複雑だったらどうなるか．私たちにとって最も重要なものを含んでいる質問には，何と答えていいのか分からない．私のがんは元に戻るのだろうか，私は治るのか？時々，非常に熱心に情報を求めている人でさえ，安心と確実性に対して子どものように憧れを抱いて，とてもしょげてしまうのである．

事実が明白に提示される場合でさえ，私たちはそれらを受け入れられないかもしれない．聞きたいことだけ聞いたり，聞きたくないことを避けたりすることは，希望を持ち続けることに役立っており，ある意味では保護的かもしれない．しかし，治療や臨床試験参加のインフォームド・コンセントは，治療のベネフィットとリスクについての現実的な理解を求めている．脅えている時，人々はしばしばリスクを過小評価し，ベネフィットを過大評価するだろう．彼女たちは，ベネフィットの非常に小さな可能性のための治療によって，損害を与えられる非常に重大なリスクを進んで冒すかもしれない．臨床試験において，これは「治療学の誤解」と呼ばれていた．生命倫理学の専門家のポール・アップルバウムは，研究に参加した患者の 70％もがインフォームド・コンセントの過程が明白にそうではないと述べているにもかかわらず，調査が彼女たちに直接的なベネフィットを提供すると評価する[5]．

最も高いレベルのエビデンスを提供する研究において，ランダム化比較試験の一つの倫理的要件は，比較されている治療のうちどれが優れているのか研究者は知らないに違いないという状態の「臨床の均衡」である[6]．しかし，患者と臨床家の両方は，試験の結果が分かるずっと以前から，ときには試験が始まる前にさえ，実験的な治療の優位性に対する強い信念を共有していた．このことは彼女たちにそのような試験を非倫理的であると見なさせるかもしれない．

ベネフィットとリスクの誤認は単に人間の欠点の結果ではない．それらは，社会における力によって意図的に助長される．ヘルスケア問題をマスメディアが必要以上に騒ぎ立てるので，誇張や過度の単純化が蔓延している．

教育に役立つこととしてしばしば正当化されているけれども，内科医と患者への薬剤および他の製品のマーケティングや広告は，ベネフィットの認知を増進し，リスクの認知を最小限にするために注意深く作られる．マーケティングは，これらの製品を私たちが大量消費することで明確に示しているように，機能している．

消費者への直接の薬剤のマーケティングにおける相対的で定量化できるデータの不足は，どんな種類の審議の過程をもほとんど不可能にする．これはすべて，どうすればヘルスケアの情報に基づいた消費者になれるのかという教育のほぼ全面的な不足によるものである．私たちは，医療の中で何を，どのように知るのか．エビデンスはどこから来るのか．また，それはどれくらい信じられるのか．ほとんどの人々は全くわかっていない．

診断に直面して，乳がんの女性はそれぞれ自分の道を発見する．私は，彼女たちの中には，医学の詳細を渇望しない人もいるということを知ったし，他と比較して一つの選択肢を支持する研究の具体的な内容を学ぶ気がないことがわかった．

多数の人々が最終結果をただ望む．それらの探究は何が彼女たちに最もよいことかを伝える，信頼された医師のためのものである．ある人は，自身の心の平静を非常に容易に見つける，ある人は単に打ちのめされる．何人かは自分の選択を素早く行う．その一方で，何週間も苦悶している人もいる．いくらかの人々は，私がそうであったように，情報の海へできるだけ深く潜り，がんに焦点を当てることに救済を見つける，他の人々は，気を逸らすことを求めて，ほとんどの医療内容を遮る．いくらかの人々は，起こりうる最悪の事態を知ることを必要とするが，より多くの人々はそうではなく，予後に関する話し合いからも遠ざかる．単に孤独でありたい人，共有することに大きな救済を見つける人，さまざまである．

私は，他の人々を支援するために手を伸ばした時に，彼女たちに私のやり方を押し付けないこと，そしてリードしないことを学んだ．

生死にかかわる病気と診断された患者になるということがどういうことか，状況について学ぶべきことが非常にたくさんあり，吸収して理解しようと努力しているにもかかわらず対立する感情で心が満たされていると，特に最初は，たまらなく知りたくなる．私たちは，あるときには，合理的で，勇敢で，少し傲慢にさえなることができるが，ちょっとした悪いニュース，または別のつらい不確定要素を受け取ると，私たちは不意に嘆き悲しみながら，またもう一度自身の体によって裏切られたと感じる．初めのうちは，誰だってそうである．やがて，私たちは，がんの奇妙で一度は恐れる風景が慣れ親しんだ環境になるように，適応し，安定していく．

私は，状況，個性，予想，希望と恐れが，患者にとってのリスクとベネフィットの合理的な比較検討を複雑にするいくつかの方法をここで示唆しようとした．明らかに，私たちは，押し流されないように乱流の中で碇を必要とする．私は，真実がその碇であるに違いないと信じる，たとえそれが転覆しているのを見つけても，たとえそれを長い間見ることができないか，あるいはそれを容易に受け入れられない場合でも，たとえ実際に何が言われているか理解するためにそれを繰り返し再検討する必要がある場合であっても，である．

私たち自身は真実を探し出せないか，あるいは危機に際してそれに多くの注意を払えないかもしれない，しかし，自身と家族がそれに直面する準備ができているとき，真実がそこにあることを知る必要がある．答えは，私たちが切望していることかもしれない，しかし真実はどんなに不完全だろうと，結局私たちを支えてくれる．

考慮している治療の既知のベネフィットに関する正確で定量化された情報を得るべきである．

私たちは，考慮に入れるよう頼まれている治療がどのくらい良いものか，私たちが持つエビデンスのレベルはどのくらいかという質問に対する答えを必要としている．それらはどのくらいの期間研究されていたものなのか？患者は私たちに似ているのか，何人ぐらいの患者を対象に重要な点で異なっているのか？

もし質の高い研究がまだ私たちの探す答えを生み出してないとしたら，私たちはそのことも知る必要がある．私たちは不確定要素をぜひとも取り除きたいけれども，知られてないことに直面し盲目的であるより注意深くする方がむしろ良いのである．

治療の短期的および長期的なリスクの両方に関して，知られている限りの学習をするべきである．

がん患者たちに投与される薬剤の多くは，毒性が強い．それらは，摂取することで，私たちを病気にしたり，疲れさせたり，頭髪を失わせたりするだけでなく，私たちの心臓や他の組織に障害を与えたり，その後の数年間で二次的ながんを引き起こす．私たちはヘルスケア専門家の毒性を単純化させたり控えめに表現することは評価する．しかしそれらの可能性を隠すことは，基本的に不正直であり，自分たちがそのことを知らないままに方針が決められてしまったら，後になって後悔するかもしれない．私たちが本当に必要とするものは，潜在的なベネフィットやリスクの理解に役立つ道具である．

リスクコミュニケーションに熟練している情報の独立した決定者によって準備された，疾病と症状，薬剤および他の治療形態の，正確で容易に利用可能で，文化的に配慮された，エビデンスに基づく患者情報を材料とするべきである．

よい例がインターネット上に存在しているけれども，確実に人々を最もよい情報源へ案内する方法は欠けている．私が患者支援者としてすべきことの大部分は，患者の必要性に応じて情報を調整することであり，彼女たちの特定の状況に関する研究や情報を見つけるのを支援するだけでなく，彼女たち自身が探索する能力を身につけさせる支援である．

公教育と公衆衛生，およびその質を評価する方法として，医療にエビデンスがどのように集められるのか，基礎を教えられるべきである．

私たちは生涯のすべてを通じてヘルスケアの利用者なので，研究を理解することは，読書や数学と同じくらい私たちの教育の基本のはずである．個人の健康危機は，複雑な問題の意味を理解しようとする最悪の時間であるといってよい．基本的な理解ができなくては，私たちは容易に判断を誤り，混乱する．

私たちは，観察研究，臨床試験，エビデンスのレベル，およびリスクを評価することの基本に関して，カリキュラムの一貫として学習する必要がある．もし私たちが小切手帳のバランスをとって，税を準備することを学ぶことができれば，確かに，統計の単純な基礎教育は完全に手の届かないところではない．

いつ市場に出されているのか，また，私たちが受ける治療から誰がベネフィットを得る立場にあるのかを知るべきである．

マーケティングの通常の直接の消費者への防御は，疾病と症状に関して患者を教育することである．そして消費者は，製品の問い合わせをすることによって助けられるかもしれない．

業界によってつくられたいくつかの患者向け資料は，全面に善意を押し出してうまく設計されているが，公平な情報はどこまでで，販売促進がどこから始まるのかを患者はわかるのだろうか．広告は企業とその株主のために機能するが，それは実際にどのくらいの患者にベネフィットとなるのか？

処方箋薬の一般向け広告を許可する世界で数少ない２カ国のうちの１つの市民として，私は，米国で消費する不釣り合いなほどに多くの量の医薬品や医療処置が，私たちをより健康にしているのか，理解に苦しむ．世界保健機関（WHO）の統計は，公衆衛生の尺度において，米国は他のほとんどの先進国に大きく遅れをとっていることを教えている[7]．

重要な臨床不確定要素を解決するために，特に比較効果研究において，意味のある問いに答える研究を行うべきである．

私の見解では，あまりにも多くの現在の研究は，患者にとって実際に重要でない質問をしている．毎年，サン・アントニオ乳がんシンポジウムにおいて，私は，数多く報告されている比較群のない併用化学療法の第II相試験のうち，本当に必要なものはどれくらいだろうと思ってしまう．誰がこれらの研究によって助けられるのか．私たちが似たような薬剤の中で最良の治療法を見つけるのに役立つ大規模な比較試験はどこにあるのか？ライフスタイルが変化するように，非薬物戦略を組み込んでいる研究はどこにあるのか？私たちは，後期開発において，大規模で単純な研究および拡張した有望な薬剤のアクセスプログラムを必要とする．そのような研究の欠如は，間違いなく薬剤の承認に先立つがんの臨床試験における低い登録者数や，実世界の母集団における安全性のデータ不足が要因である．

情報に基づいた意思決定を支援するためのヘルスケアの専門家との時間を設けるべきである．

ほとんどの患者たちは，困難な治療の決定へしっかり進む支援に，学識のある仲介人としての担当の医師を頼りにしている．しかし，あまりにも多くの場合，診療は短く，大急ぎで行われる．

医師や看護師たちは，座って複雑な問題を話し合うのに時間を費やしてくれない．しかし，医師が覚悟ができた患者や家族と過ごす時間に代わるものはない．覚悟したということは，患者が既に学習し，悪いニュースを受け入れたということを意味する，おそらく初期の訪問で，彼女たちを愛している人達によって慰められる時間や，感情を処理する時間があり，そして自身の状態や治療の選択肢についての基本的な情報へアクセスしたであろう．

私は患者教育を患者支援者としての仕事で最も重要な部分と考える．そして転移性乳がん患者とその家族が，それぞれの疾患の特定の型と利用できる治療について知るのを支援する．彼女たちがこの学習過程にどの程度までかけるかは，彼女たちの能力と意欲によって異なるが，基本をしっかり掴むことができる，あるいは信頼する家族のうちの誰かが学習し，彼女たちのベネフィットとなる行動をすることができるようになるのである．私のゴールは，彼女たちが必要とする情報をもって，女性たちとその家族に力を与えることであり，彼女たちが，主治医と情報に基づいた意思決定の共同作業に入る手助けをすることである．

脆弱な患者が不完全な知識に基づいて，困難で引き返すことのできない選択をしなければならない．私の出発点はここにある．これは人間の状態であり，私たちにとって理解することよりも，より基本的で必要なことは何もない．私たちは，患者と一緒に働いて最高のものを提供するために，彼女がどのぐらい喪失感を感じているのか，どのくらい私たち頼りにしてくれているのか，決して忘れてはならない．

参照文献

1 David L. Sackett, et al. *Evidence-based Medicine: How to Practice and Teach EBM* (2nd edition). Churchill Livingstone, 2000.

2 Richard A. Rettig, Peter D. Jacobson, Cynthia M. Farquhar and Wade M. Aubry, *False Hope: Bone Marrow Transplantation for Breast Cancer*, Oxford University Press, 2007.

3 Jenilu Schoolman, personal correspondence, 1996.

4 Susan Sontag, *Illness as Metaphor, and AIDS and Its Metaphors*, Picador Press, 2001.

5 Paul S. Appelbaum, Clarifying the Ethics of Clinical Research: A Path toward avoiding the therapeutic misconception. *The American Journal of Bioethics*, Volume 2, Number 2, Spring 2002, pp. 22–23.

6 See this term in Wikipedia, http://en.wikipedia.org/wiki/Clinical_equipoise Accessed October 19, 2010.

7 Christopher J.L. Murray and Julio Frenk, Ranking 37th — Measuring the Performance of the U.S.

Health Care System, *New England Journal of Medicine*, January 6, 2010.
http://healthpolicyandreform.nejm.org/?p=2610 Accessed October 19, 2010

第６章　定義づけ

バルーク・フィッシュホフ（博士，カーネギーメロン大学）

要　旨

役に立つコミュニケーションでは，ユーザーが興味をもつアウトカム（結果）について述べられていなければならない．それには，ユーザーが向き合う選択肢について，そのリスク，他のコスト，ベネフィットについて適切に定義されていなければならない．コミュニケーションのテーマを選ぶにあたって的を外さない方法については，社会科学および意思決定科学から学ぶことができる．

はじめに

コミュニケーションを成功させるには，これから意思決定することについて，そのリスク，他のコスト，ベネフィットについて，何を知るべきかを伝えなくてはならない．助言をしない「非説得型コミュニケーション」では，自らの目的に最もかなう選択肢を選ぶにあたって十分な情報を受け手が知ることができれば成功である．「説得型コミュニケーション」では，選択するよう説得されている事柄について，受け手が十分な情報を提供されていると感じられれば成功である．

非説得型コミュニケーションと説得型コミュニケーションの両者において，受け手にとってどのようなアウトカムが重要なのか知る必要がある．受け手にとって重要なアウトカムには，不確実なマイナスの結果すなわち「リスク」（例：起こりうる薬の副作用），避けられないマイナスの結果すなわち「コスト」（例：薬の値段），確実なプラスの結果すなわち「ベネフィット」（例：社会的認知），そして不確実なプラスの結果（例：健康の改善）が含まれる．例えば，開胸手術には死のリスク，痛みと手術費用，そして健康状態の改善と長寿という不確実なベネフィットがある．

オーディエンスがどのようなアウトカムを重視するのかを知らずして，伝え手はどのような事実を集め伝えるべきか知ることはできない．オーディエンスの重視するアウトカムを正しく知るための障壁については研究からいくつか明らかになっている．伝え手がオーディエンスの状況を理解していない（例：定期健診の重要性について無保険者に対して語る，楽しみたい10代の若者に安全性について語る）場合や，オーディエンスが自身の状況を理解していない（例：緩和ケアで何が起こるのか？，自分は何を知らなければならないのか？，集中治療とどう比較したらいいのか？）場合がある．

科学的知見

どのようなコミュニケーションを設計する場合でも，受け手がどの選択肢を選ぶ可能性があるのか，そして，受け手にとって重要なアウトカムにその選択肢がどのように影響するのか問うことから始めるべきである．技術的専門家（例：臨床試験を扱う科学者，システム障害を分析する技術者，新製品の設計者）は，アウトカムがどのようなものになるか教えてくれるが，研究によれば，人は他人にとって重要なアウトカムを確実に予測することはできない．確かに，自分自身が何を重視しているかさえわからないこともある．結果として，コミュニケーションの内容を決めるには，専門家と意思決定者の両者との話し合いが必要であり，また両者が見落とすポイントを明らかにする研究も必要である．

人は他人の見方をいかに理解しているか強調する．

この一般的な傾向には，日々のコミュニケーションから多くの人に馴染みがあるかもしれない[1]．これは，いろいろな表現がされているが，1つは「常識効果」[2]である．自分の知識がいかに他人と共有されているかを強調するがあまり，他人もすでに知っていると思い込んで重要なことを言いそびれるのだ．医師は患者が術後しばらくだるいことを知っていると思い込み，販売員は新しい布地を着ればむずむず痒いことを客が知っていると思い込み，食品店主は食中毒発生時に必ずしもバーコードで食品産地を遡れないことを客が知っていると思い込むかもしれない．人々がすでに何を知っているのか知らなくては，伝え手はどのアウトカムをメッセージに含めるべきかわからない．

研究者は，「態度と行動の不一致」[3]（attitude-behavior inconsistency）（例：健康的な生活は自分に大事だという態度がダイエットや運動などの行動に結びつかないこと）で非難する際に，実はこの先入観に引っかかっていることがある．選択に影響する他のアウトカムを見過ごしていれば，そういった非難には当たらない（例：健康的な生活は重要だが，家族との時間も大事で長時間かけて通勤している．よい食事をすべきとわかっているが近所で新鮮な野菜が手に入らない）．別々のアウトカムに対して同じ用語を用いていることに気づかず，コミュニケーションに失敗することもある．例えば，健康的な生活とは，正しい食事と運動，精神的にもバランスが取れていることを指すかもしれないが，人によってさまざまである．正しい食事とは，脂肪，カロリー，動物性成分あるいは加工食品の視点からなのか，動物性成分といっても魚やチーズ，はちみつを含むのかどうか，などさまざまである．

入念にコミュニケーションをしても重要なアウトカムについて無視すれば的外れになる．例えば，大学に入学する女性は暴行を受けるリスクを減らす方法について教育を受けることが多い．この教育では若い女性は持続的で安全な男女関係といったような他の事柄にも関心があるにもかかわらず，身体的健康という1つのアウトカムについてしか取り組んでいない[4]．キーワード（例：強制されたセックス，安全なセックス）をオーディエンスによって変えても限度がある[5]．ワクチンに関するコミュニケーションも，集団免疫がワクチンを健康上の理由から打てない人々を守るといった，関連のあるベネフィットについても触れなければ，また，市民の自由の下での強制接種の効果[6]といった，一部の受け手に関連するコストについても述べなければ的外れになる．伝え手によってはそういったコストを拒んで「強制」接種をやめようとするかもしれないが，これらのアウトカムを伝えなければ，そのコミュニケーションは不完全なものである[7]．

新しい選択肢や難しいトレードオフに出くわしたとき，自分にとって何が一番大事であるかわからずに，選択肢がどのように提示されるか（フレーミング）に影響されやすくなるかもしれない．

無関係に思われる言い回しの変化が，選択に影響するという「文脈効果」について，心理学者は実例を数多く示してきた．例えば，アウトカムは同じであっても，一般的に行動（例：建物の近くでの喫煙）をお断りする方が禁止するより受け入れやすい[3]．拒否することは簡単であるにもかかわらず，運転免許の初期設定を「臓器提供者になる」とした方が，どちらかを選択させるよりも臓器提供者になりやすい[8]．入札は高値で開始した方が落札価格も高くなる[9]．活動的な（あるいは落ち着いている）ときには，疲れている（あるいは怒っている）ときに守ることが難しい約束をしてしまう[10]．

自らが望む事柄がわからないときには，何でも思い浮かんだ事柄から自分の優先事項を構築しておかねばならない[11]．好ましい状態にあるときは，文脈効果に惑わされずに安定した優先事項を構築できる．例えば，死を迎える際に望むケアがわかっている人は，何があっても（自身の健康状態や家族のプレッシャーなど）自分が望むケアを受ける．安定した優先事項を構築するのに好ましい状態とは，そうでない状態を考えてみればわかる．例えば，後悔（例：緩和ケアを治療の1つだとは思わなかった，そう知っていたならば）しない状態である．次に，起こりうるアウトカムの幅を理解することである．そうすれば，例えば，不必要に驚くこと（例：治療がこれほど痛い［あるいは満足できる，高い］とは思わなかった）はない．妥協できない宗教的価値（例：タブー，深く浸透した文化規範）を除いて，どんなアウトカムの重要性にも幅がある[12]．だから，お金で頭がいっぱいの人であっても，すべての選択肢がおよそ同じ金額であれば，お金以外のアウトカムについて気にするのである[13]．

個人的なアドバイザー（例：顧客中心のカウンセラー，意思決定コンサルタント）はこういった状態をつくろうとするので，自身の選択によるアウトカムと，なぜ自分がそれを大事に思うのか理解できる．しかしながら，より幅広いオーディエンスを相手にする伝え手では，コストやリスク，ベネフィットの他の定義づけを探るために必要な相互の意思疎通まですることはできない．オーディエンスについて学んでいなければ，オーディエンスが考慮したい観点を取り上げないかもしれない．しかし，全体像を示さなければ，意図に反して，偏った選択を誘導しうる．例えば，運転免許を更新する人は「もし臓器提供者になるよう努力しなければいけないなら，それは多くの人がしていること（社会が評価すること）とは違うんじゃないかな．」と思うかもしれない．

価値は，時に選択肢の定義のされ方による．

文脈効果には，特定の観点を強調して選択肢を故意に操作する試みもあれば，価値さえ認識していない伝え手の，意図しない成り行きであることもある．隠された価値を明らかにすることが長い間リスク研究の焦点だった．例えば，もしある決定で死が起こりうる場合，アウトカムはリスクとして定義される．死は一般的に年間死亡者数として定義されるが，一見，議論の余地がないこの定義は，全ての死は同等である，と強力に価値付けしている[14]．若い人が死亡した場合に多くの年数が失われることから，若く死亡した場合の失われた年数という観点からの定義もある．若者の死亡や若者に特に影響する事故を重く取り扱っている．質調整生存年（QALYs，クオリー）は一部の健康政策分析者に好まれているが，人の健康度を考慮して，健康な時間を不健康な時間より重視している．

リスク（あるいはコストやベネフィット）はどのように定義したとしても，その大きさを何らかの統計学的用語で表現する必要がある．定義によって見方は変わる．例えば，マクネイルら[15]は，手術を受けた肺がん患者は（放射線治療を受けた患者よりも）5年後に生存している確率は高いが，2年後に生存している確率は高くなかったと報告した．というのも手術は，手術を乗り切った患者の生存を延長したからである．つまり一時点（2年後または5年後）のみの生存統計を報告するのは不完全なイメージになる．同様に生存期間の確率を報告するだけでは，例えば，乳がんや前立腺がんがどの程度人生の後半で生じるのかといった，リスクの時間軸での広がりについて不明瞭になる．相対リスクで報告するか絶対リスクで報告するかというのも統計上の選択になる．相対リスクから絶対リスクを推測することはできないので，絶対リスクの方が情報量は多い．リスクが2倍と言っても，10％から20％になる場合か，0.001％から0.002％になる場合とで大きく異なる[16]．同じ情報であっても，要旨が変われば強調する見方も変わる，すなわち偏った選択肢を強調しうる[17]．

定量的な要旨は難しい問題になりうるが，リスク（やベネフィット）の大きさを伝えるのに不可欠である．言葉による表現（例：稀，ありうる，大きい）は人によって，そして同じ人でも文脈によって意味が変わることが知られている[18]．中でも，医師は「稀な副作用」の意味が医師によって異なると知っているだろう．しかし，患者は自分が向き合うリスクを推測することしかできず，誤解するかもしれない．しかし，すぐに定量化できる結果を過度に強調すると，リスクを評価する際に重要な他の特徴が見えなくなってしまうかもしれない．精神分析で，スター[19]は，選択の余地がない場合には受け入れられるようにより大きなベネフィットを求める，というように，人々は自発的に受け入れるリスクと不本意ながら受け入れるリスクを別々に取り扱っているのではないかと打ち出した．以降の研究では，人々がリスクを評価するときに考慮している他の特徴についても明らかになった．リスクがいかに不確実か，コントロールできないか，不公平か，重篤かといった特徴である[20]．これらの質的な特徴は，明確に述べなければ見過ごされ，定量的に示されたリスクより正当性が低いと思われるかもしれない．類似のことがベネフィットやコストの測定でも起きる．幸い，これらの取り扱い方については，こういった潜在的な問題を明らかにした科学的知見から学べる．

科学的知見に基づく一般的・実用的な助言とは

どのようなコミュニケーションでも，十分に情報を受けられ，安定した優先事項を人々が構築できるようにリスク，コストとベネフィットを定義することが最初の一歩である．それには何が重要なのかを知り，適切な評価尺度を作成し，ユーザーの要望にかなっているのかいないのかを調べる必要がある．

もしすべてのコミュニケーションに対応できる，基本的価値の共通セットのようなものが存在したら，簡単だっただろう．確かに，これまでそのような試みはあったが[21]，例によってそのリストは長過ぎ，コミュニケーションの役に立つには一般的過ぎるものである．例えば，自己実現や達成が必要であると知っても，医療処置や金融商品のリスク，コスト，ベネフィットについて何を言うべきか決めるにはあまり役立たない．もっと実現可能な戦略としては，特定の種類の決定事項について標準的で一般的な定義を作成することだろう．次に３つの例を述べる．３つの例それぞれが，（アウトカムがどのようになりうるかについての）実質的な知識と，（アウトカムを定義する）分析的な専門知識，（いかにコミュニケーションが実際に機能するかという）実証的研究を統合したものである．

複数のアウトカムがあるリスクの標準的定義を使え．

時にユーザーは，自分たちにとって重要となりうるアウトカムが何であるか知るために専門家に頼らなくてはいけない．例えば，栄養成分表は健康と関係する食品成分を示しているが，ユーザーは，ナトリウムと高血圧のような難しい関係付けを要求される．成分一覧には製品中のすべてが記載されているので，知識のあるユーザーであれば，自分にとって重要なアウトカムと関係づけすることができる（一覧表ではどれくらい含有されているかはわからないが）．つまり，一覧表はユーザーが自身の関係するアウトカムを予測するのに必要だが十分ではない．図６-１の薬品成分表では（すべての製品で一律同じ項目なのではなく）専門家が特定の製品についてアウトカムを選んで表示している．（この製品に関する）７つのアウトカムについての２つの選択肢（薬を飲むか砂糖錠を飲む）を比較し，重み付けはせずに，ユーザーの選択を構築している．このような表示で多くの人が意思決定に必要な情報を抽出できる[22]．専門家がユーザーに重要なリスクやベネフィットを同定し定量できる場合には，同様の戦略を試すことができる．

複数の特徴のあるリスクの標準的定義を使え．

図６-２は１つのアウトカム（例えば死のリスク）の複数の特徴を捉える方法を示している[19,20]．左側にはすぐに定量化できるアウトカム（死や身体的危害）が書かれている．リスクが不確実，制御不能，不公平，あるいは重篤である場合には，相補的な性質をもつ場合とは異なる判断をしがちであるため，右側にはリスクの質的な特徴から選ばれた６つの特徴が記載されている．例えば，馴染みのあるリスクの方が受け入れやすく，不公平に起こるリスクの方が道徳的反対や「泣きっ面に蜂」になる恐怖からか，受け入れにくい．この方法を推進している英国政府では[23]，左半分は日常的に作成されている推定値で埋め，右半分は職員や一般に簡単な調査を行って埋めている．安定した優先事項を構築するにはこのような表示が役に立つことが研究から示されている[24]．

処方薬情報：ルネスタ（エスゾピクロン）

何のための薬でしょうか?	寝つきやすくし、ぐっすり眠りやすくするための薬です。
どういう人が飲んでいいのですか?	1か月以上不眠がある18歳以上の大人です。
どういう人は飲んでいけないのですか?	18歳未満の人です。
推奨される検査	血液検査は不要。異常行動に注意すること。
その他にした方がいいこと	カフェイン(特に夜間)を控える。運動。規則正しい時間に就寝する。昼寝は避ける。

ルネスタ臨床試験結果

788人の1か月以上不眠のある(睡眠時間が一晩あたり6.5時間未満かつ/または寝つくのに30分以上かかる)健康な大人にルネスタか砂糖錠を6か月飲んでもらった結果です。

ルネスタを飲むとどういう違いがあるでしょうか	砂糖錠を飲んだ人	ルネスタ(3mg/日)を飲んだ人
ルネスタは効いたか		
ルネスタ使用者は寝つきが早かった(15分早かった)	寝つくまで45分	寝つくまで30分
ルネスタ使用者は長く眠った(37分長かった)	5時間45分	6時間22分
ルネスタに副作用はあったか		
生命に影響する副作用	なし	
副作用症状		
口腔内の不快な味覚の増加(使用者で20%増)	6%(100人中6人)	26%(100人中26人)
More had めまいの増加(使用者で7%増)	3%(100人中3人)	10%(100人中10人)
眠気の増加(使用者で6%増)	3%(100人中3人)	9%(100人中9人)
口腔内乾燥の増加(使用者で5%増)	2%(100人中5人)	7%(100人中7人)
吐き気の増加(使用者で5%増)	6%(100人中6人)	11%(100人中11人)

どれくらい長期間使用されていますか。

ルネスタは2005年にFDAに認可されました。他の新薬と同様、安全性記録の保全期間は不明ですが、市場に流通(多くの人が使用)した後に予見していない深刻な副作用が発生した場合には、安全性記録が公表されます。上記の表示は、行動科学に基づき経験的に評価されたフォーマットで、臨床試験で明らかになったアウトカムの定義を詳細に示しています。エビデンスの質について示すとともにリスク、コスト、ベネフィットについて定量的な見積もりも示しています。

上記の表示は，行動科学に基づき経験的に評価されたフォーマットで，臨床試験で明らかになったアウトカムの定義を詳細に示している．エビデンスの質について示すとともにリスク，コスト，ベネフィットについて定量的な見積もりも示している．

図6-1　薬剤情報欄のサンプル

出典：Schwartz, L.M., Woloshin, S. and Welch, G.. Self-published, The Center for Medicine and the Media at The Dartmouth Institute, http://tdi.dartmouth.edu/documents/cmm/LUNESTA_box.pdf.

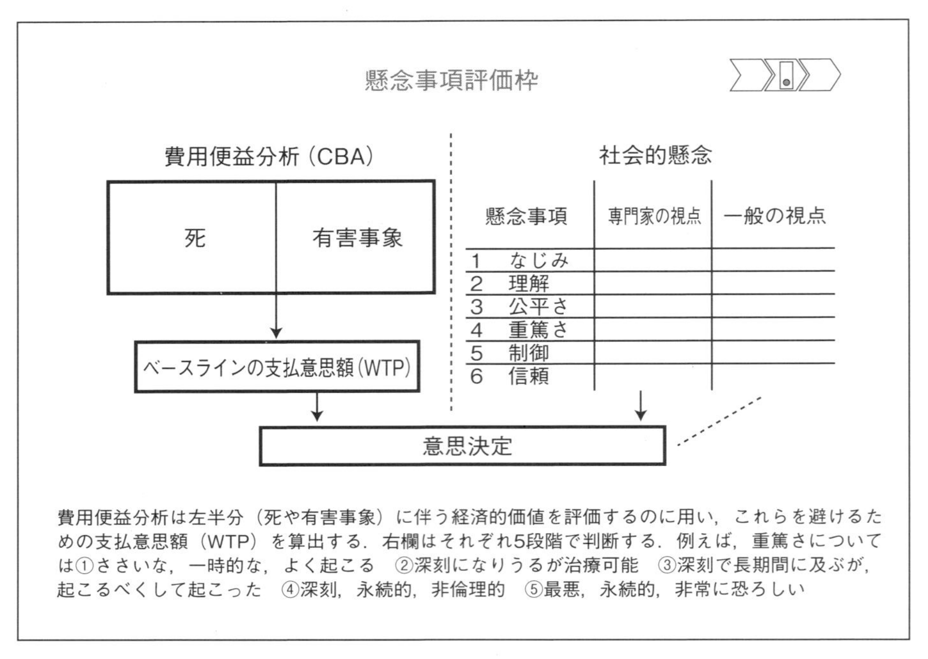

図 6-2　リスクを定義する標準的方法

出典：HM Treasury (2005). Managing risks to the public. Author.

表 6-1　異なる時に生じたアウトカムに異なる評価をする理由

違　い	理　　　　由
純粋時間選好	将来の自身についてはあまり気にしない（あるいは，より気にする）.
確率	異なるときに約束されたアウトカムを受ける確信が低い.
客観的な結果	異なるときにはアウトカムにも異なる要素が生じるだろう.
効用値（utility）	アウトカムの楽しみ（あるいは痛み）もときが違えば異なるだろう.
予測	アウトカムから予想される楽しみ（あるいは痛み）はいつ経験するかによって変わる.
記憶	アウトカムを思い出す楽しみ（あるいは痛み）はいつ経験するかで変わる.
機会費用（コスト）	アウトカムの価値は，それに関係する資源がいかに投入され消費されるかにより変わる.

出典：Adapted from Frederick, S., Loewenstein, G. & O'Donoghue, T. (2002). Time discounting and time preference: A critical review. Journal of Economic Literature, 40, 351-401.

時間をかけて起きるアウトカムについての標準的定義を使え.

定期的な支払いや，異なった時点での悪化する確率，といった一連のアウトカムが決定に関わることもある．経済学説によれば，将来の金銭的アウトカムについては，その間に利子付きで投資できるので「割り引いて」考えるべきである（年利 5％で投資すれば，今日の 100 ドルは 1 年後には 105 ドルになる）．この論理は，貨幣以外のアウトカムには広げない．原理に基づいた理由があるわけではないが，今日の痛みの方が明日の痛みより嫌なものだろう（人によって異なるだろうが）．表 6-1 は，受ける時期によってアウトカムの扱い方が異なる理由に関する行動研究の要旨である[25]．1 つには，現在の自分を将来の自分より軽視（あるいは重視）するからであり，他の理由としては，将来のアウトカムは現在のアウトカムほど気にならないことがある．そのアウトカムを受けるときに生きていないかもしれないし，あまり楽しめなくなっているかもしれない（例：甘党でなくなる，新鮮味がなくなる）．この研究に基づけば，時間をかけて起きるアウトカムに関するコミュニケーションでは，いつアウトカムが生じうるのか伝えなければならない．伝え手は，受け手にとってどの理由が大事かを考える手伝いもすべきである（例：将来［または過去］のこの可能性について考えることを楽しめそうですか［または，考えるのは嫌ですか］）．このように促せば，当たり前に思われることを忘れて後悔するのを避けられるかもしれない（例：それから頭が離れないことに気付いておくべきだった）．

評 価

少ない予算の場合

コミュニケーションがその人にとって重要なアウトカムを含んでいるかについての最低限のテストが，「表面的妥当性」である．受け手の選択に関係するアウトカムを含んでいるか．決断するには受け手に関する情報（どのアウトカムが大事なのか）と選択肢に関する情報（重視されたアウトカムの何が問題になっているか）の分析が必要である．伝え手のチームがもし，①必要な専門知識（主題となる知識，分析能力，行動科学）を欠いていたり，②オーディエンス（とオーディエンスの視点）から社会的に離れていたり，③オーディエンスとは異なる目標をもっている（例：他のアウトカムは一切除外し，健康への影響のみに焦点をあてる）ならば問題が起きやすい．

中程度の予算の場合

少額の予算では「発話思考インタビュー」ができる．受け手に一連の原稿を読んでもらって思うとおりに解釈し問題を報告してもらう．（録音あるいは書き起こされた）観察結果は，下記について評価する．

① 理解できること：内容を意図されたとおりに解釈しているか．自身が理解していると感じているか．

② 偏り：言い回しが先入観にとらわれていたり，攻撃的だったりしないか．特定の選択をさせるようなプレッシャーを感じていないか．

③ 網羅性：抜けがないか．科学的知識の質についてどう思うか．

困った時には，コミュニケーションチームのメンバーではない職員や友達，家族へのインタビューでさえも原稿を調べると役立つ情報が得られる．集団サンプルも安価で集められることが多い（例：寄附金への返礼として）．

十分な予算の場合

予算がもっとあれば，コミュニケーションに関係する変化にはどれくらい反応し，関係ない変化にはどれくらい反応しないか聞くことで「構成概念妥当性」を評価することができる．例えば，表6-2の上段（訳者注：生存）と下段（訳者注：死亡）は同じアウトカムを示しているが，プラスとマイナスの異なる「枠組み」（例：生存と死亡）で示されている．片方だけ示した時に異なる選択をする場合，片方だけでは不十分であろう．逆に，一番上の5つのリスクファクターを変えれば，異なる統計へのユーザーの感度を調べることもできる．他の構成概念妥当性試験と同様，どの人にとってどの違いが問題になるのかについて，独立して評価する必要がある．

結 論

ユーザーが向き合う決定の重要なアウトカムについて述べるのが，意味のあるコミュニケーションである．アウトカムを適切に定義しなければ，コミュニケーションはユーザーのニーズを満たさない．定義づけが失敗するのは，オーディエンスをいかに理解しているか強調するとき，別の定義にある価値に気づかないとき，視点が不完全で選択肢に先入観が入るとき，の3つである．つまり，正しく定義するには，決定を系統的に分析し，ユーザーを理解する必要がある．本書にあるすべての知識をもとにすれば実行できるだろう．

表 6-2　国立小児保健発育研究所新生児研究ネットワーク（NRN）超早産児のアウトカムデータ

在胎週数：24 週　体重：700 グラム　性別：男　単胎出生：はい　出生前ステロイド投与：あり　の場合

アウトカム	全出生児	人工呼吸器装着児
生存	62%	64%
深刻な神経発達障害のない生存	44%	46%
中等度から重度神経発達障害のない生存	27%	29%
死亡	38%	36%
死亡または深刻な神経発達障害	56%	54%
死亡または中等度から重度神経発達障害	73%	71%

超早産児の集中治療（蘇生）による予測アウトカムを代替選択肢（緩和療法）とともに示した．身体的結果のみ考慮した結果であり，予測できない社会的・心理的結果については触れていない．すべてのアウトカムをプラスの枠組み（生存と障害を残さない場合の確率）とマイナスの枠組み（死亡と障害を残す確率）で表示し，片方の枠組みのみで示すことで生じる文脈効果を避ける狙いがある．

出典：NICHD Neonatal Health Network http://www.nichd.nih.gov/about/org/cdbpm/pp/prog_epbo/epbo_case.cfm (accessed June 11, 2011).

追加情報

1. Fischhoff, B., and Kadvany, J. (2011). *Risk: A Very Short Introduction*. Oxford University Press.　リスクに関する意思決定の科学と実践の概要であり，適切な定義の役割について強調し，一般オーディエンスのために書かれており，幅広い事例を含む．
2. Glickman, T.S., and Gough, M. (Eds.). (1990). *Readings in Risk*. Resources for the Future.　健康，安全，環境に係るリスクに焦点をあてた学術文献のうち入手可能な論文．
3. Hammond, J.S., Keeney, R.L., and Raiffa, H. (1999). *Smart Choices*.　意思決定したアウトカムを同定し定義することに焦点を当てたハウツーもののガイドで，意志決定分析と行動研究に基づいている．
4. Kammen, D.M., and Hassenzahl, D.M. (2001). *Should We Risk It?* Princeton: Princeton University Press.　リスク解析を紹介するテキストであり，行動科学を含んでいる．
5. Morgan, M.G., and Henrion, M. (1990). *Uncertainty*.　不確実性の概念化，評価，代表化，コミュニケーションに関する分析的及び行動科学的手法の概要である．

参照文献

1 Epley, N., Keysar, B., VanBoven, L., and Gilovich, T. (2004). Perspective taking as egocentric anchoring and adjustment. *Journal of Personality and Social Psychology*, 87, 327-339; Keysar, B., Lin, S., and Barr, D.J. (2003). Limits on theory of mind use in adults. *Cognition*, 89. 25-41.

2 Nickerson, R. A. (1999). How we know – and sometimes misjudge – what others know: Imputing our own knowledge to others. *Psychological Bulletin*, 125, 737-759.

3 Plous, S. (1993). *The Psychology of Judgment and Decision Making*. McGraw-Hill.

4 Fischhoff, B. (1992). Giving advice: Decision theory perspectives on sexual assault. *American Psychologist*, 47, 577-588; Yeater, E. A., and O'Donohue, W. (1999). Sexual assault prevention programs: Current issues, future directions, and the potential efficacy of interventions with women. *Clinical Psychology Review*, 19, 739-77.

5 McIntyre S and West P (1992). What does the phrase "safer sex" mean to you? Understanding among Glaswegian 18 year olds in 1990. *AIDS*, 7, 121-26.

6 Mnookin, S. (2011). *The Panic Virus*. Simon & Schuster.

7 Thaler, R., and Sunstein, C. (2009). *Nudge: Improving Decisions About Health, Wealth and Happiness*. Yale University Press.

8 Johnson, E.J., and Goldstein, D. (2003). Do defaults save lives? *Science*, 302, 1338-1339.

9 Bazerman, M.H., and Moore, D.A. (2009). *Judgment in Managerial Decision Making*. Wiley.

10 Loewenstein, G. (1996). Out of control: Visceral influences on behavior. *Organizational Behavior and Human Decision Processes*, 65, 272–292.

11 Fischhoff, B. (1991). Value elicitation: Is there anything in there? American Psychologist, 46, 835-847; Fischhoff, B. (2005). Cognitive processes in stated preference methods. In K-G. Mäler and J. Vincent (Eds.), *Handbook of Environmental Economics* (pp. 937–968). Elsevier; Lichtenstein, S., and Slovic, P. (eds.) (2006). *Construction of preferences*. Cambridge University Press.; Payne, J.W., Bettman, J.R., and Schkade, D.A. (1999). Measuring constructed preferences: Towards a building code. *Journal of Risk and Uncertainty*, 19, 243–270.

12 Atran, S., Axelrod, R., and Davis, R. (2007). Sacred barriers to conflict resolution. *Science*, 317, 1039 –1040.

13 vonWinterfeldt, D., and Edwards, W. (1986). *Decision Analysis and Behavioral Research*. Cambridge University Press.

14 Crouch, E.A.C., and Wilson, R.A. (2004). *Risk-Benefit Analysis*. Harvard Center for Risk Analysis; Fischhoff, B., Lichtenstein, S., Slovic, P., Derby, S. L. and Keeney, R. L. (1981). *Acceptable Risk*. Cambridge University Press.

15 McNeil, B.J., Weichselbaum, M.D. and Pauker, S.G. (1978). Fallacy of the five-year survival rate in lung cancer. *New England Journal of Medicine*, 289, 1397–1401.

16 Akl EA, Oxman AD, Herrin J, Vist GE, et al. (2011). Using alternative statistical formats for presenting risks and risk reductions. *Cochrane Database of Systematic Reviews*, Issue 3. Art. No.: CD006776. DOI: 10.1002/14651858.CD006776.pub2.

17 Chapter 7; Politi, M.C., Han, P.K.J., and Col. N. (2007). Communicating the uncertainty of harms and benefits of medical procedures. *Medical Decision Making*, 27, 681–695.

18 Budescu, D.F., and Wallsten, T.S (1995). Processing linguistic probabilities: General principles and empirical evidence. In J.R. Busemeyer, R. Hastie, and D.L. Medin (Eds.), *Decision Making from a Cognitive Perspective* (pp. 275–318). Academic Press; Kent, S. (1964). Words of estimative probability. https://www.cia.gov/library/center-for-the-study-of-intelligence/ csi-publications/books-and-monographs/sherman-kent-and-the-board-of-national-estimatescollected-essays/6words.html (accessed 4/5/10).

19 Starr, C. (1969). Social benefit versus technological risk. *Science*, 165 (3899), 1232–1238.

20 Fischhoff, B., Slovic, P., Lichtenstein, S., Read, S. and Combs, B. (1978). How safe is safe enough? A psychometric study of attitudes towards technological risks and benefits. *Policy Sciences*, 9, 127–152; Slovic, P. (2001). *The Perception of Risk*. Earthscan.

21 Maslow, A. (1943). A theory of human motivation. *Psychological Review*, 50, 370–396; Murray, H. (1938). *Explorations in Human Psychology*. Oxford University Press; Rokeach, M. (1973). *The Nature of Human Values*. Wiley.

22 Schwartz, L.M., Woloshin, S., and Welch, G. (2009). Using a drug facts box to communicate drug benefits and harms: Two randomized trials. *Annals of Internal Medicine*, 150, 516–527; Woloshin, S., Schwartz, L.M., and Welch, G. (2008). *Know Your Chances: Understanding Health Statistics*. Berkeley, University of California Press.

23 HM Treasury (2005). *Managing Risks to the Public*. Author.

24 Morgan, K.M., DeKay, M.L., Fischbeck, P.S., Morgan, M.G., Fischhoff, B., and Florig, H.K. (2001). A deliberative method for ranking risks (2): Evaluation of validity and agreement among risk managers. *Risk Analysis*, 21, 923–938; Willis, H.H., DeKay, M.L., Fischhoff, B., & Morgan, M.G. (2005). Aggregate and disaggregate analyses of ecological risk perceptions. *Risk Analysis*, 25, 405–428.

25 Frederick, S., Loewenstein, G. and O'Donoghue, T. (2002). Time discounting and time preference: A critical review. *Journal of Economic Literature*, 40, 351–401.

26 Clemen, R.T., and Reilly, T. (2003). Making Hard Decisions. Duxbury.

第７章　数量情報

アンジェラ・ファガリン（博士，アン・アーバー退役軍人ヘルスサービス局，
研究開発センター，ミシガン大学）
エレン・ピーターズ（博士，オハイオ州立大学）

要　旨

患者が自分の受ける医療行為について，十分に説明を受けて理解し，選択肢の中から１つに決めるには，治療の各々のリスクとベネフィットを理解していなければならない．その中には数量的な頻度情報の理解も含まれる．残念なことに，多くの患者にとって数量の情報を取り扱いは難しい．エビデンスに基づく推奨は，数量情報のコミュニケーションの改善が目的である．

はじめに

おおよそ50％の米国人はチップを正確に計算できない[1]．大学卒業レベルの学歴をもつ成人の約1/4が1％，5％，10％のリスク上昇がどのような意味をもつか知らない[2]．米国人は数量情報が苦手なので，治療選択の際のリスクとベネフィットの統計学的な情報の理解も難しい．したがって，10％の人に副作用を生じると伝えるだけでは，十分でない．なぜなら，多くの場合，患者はその意味を理解できていないか，その情報をとり入れて判断できないからである．

この章では，我々はこれらの概念と数量情報に対する測定方法を再考し，数量情報のコミュニケーションに関するエビデンスをまとめる．そして，数量的な健康関連情報をどのようにしてやり取りするのが最もよいのか，実践的なエビデンスに基づく助言を提供する．

科学的知見

数に対する基礎的な素養（numeracy）――その概念，測定方法，情報処理過程への影響

数に対する基礎的な素養は，これまで多くの方法で定義されている[3]．最も広い定義では，数字に対する理解や取扱い，意味づけをする能力とされてきた．その能力は，客観的な方法でも主観的な方法でも評価できる．客観的評価の基本は，数学の試験である．その初期の１つにthree-item test（シュワルツらなど）がある[4]．これは確率の周辺の問題で，百分率から割合への変換やその反対を行えるかなどを測定する尺度だった．この方法は，健康関連の質問を取り扱ったより広範な評価尺度（リプカスら[2]，ピーターズら[5]など）にも用いられた．その他の客観的な評価方法には，機能的リテラシー尺度[6]，医学的な統計量の解釈や疾病に関する情報の理解力を測定する尺度[7]，栄養バランスシートを用いた評価尺度[8]などがある．数学的基礎知識の理解度を客観的に測定できれば，患者の数字への理解度や利用の能力を適切に推定することができる．しかし，逆にこのような尺度の弱みは，測定するのに時間がかかることであり，そのせいで研究でも実地臨床でも役に立たないかも知れず，やり終わった後に不満が残る可能性がある[9]．

一方，主観的な評価尺度は，数的な計算を行わずに数学的素養の能力を評価する．これは，人々が自分の数量情報の操作能力を自己評価するもので，いくつかの測定方法がある．The Subjective Numeracy Scale（SNS）は４つの質問をし，数量情報を読み解く能力（15％のチップの計算が得

意か？）を測定し，情報を受け取る能力を測定する[9,10]．SNS はリプカスらの客観的評価尺度より短時間で行え，ストレスも少なくやり遂げられる[9]．そのうえリプカスらの客観的評価尺度に相関し，リプカスらの評価尺度と関連する行動や能力の一部（例えば生存曲線の理解）も予測できる[10]．別の尺度である STAT-Confidence scale は，人々の医学に関する統計の理解についての自信を評価している[11]．

高度に数学的な基礎知識のある人は，健康関連情報をより深く理解し[12]，記憶し，重きを置き，最終的には数量情報を判断や決断に利用しようとする[13-16]．また逆に，数学の基礎知識が乏しい人は非定量的情報に重きを置き，（語りやそのときの気分で）決める傾向がある．

まとめると，数学的基礎知識に関心のある研究者は，2 つの方法，つまり，主観的尺度と客観的尺度から選択できる．どのような研究に対する評価尺度でも，どのくらい時間がかかるのか，繰り返し行う意義があるか，実際の数学的基礎知識を反映しているかが重要である．

質的あるいは量的な言葉で，リスクとベネフィットを伝える

患者の治療選択に際し，それぞれのリスクとベネフィットは，質的にも量的にも表現できる．質的表現を用いると，外科的処置の合併症は「低い可能性」と言われるだろう．対照的に，量的表現では，同じリスクを数量的な方法で表現する．すなわち，患者は，100 人に 1 人（1%）の確率で合併症を生じるかもしれない……のように．だが，この 2 通りの伝え方の持つ効果は，同じ効果とは言えない[17]．第一に「低い可能性」の低さの合意がない．ある人にとっては「低い」は 1%かもしれず，別の人には 10%を意味するかもしれない[18]．さらに，これまでの研究は，リスクとベネフィットの数量情報がない場合は，（起こりやすさの口頭表記のみの場合も），受け取り手は，リスクもベネフィットも高く（おそらく大げさに）受け取り，どちらがより有効な薬剤かを判別しづらくなる傾向があることを示している[19-21]．数量的に示せる情報を理解しやすくするためには，数量的に提示することが最も重要である．

数量情報を理解しやすく，利用しやすくする

少ない方がよい

ピーターズらは 3 つの研究で，提供する情報量は多いより，少ない方が意思決定にずっとよい結果を生じることを実証した[5]．彼らによると，より少ない認知労力で（少ない情報が与えられた場合に）理解度は向上し，より質の高い選択を通して，よい意思決断ができた．特に，数学的基礎知識の低い者に，その傾向が強かった．

この効果は別の研究でも支持された．乳がん患者交流サイトの「Adjuvant Online」は，がん治療専門医がホルモン療法と化学療法の普及・研究目的でつくった概念である[22]．典型的には，患者は追加治療を行わないリスク，それぞれの単独療法のリスク，併用療法のリスクを提示される．だが，多くの女性にとって二者択一が好ましい．ジークムント・フィッシャーらは，2 つだけの選択肢を提示する影響を研究し，選択肢が少ないと，知識と決断の処理速度は有意に増すことを発見した[23]．これらの研究は，医療従事者がリスクを伝える場合に，そのリスク情報でより良い決断ができるように，意思決定に重要な要素とそうでないものを選ぶ重要性を示している．

正（gain）と負（loss）のフレーミング効果

フレーミング効果とは，生存数を示すか，死亡数を示すか，など，どのようにリスクとベネフィットを示すかに関わるもので，これまでの研究は，フレーミング効果の影響の大きさを示している[24-29]．

例えば，マクネイルらは，患者，大学院生，臨床医に対し，「自分が肺がん患者」という想定で，累積確率や生命予後データを基に治療選択（外科的切除と放射線治療の比較）をさせた[30]．生存や死亡の確率を伝える際に，外科治療の伝え方を操作した結果，3 つの群で，「90%の生存率」と伝

えられた人は，「10%の死亡率」と伝えられた人に比して，多くの人が外科治療を選択した．

エドワードらは文献のレビューで正のフレーミング効果より，負のフレーミング効果を用いたメッセージの方が，一般的に効果があると発表した[31]．しかし，目的の行為が予防効果の場合(例：乳幼児の自動車乗車，定期的な身体活動など)，正のフレーミングを用いたメッセージの方がより効果的である[25,27]．なぜなら，結果の効果がはっきりしている状況（例：チャイルドシートの使用で乳幼児の外傷や死亡が減る）では，その影響がよい方向に働くからである．一方で，不確実なことやリスクの場合（例：マンモグラフィーががん診断に役立つ）は，負のフレーミング効果を用いた方が，望ましい行為に結びつくのにより効果的である[25]．

絶対リスク，相対リスク，治療必要数

治療に関するリスクを説明する際，治療でどうリスクが変わるかを伝える方法は3通りある．

例えば，乳がん再発予防のため化学療法を受ける際のベネフィットは，リスク低減率が，(1) 50%のリスク低下（相対リスク低下〔relative risk reduction〕)，(2) 6%から3%へのリスク低下(絶対リスク低下〔absolute risk reduction〕)，(3)再発を一人減らすのに治療が必要な人数（number need to treat：NNT）となる．

情報の理解とリスクの受容は，これらの3通りの形式で異なる．シェリダンらは，NNTは患者にとって最も理解が難しい表現形式で，これ単独で情報提供に使うのはふさわしくないと述べている[32]．相対リスクで表現すると，同じ情報が絶対リスクで表現された場合に比べて，リスクの低減はより過大で，治療もずっと望ましいように感じられる[33-35]．これは一般の人々にとっても，医学生でも同じである[36]．

自然頻度と百分率

患者に治療とリスクのデータを提供する際，臨床医は百分率（10%の患者）や頻度（患者100人あたり10人）などの方法を操れる．データを頻度で提供した場合と，百分率で提供した場合のリスクとベネフィットの情報の理解度に関する報告が多くある．それらの結果では，これまでのところ両者に違いはない[37-40]．

頻度と百分率の選択は，治療の危険度の人々の受け取り方にも影響する[41]．例えば，ピーターズらは参加者に彼らがひどい頭痛を患っていて，頭痛の和らげる薬があるような状況を想定してもらった[42]．参加者はその薬の副作用の説明を，百分率（10%の人に焼けつくような発疹がでる）と頻度（100人中10人の人に焼けつくような発疹がでる）で読んだ．数学的基礎知識の低い参加者は，副作用情報が頻度より百分率で提供された場合に，副作用が少ないと感じた．ピーターズらはその結果を，頻度表記の方がより感情的な印象を想起させ，それに比して割合表記は抽象的で，あまり意味がないと受け取られたためと解釈している．

時間の枠組み

リスクやベネフィットの情報をいつ提供するかを時の枠組みの中で考える場合，以下の状況が重要となる．(1)現在入手可能な最良の統計情報が活かせるとき，(2)イベントが起こりうるとき，(3)最も患者が理解しやすいとき[43]．

時間間隔の選択は，知識とリスクの受容の両方に影響を与える．人々は長期間にわたるとリスク認知を見誤ることが多い．例えば，シートベルトを着用しなくても，1回の外出で外傷を負うリスクは非常に小さいものだが，人生という長期間で考えると，重症の外傷を負うリスクが33%もあると話すと，シートベルトの着用頻度が上がる[44]．生存曲線でリスクの情報を受け取った場合（時間の経過とともにリスクがどのように変化するか表記されている場合）ですら，期間中のリスクが示す情報をうまく解釈できないことが多い[45,46]．

リスクのグラフ表記

数量情報の表記に追加して，グラフの使用が推奨される[46]．グラフは種類によって，利点と欠点をもち合わせている[47,48]．コミュニケーションの目標（goal）を決めることは，最良のグラフ形式を決めることにもつながる．もし，比較のための理解を助けることが目標ならば，棒グラフが最良である．期間中に傾向を示すためなら，折れ線グラフが良い．同様に，円グラフは割合の正確な判断に優れるし，絵グラフ（pictographs）は，効果があった人となかった人を強調するのに最も役に立つ．

グラフは多面的な理解の助けになる．いくつかのグラフは正確な情報の言語的な理解に影響し，情報の要点の理解にも役に立つ[49]．最近の研究では次頁の図7-1に示す5種類のグラフ（棒グラフ，円グラフ，時計グラフ，絵グラフ，スパークプラグ）の要点と言語情報とを伝達する能力が比較された[12]．円グラフと絵グラフは要点の情報を伝えるのに優れ（例：どの薬がバイパス手術を必要とする患者の数を最も減らしたか？），棒グラフと絵グラフは正確な言語情報のやり取りに優れていた（正確な数値情報の報告）．しかし，グラフの効果の系統的な研究は十分ではなく，グラフの数が多ければ効果的とは言えない（例：10個の副作用を伴うある薬剤について，その副作用に関する各々のグラフが必要か）．グラフはまた，行動にも影響を与える．例えば，リスクの分子を強調するグラフは，よりリスク回避的な行動を促す．反対に，分子と分母の両方を表す図表グラフは，リスク回避的な行動を減らす[39]．

増分リスク表記

大部分の治療には副作用が伴うので，それが自分に生じるかもしれないと患者があらかじめ理解しておくことが重要である．副作用に関しては，治療しなくても存在する基準となるリスク（baseline risk）と治療によって生じる追加/増分（incremental）のリスクを明確に分けなければならない．

理解を向上させる1つの方法として，基準のリスクと治療のリスクを視覚的に区別する方法がある．これを行うには，最初の絵グラフに患者の基準リスクを示す．次に，治療によって副作用を経験する新しい色の人数を書き加える（図7-2）．乳がん再発予防化学療法としてタモキシフェンの投与を検討する600人以上の女性に対する研究では，この方法で，薬剤副作用の心配が軽減し，副作用があるかもしれないという見込みが低減した[50]．この方法に効果があるかどうかに関してはまだ議論の余地がある[50,51]．

解釈的な表示の使用

一般の人は，決断をする際に数量情報を上手く利用できない．数量情報に解釈を与えること（例：9％のリスクがどれくらいよいか・まずいかを患者に伝える）は，多種多様な成人の健康関連情報の判断や選択に，確固とした影響を与える[14]．一連の研究では，解釈的な表示によって，判断に治療の質の数量情報がより多く利用され，数学的な基礎知識の低い人々が，不適切な情緒的な感傷（irrelevant affective state）に頼ることが減った．解釈的な表示を与えられると，数量情報を与えられて検討しているように見えた（表示によってその情報を無視できなくなった）．別の研究では，検査結果の解釈的な表示は（「陽性」や「異常」という結果は），数値情報のみの結果より，リスクの受容や行動変容を大きな変化させた[52]．しかし，これらの変化の適切な基準はまだ明確ではなく，解釈的な表示の使用は注意が必要である．

科学的に基づく，一般的で実践的な助言は？

ここでは，コミュニケーションの立案者の理解を深め，取り組みを成功に導く推奨を述べる．情報の提供のしかたは，情報を提供する人々にとって非常に大切な選択であり，慎重に，根拠に基づく方法で行うべきである．

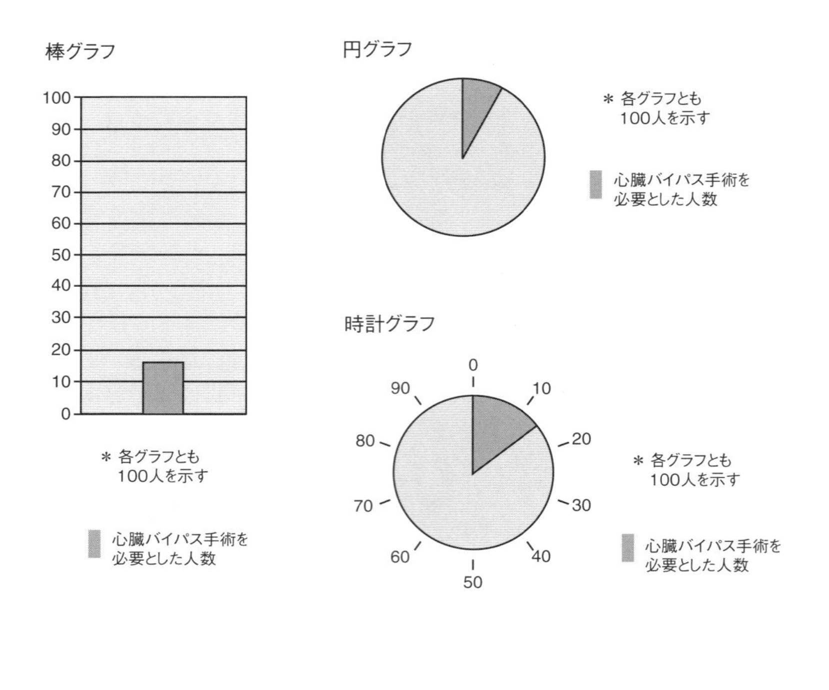
棒グラフ
100
90
80
70
60
50
40
30
20
10
0
＊ 各グラフとも
100人を示す
心臓バイパス手術を
必要とした人数
円グラフ
＊ 各グラフとも
100人を示す
心臓バイパス手術を
必要とした人数
時計グラフ
0
10
20
30
40
50
60
70
80
90
＊ 各グラフとも
100人を示す
心臓バイパス手術を
必要とした人数

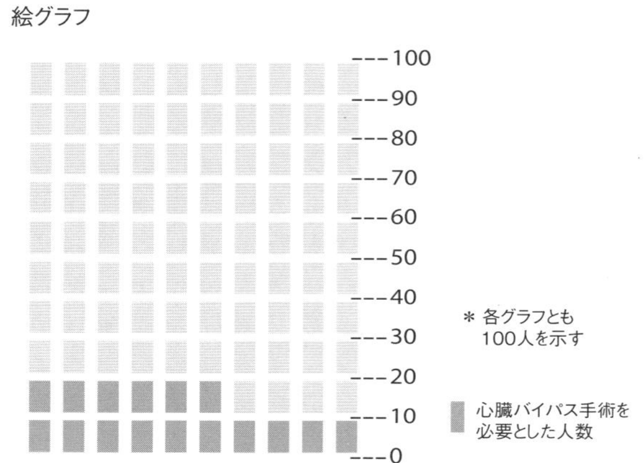
絵グラフ
100
90
80
70
60
50
40
30
20
10
0
＊ 各グラフとも
100人を示す
心臓バイパス手術を
必要とした人数

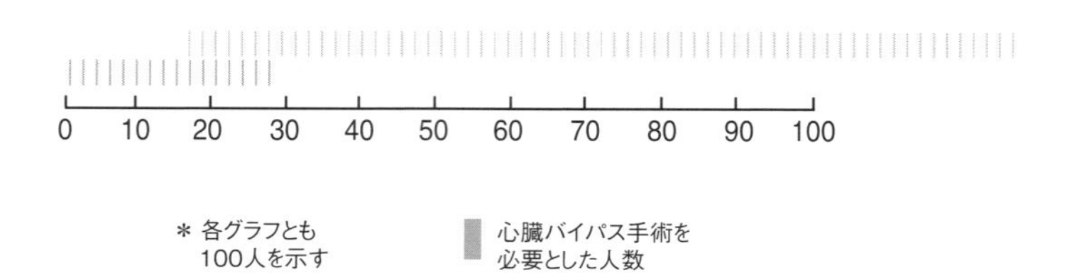
スパークプラグ
0
10
20
30
40
50
60
70
80
90
100
＊ 各グラフとも
100人を示す
心臓バイパス手術を
必要とした人数

図 7-1　5 種類のグラフ

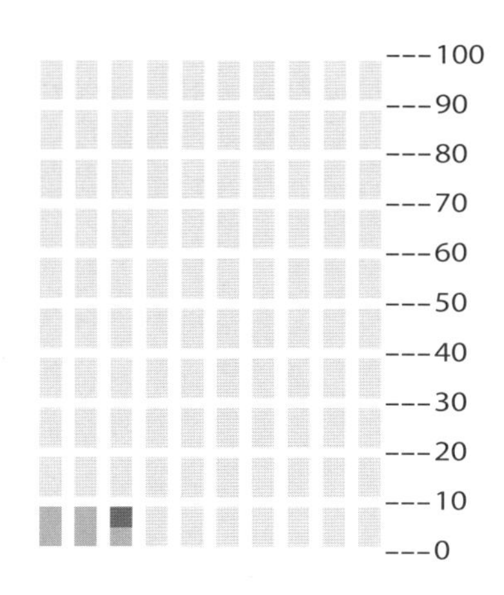

白内障

白内障になると片眼または両眼がくもり
物が見えにくくなる

タモキシフェンを服用していない
あなたと同年齢の女性100人のうち

タモキシフェンを使っていると
100人のうち0－4人白内障が増えます

図 7-2　追加リスクを示す絵グラフ

1．リスクとベネフィットの数量的な見込みを提供する．

言葉だけでリスクを伝える，例えば「あなたは，低い確率で副作用を経験する可能性がある」と伝えるのは，不十分である．これでは，患者が，情報に基づく決定を行うための詳細な情報を与えていない．患者はリスクの認識を強め，何が高いリスクで何が低いリスクか自分の解釈で変えてしまう．治療選択に関するリスクとベネフィットの数量的な推定を患者に与えることは，必須である．数学的な基礎知識が低い人がいることは，我々が数量情報を提供してはいけないという意味ではない．しかし，我々はすべての人々が数字に親しみやすくしなければならない．数値により親しみやすくすることは，数学的な基礎知識の深い人々に否定的な影響を与えることにはならない．なぜなら，彼らは，色々な様式で提示された情報を臨機応変に理解する能力を備えているからである．加えて，情報の形成能力は，ストレスにさらされた状態では低下するので，数学的基礎知識の豊富な人でも，簡単な教育的素材で，ベネフィットを享受できる．

2．絶対リスクを呈示する．相対リスクではふさわしくない．

相対リスクで情報を提供されると，患者は過度に影響を受ける．結果として，最善の決定ができなくなるので，絶対リスクを使用する．

3．比較のためには，分母は常に一定にする．

異なる分母で示すと，治療間の比較が難しくなるので．分母は一定にする．（例：1/10,000，337/10,000）患者には，割合や小数（100 人中 0.01 人）より，総数（10,000 人中 1 人）の方が理解しやすい．このように，リスクが小さい場合には大きな分母で示す．

4．時間の枠組みを一定に保つ．

理解を促すために，リスクとベネフィットを示す際には，同じ時間の枠組みを使う．

5．できる限り，絵グラフやその他の視覚的な素材を使う．

グラフは数量情報を理解しやすくする．絵グラフは要旨と言語情報の両方を伝えるのに最良である．

6．「基準となるリスクとベネフィット」「治療に伴うリスクとベネフィット」の違いを明確にする．

基準となるリスクと治療に伴うリスクではそれぞれの色を変えた絵グラフを使う．

7．できる限り示す情報を減らす．

健康教育者や臨床医は，しばしば気概に溢れ，患者にできる限り多くの情報を与えようとする．だが，情報量が多いと，患者は注意をどこに払うべきか，どの情報が最も重要かわからなくなる．このように，情報を提供する者は，どの情報が重要か慎重に考え，核心的でない情報は削除する．

8．よい面と悪い面の両方の枠組みを示す．

人々，特に数学的な基礎知識に乏しい人は，治療が肯定的な言葉で記述された場合か，否定的な言葉で記述された場合かで，過度に影響を受ける（例：生存率と死亡率）．できる限り常に，両方の枠組みでリスクとベネフィットを記述する（例：前立腺がんを外科的切除した男性は60％が性的不能になる．これは，40％の人はそうならないことを意味する）．

9．重要な情報の意味を伝達する目的で，解釈的な表示や記号を使う際には注意が必要．

数量情報の意味に解釈を与えること（よい，悪いの観点から）は，人々のリスクの認知に影響し，彼らの決断を変える可能性がある．さらに，ばらばらに示された数量情報をまとめて理解することにも役立つ．しかし，この手法は意思決定者が数量情報をうまく扱えていないように見える場合に限って使用すべきである（例：病院が定めた治療の質の客観的な指標を無視するような場合）．

10．使用前に試行する．

教育素材は，実際の使用前に，理解しやすさを判断し，患者がその素材で偏った見方をしないか，十分好んで使ってくれるかをテストする．繰り返しテストして検討することが重要である（次節参照）．

これらの助言を踏まえてコミュニケーションをどう評価するか？

少ない予算の場合

予算がなくても，このようなコミュニケーションを行うときでも，それらを評価する機会はある．まず，専門家に素材の正確性とバランスを見てもらう．次に，同じ職場で働く人たち（例：清掃員やカフェテリアのスタッフなど），同僚，友人，家族（特に学歴の低い，リスクコミュニケーションの教育や経験のない人）に評価してもらい，感想を聞く．

そして下記の事柄を質問する．(1)どのくらいその素材が理解しやすいか，(2)情報量はちょうどよいか，(3)バランスがとれていたか（治療選択肢の提示方法の観点から），(4)どのくらいこの素材を（他人に）勧めるか，(5)どのような改善の余地があるか．

中程度の予算の場合

追加の戦略としては，1対1の認知面接（cognitive interview）がある．認知面接では，(1)素材の理解を試す（セクションの終わりごとにクイズを入れる）．(2)参加者に，各セクションごとの感情的な反応を記載してもらう．参加者は，学歴の高くない人や，数学的基礎知識の乏しい人，読み書き能力の低い人，さまざまな人種や性別の人を含むことが重要である．

十分な予算の場合

さらに追加の戦略としては，(1)読み書きの専門家に依頼して，素材の読みのレベル，数学的なレベルを判定してもらい，6学年から8学年のレベルかを確認してもらう（必要ならば，素材の改善点を指摘してもらう）．そして，(2)再度，自分の素材（その代替案も）を具体的に提示できる形にして試してみる．

結　論

臨床医が患者に治療方法を口頭で述べるだけでは不十分なように，教育的素材を，人々がどう理解し，使うかを考えないで，ただ書き与えるだけで済ましてはいけない．読み書きの能力が低く数学的な基礎知識の乏しい人々に理解しやすい素材をつくることは，非常に大変な取り組みである．しかし多くの人が，単純な文章を読んだり，数字に取り組むことすら難しいと感じているのが現実である[1,2]．それゆえ患者が教育的な素材を使って，情報に基づく意思決定をするために治療の選択肢のリスクとベネフィットの双方を十分に理解できるように，情報の提供者は配慮する必要がある．

追加情報

1. Collaboration IPDAS. (2006). *Background Evidence Reports from Expert Panels for 12 Quality Domains*. Retrieved September, from http://ipdas.ohri.ca/
2. Gigerenzer, G., Gaissmaier, W., Kurz-Milcke, El, Schwartz, L.M., and Woloshin, S. (2007). Helping doctors and patients make sense of health statistics. *Psychological Science in the Public Interest*, 8 (2), 53-96.
3. Lipkus, I. (2007). Numeric, verbal, and visual formats of conveying health risks: suggested best practices and future recommendations. *Medical Decision Making*, 27(5), 696-713.
4. Nelson, W., Reyna, V., Fagerlin, A., Lipkus, I., and Peters, E. (2008). Clinical implications of numeracy: Theory and practice. *Annals of Behavioral Medicine*, 35(3), 261-274.
5. Peters, E., Vastfjall, D., Slovic, P., Mertz, C. K., Mazzocco, K., and Dickert, S. (2006). Numeracy and decision making. *Psychological Science*, 17(5), 407-413.
6. Reyna, V. F. (2004). How people make decisions that involve risk: A dual-processes approach *Current Directions in Psychological Science*, 13(2), 60-66.
7. Reyna, V. F., Nelson, W.L., Han, P.K., and Dieckmann, N.F. (2009). How numeracy influences risk comprehension and medical decision making. *Psychological Bulletin*, 135 (6) 943-973.
8. Rothman, A. J., and Salovey, P. (1997). Shaping perceptions to motivate healthy behavior: The role of message framing. *Psychological Bulletin*, 121(1), 3-19.

参照文献

1 Kirsch IS, Jungeblut A, Jenkins L, Kolstad A. *Adult Literacy in America. A First Look at the Results of the National Adult Literacy Survey*: U. S. Department of Education; August 1993. NCES 93275.

2 Lipkus IM, Samsa G, Rimer BK. General performance on a numeracy scale among highly educated samples. *Medical Decision Making*. 2001;21(1):37-44.

3 Nelson W, Reyna VF, Fagerlin A, Lipkus IM, Peter E. Clinical implications of numeracy: Theory and practice. *Annals of Behavioral Medicine*. 2008;35(3):261-274.

4 Schwartz LM, Woloshin S, Black WC, Welch HG. The role of numeracy in understanding the benefit of screening mammography. *Annals of Internal Medicine*. 1997;127(11):966-972.

5 Peters E, Dieckmann NF, Dixon A, Hibbard JH, Mertz CK. Less is more in presenting quality information to consumers. *Medical Care Research and Review*. 2007;64(2):169-190.

6 Parker RM, Baker DW, Williams MV, Nurss J. The test of functional health literacy in adults: A new instrument for measuring patients' literacy skills. *Journal of General Internal Medicine*. October 1995;10:537-541.

7 Schwartz LM, Woloshin S, Welch HG. An assessment of the medical data interpretation test. *Medical Decision Making*. 2005;25(3):290-300.

8 Weiss BD, Mays MZ, Martz W, Castro KM, Hale FA. Newest vital sign. *Annals of Family Medicine*. 2005;3:514-522.

9 Fagerlin A, Zikmund-Fisher BJ, Ubel PA, Jankovic A, Derry HA, Smith DM. Measuring numeracy without a math test: Development of the subjective numeracy scale. *Medical Decision Making*. 2007; 27(5):672-680.

10 Zikmund-Fisher BJ, Smith DM, Ubel PA, Fagerlin A. Validation of the subjective numeracy scale (SNS): Effects of low numeracy on comprehension of risk communications and utility elicitations. *Medical Decision Making*. 2007;27(5):663-671.

11 Woloshin S, Schwartz LM, Welch HG. Patients and medical statistics interest, confidence, and ability. *Journal of General Internal Medicine*. 2005;20(11):996-1000.

12 Hawley ST, Zikmund-Fisher B, Ubel P, Jankovic A, Lucas T, Fagerlin A. The impact of the format of graphical presentation on health-related knowledge and treatment choices. *Patient Education and Counseling*. 2008;73(3):448-455.

13 Hibbard JH, Peters E, Dixon A, and Tusler M. Consumer competencies and the use of comparative quality information: It isn't just about literacy. *Medical Care Research & Review*. 2007;64(4): 379394.

14 Peters E, Dieckmann NF, Vastfjall D, Mertz CK, Slovic P, and Hibbard J. Bringing meaning to numbers: The impact of evaluative categories on decisions. *Journal of Experimental Psychology: Applied*. 2009;15(3):213-227.

15 Dieckmann NF, Slovic P, and Peters E. The use of narrative Evidence and explicit probability by decision makers varying in numeracy. *Rick Analysis*. 2009;29(10):1473-1488.

16 Lipkus IM, Peters E, Kimmick G, Liotcheva V, and Marcom P. Breast cancer patients' treatment expectations after exposure to the decision aid program, Adjuvant Online: The influence of numeracy. *Medical Decision Making*. 2010;30(4):464-473.

17 Burkell J. What are the chances? Evaluating risk and benefit information in consumer health materials. *Journal of the Medical Library Association*. 2004;92(2):200-208.

18 Wallsten TS, Budescu DV, Rapoport A, Zwick R, and Forsyth B. Measuring the vague meaning of probability terms. *Journal of Experimental Psychology: General*. 1986;115(4):348-365.

19 Schwartz LM, Woloshin S, Welch HG. The drug facts box: Providing consumers with simple tabular data on drug benefit and harm. *Medical Decision Making*. 2007;27(5):655-662.

20 Schwartz LM, Woloshin S, Welch HG. Using a drug facts box to communicate drug benefits and harms two randomized trials. *Annals of Internal Medicine*. 2009;150(8):516-527.

21 Berry DC, Raynor DK, Knapp P, Bersellini E. Patients' understanding of risk associated with medication use: Impact of European Commission guidelines and other risk scales. *Drug Safety*. 2003;26 (1):1-11.

22 Ravdin PM, Siminoff LA, Davis GJ, et al. Computer program to assist in making decisions about adjuvant therapy for women with early breast cancer. *Journal of Clinical Oncology*. 2001;19(4):980-991.

23 Zikmund-Fisher B, Fagerlin A, Ubel P. Improving understanding of adjuvant therapy options via simpler risk graphics. *Cancer*. 2008;113(12):3382-3390.

24 Kahneman D, and Tversky A. Choices, values, and frames. *American Psychologist*. 1984;39:341-350.

25 Apanovitch A, McCarthy D, Salovey P. Using message framing to motivate HIV testing among low-income, ethnic minority women. *Health Psychology*. 2003;22(1):60-67.

26 Banks SM, Salovey P, Greener S, et al. The effects of message framing on mammography utilization. *Health Psychology*. 1995;14(2):178-184.

27 Rothman AJ, Martino SC, Bedell BT, Detweiler JB, Salovey P. The systematic influence of gain- and loss-framed messages on interest in and use of different types of health behavior. *Personality and Social Psychology Bulletin*. 1999;25(11):1355-1369.

28 Rothman AJ, Salovey P. Shaping perceptions to motivate healthy behavior: The role of message framing. *Psychological Bulletin*. 1997;121(1):3-19.

29 Rothman AJ, Salovey P, Antone C, Keough K, Martin CD. The influence of message framing on intentions to perform health behaviors. *Journal of Experimental Social Psychology*. 1993;29:408433.

30 McNeil BJ, Pauker SG, Sox HC, Jr., Tversky A. On the elicitation of preferences for alternative therapies. *New England Journal of Medicine*. 1982;306(21):1259-1262.

31 Edwards A, Elwyn G, Covey J, Matthews E, Pill R. Presenting risk information a review of the effects of framing and other manipulations on patient outcomes. *Journal of Health Communication*. 2001;6(1):61-82.

32 Sheridan SL, Pignone MP, Lewis CL. A randomized comparison of patients' understanding of number needed to treat and other common risk reduction formats. *Journal of General Internal Medicine*. Nov 2003;18(11):884-892.

33 Malenka DJ, Baron JA, Johansen S, Wahrenberger JW, Ross JM. The framing effect of relative and absolute risk. *Journal of General Internal Medicine*. 1993;8(10):543-548.

34 Forrow L, Taylor WC, Arnold RM. Absolutely relative: how research results are summarized can affect treatment decisions. *American Journal of Medicine*. 1992;92:121-124.

35 Baron J. Confusion of relative and absolute risk in valuation. *Journal of Risk and Uncertainty*. 1997;14:301-309.

36 Chao C, Studts JL, Abell T, et al. Adjuvant chemotherapy for breast cancer: How presentation of recurrence risk influences decision-making. *Journal of Clinical Oncology*. 2003;21(23):4299-4305.

37 Hoffrage U, Gigerenzer G. Using natural frequencies to improve diagnostic inferences. *Academic Medicine*. 1998;73(5):538-540.

38 Cuite C, Weinstein N, Emmons K, Colditz G. A test of numeric formats for communicating risk probabilities. *Medical Decision Making*. 2008;28(3):377-384.

39 Waters E, Weinstein N, Colditz G, Emmons K. Formats for improving risk communication in medical tradeoff decisions. *Journal of Health Communication*. 2006;11(2):167-182.

40 Reyna VF, Brainerd, C.J. Numeracy, ratio bias, and denominator neglect in judgments of risk and probability. *Learning and Individual Difference*. 2008;18(1):89-107.

41 Slovic P, Monahan J, MacGregor DG. Violence risk assessment and risk communication: The effects of using actual cases, providing instruction, and employing probability versus frequency formats. *Law & Human Behavior*. 2000;24(3):271-296.

42 Peters E, Hart, PS, Fraenkel, L. Informing patients: The influence of numeracy, framing, and format of side-effect information on risk perceptions. *Medical Decision Making*. 2010.

43 Collaboration IPDAS. Background evidence reports from expert panels for 12 quality domains. http://ipdas.ohri.ca/. Accessed September, 2006.

44 Schwalm ND, Slovic P. *Development and Test of a Motivational Approach and Materials for Increasing Use of Restraints*. Perceptronics, Inc.;1982. PFTR-1100-82-3.

45 Zikmund-Fisher BJ, Fagerlin A, Ubel PA. Inattention to the length of time displayed biases comprehension of survival graphs. *Risk Analysis*. 2005;25(3):589-595.

46 Collaboration IPDAS. IPDAS 2005: *Criteria for Judging the Quality of Patient Decision Aids*. 2005.

47 Lipkus IM. Numeric, verbal, and visual formats of conveying health risks: Suggested best practices and future recommendations. *Medical Decision Making*. 2007;27(5):696-713.

48 Ancker JS, Senathirajah Y, Kikafka R, and Starren JB. Design features of graphs in health risk communication: A systematic review. *Journal of American Medical Informatics Association*. 2006;13(6):608-618.

49 Reyna V. How people make decisions that involve risk: A dual-processes approach. *Current Directions in Psychological Science*. 2004;13(2):60-66.

50 Zikmund-Fisher BJ, Ubel PA, Smith DM, et al. Communicating side effect risks in a tamoxifen pro-

phylaxis decision aid: The debiasing influence of pictographs. *Patient Education and Counseling*. 2008;73(2):209-214.

51 Schwartz LM, Woloshin, S, and Welch, HG. Using a drug facts box to communicate drug benefits and harms two randomized trials. *Annals of Internal Medicine*. 2009; 150(8):516-527.

52 Zikmund-Fisher BJ, Fagerlin A, Keeton K, Ubel PA. Does labeling prenatal screening test results as negative or positive affect a woman's responses? *American Journal of Obstetrics and Gynecology*. 2007;197(5):528.e521-528.e526.

第８章　質的な情報

バルーク・フィッシュホフ（博士，カーネギーメロン大学）
ジュリー・S・ダウンズ（博士，カーネギーメロン大学）

要　旨

人々はしばしば，リスクやベネフィットが「どのくらいの大きさなのか」のみならず，「なぜその大きさなのか」を知りたがる．「なぜ」が質的分かれば，量的な推定値がより直感的に理解できやすく，信頼のおけるものとなる．また，状況が変化したとき，人々にそれを理解してもらい，その動きに適応してもらいやすくする．質的な知識があれば，人々は状況を適切に理解し，自分がそれに対応できるという自己効力感を持てる．その結果，人々はよりよい，より自信のある決定を行える．質的な知識をデザインされたコミュニケーションは，直感的な理論（または，メンタルモデル）――人々の頭の中にある現在の知識と，必要な知識の間の深刻なギャップ――の記述から始まる．すべてのコミュニケーションと同様に，その適切性の検証には経験的な分析を必要とする．

はじめに

説得型コミュニケーションの基本的なモデルは，人々が専門家の助言を受けて，教えられたとおりに従うものである．一方，非説得型コミュニケーションでは，人々が信頼できるリスクとベネフィットの評価を受け取り，独自の決断をするためにそれを使うものとする．これらが機能するには，人々は詳しい説明なしにコミュニケーションの中身を受け取らなければならない．

しかし時として，人々はそのコミュニケーションがそう主張する理由を知りたくなる．コミュニケーションの勧めるところに従うにしろ，自身の選択に任せるにしろその行動に走った，リスクやベネフィットを生み出す過程の質的な情報が必要となる．質的な情報が必要な理由の第１は，それらを支持する根拠を見てコミュニケーションの主張を評価するため，第２は，その主張を十分把握し（master a topic）より効率的に行動し，状況の変化に適応し，それと対立する（completing）主張を理解するためである．第３は，それを取り巻く環境を理解することで正当な自己効力感をもつため，第４は，コミュニケーションの対象者がコミュニケーションの送り手を受け入れてくれるためというよりも，理由を提供されることが，敬意を払われていることにつながるためである．

質的な情報のためのコミュニケーションをつくる手順は，量的な情報の場合と基本的に同じである[1]．最も適切な情報を特定し，オーディエンスの現在の信じるところを究明し，知る必要のあることとの深刻なギャップに焦点を合わせたメッセージを下書き（draft）し，その下書きを分析し，必要に応じて改訂し[2]，その結果としてのコミュニケーションの適切性を，もととなった要求と比較して評価する[3]．質的なコミュニケーションでは固有のさらなる負担は，コミュニケーションの受け手がもともと持っている信念と新しい情報の統合を要する点である．もし彼らが，これまでに

訳注１　本章ではメンタルモデル（mental model），直感的（intuitive），非直感的（non-intuitive）という言葉が中心に記述されている．換言すればメンタルモデルとは，「各個人の考え方」であり，それぞれの個人の経験に基づく直感が大きく影響している．リスクコミュニケーションの科学的な知見は，時に人々の通常の感覚であり思考様式である直感と異なる場合があり，それゆえ非直感的とされる．これらの理解が本章を読み進めるにあたり手がかりとなる．

身につけたすべてのものと折り合える（coherent）メンタルモデルをつくれなければ，新しい情報は伝わらないばかりか混乱の元となる[4].

科学的知見

質的な情報は非常に多様な重要性を持つ

食品，薬品，自動車，ライフスタイル，その他のさまざまなものに対して，リスクやベネフィットに影響を与える多くの要因がある．しかし，一般的に，本当に作用するのはそのごく一部である[5]．その少数の要因に焦点を合わせれば個人の限られた意識をこちらに引き寄せることができる．ダイエット中の人にとって重要な情報は，精製穀物と全粒穀物の代謝の違いであり[訳注2]，ラドン被ばくが懸念される家の所有者にとっては，ガスがどのように滞留し拡散するかであり，慢性疾患の患者にとっては，薬同士の組み合わせや食品の食べ合わせ（例：スタチンとグレープフルーツのように）であろう．

人々は，人生を通して得た一般的な信念からメンタルモデルを組み立て，特定の状況を解釈する

これらのメンタルモデルによって，人々は多様な，初めて出会う状況でさえ推論ができる．しかしそれらの推論は，メンタルモデルが不完全であったり誤った信念を含んでいたりすれば，欠陥のあるものになる．例えば，電磁場への恐怖心が強まっている背景には，電磁場の影響はそこから離れることで急速に低減するという事実が知られていないことがある[6]．人々が高血圧を恐れないのは，症状が無くてもそこに将来の疾患のリスクが潜んでいることが知られていないからである[7]．部屋を素早く暖めようとするときは，人々は，意図的にサーモスタットを目的の温度より高く設定し，暖めすぎてしまう（反対もしかり）[8]．人は自分の立ち位置を知れば，そのような勘違いを正せる．

いくつかの身体的，生物学的過程は非直感的である

何かが起こったとき，人々はその害から身を守る防御行動の有効性を認識していないかもしれない．例えば，病原菌が多孔質表面にしっかり固着することを想像できない人々は，手やマスクメロン[訳注3]を十分に洗わない．空気の抜けたタイヤは見た目がぺちゃんこだと思っている人は，空気圧をチェックしない．換気扇を回して有害な煙を防いでいると考えている人は，窓を開けて室内の空気を外へ出そうとはしない．広々とした芝地が健康的な環境の象徴と考える人は，受粉媒介者を育てようとしない．これらのメンタルモデルを正すには，直感的に受け入れられるのではない（unintuitive）新しい考え方を提供する必要がある（例：病原菌がどのようにしっかり付着しているか，タイヤはどのように形を保っているか，空気はどのように部屋を循環しているか，健康な生態系はいかに複雑か）．

いくつかの行動過程は，非直感的である

社会学や行動学は，人々が多くの状況にどのように反応するかについて不完全な洞察しか持っていないからこそ科学として存在する[9]．例えば，緊急時，近くに十数人の人がいるときより一人しかいないときの方が助けを得やすいこと，災害時のパニック発生は稀なこと，多くの人は非常な逆境にも適応できることなどを知って，人々はしばしば驚く[10]．個人のメンタルモデルを考えるには，適切な社会学や行動学の理論に基づく過程に新しい考え方を提供する必要がある．コミュニケーション（の科学）では，多人数の間で責任が拡散して薄まることで，どのように人を救ける行為が

訳注2　全粒穀物（whole grains）は精製（refined）されたものより，消化吸収がゆるやかで空腹感を避け，ダイエットに役立つ可能性があるとされている．

訳注3　マスクメロンに付着したリステリア菌で死亡者が複数発生している（McCollum, et al Cluthreal of Listeriosis Associated with Cantaloupe. N Engl J Med 2013; 369: 944-953）．

起こりにくくなってしまうか，パニックが映画でよく見られるのでいかにも一般的なような気がしているが本当はそうではないのか，いかに現状維持のバイアス（status quo bias）[訳注4]が現在の状態の価値を誇張させ，新しいものの意味を見つける可能性を過小評価させているのかについて，研究が進んでいる．

いくつかの動的なプロセスは，非直感的である

個人の過程が理解されても，相互作用は難しい．例えば，患者が2つの市販薬を摂取すると，共有して含まれているある成分（例：アセトアミノフェン）の安全基準を超えることに気づかずリスクをこうむることもある．ダイエット中の人が，ある食習慣を改善しようとしたらそれが他の食習慣を悪くするきっかけになって，ぎょっとするかもしれない．禁欲主義教育を受けている10代の学生は性的な出会いを管理することをそもそも学んでいない．そのため避妊具を使わず，禁欲主義教育の提唱者は予想外の失望を経験するかもしれない．気候と経済は違う専門分野に属するが，個々の構成要素が非直感的な方法で相互に影響している．これらの問題に答えるには，基本原理の統合を学べば十分な時もある（例：アセトアミノフェン量の加算）．また，時には予期される結果をはっきり伝えなければならない（例：いかに食物が渇望の情動に作用しているか）．

いくつかの言葉が不適切なメンタルモデルのきっかけとなる

個人個人がそれぞれのリスク（に対する行動）を決定するのに，1つのメンタルモデルを作るので，不適切な推測を促す表現に対して脆弱である．例えば，長期にわたる放射性廃棄物の汚染についての考え方自体には間違いはないが，それが放射線を含むラドンに関してであれば，ラドン副産物は素早く放射性崩壊するので当てはまらない（被ばくが止まると問題は消失する）．医療における緩和ケアは，治療の1つの形というよりむしろ，治療の断念のように見えてしまう[11]．豊胸用シリコンの，疑問の余地のある潜在的な全身性の作用はよく知られているが，疑いのない局所合併症のリスクは見過ごされやすい[12]．

質的な理解が量的な理解を進めるとはかぎらない

短期的な出来事としては理解できても，長期的な出来事としては直感的にはとらえにくいことがしばしばある[13]．例えば，節約を考えるとき，人々は年利についてよく知っている．しかし，期間の長い複利については過少評価をしており，節約の価値や利率の一見小さく見える影響力を過小に評価する[14]．同様に，人々は（複利のように）繰り返される曝露，車の運転や無防備なセックス，避妊の失敗，低線量被ばくなどがいかにはやくリスクを増加させるか過小評価する．そしてがんや侵入種のように指数関数的に大きくなっていく問題では，その早い段階での対策の重要性も理解されにくい[15]．これらの過程は直感的評価が非常に困難なため，人々の興味を引く数量データを探索する必要がある[16]．

科学に基づく支援できる一般的で実践的な助言とは？

人々の頭の中に新しいメンタルモデルをつくるには，どんなコミュニケーションでも，新しい情報とすでに存在する個人の信念とをいかに統合するかを考えねばならない．この目的を達成するための研究は，以下の3ステップより成る．

ステップ1：ある1つの選択のリスクとベネフィットの主な決定要因を，それらの関係も加えて特定する．

図8-1と図8-2に，決定理論[17]の影響を図式化した，要因と関係の代表例を2つあげる．節点

訳注4　2002年のノーベル経済学賞を受賞したダニエル・カーネマンによる行動経済学の知見の1つ．

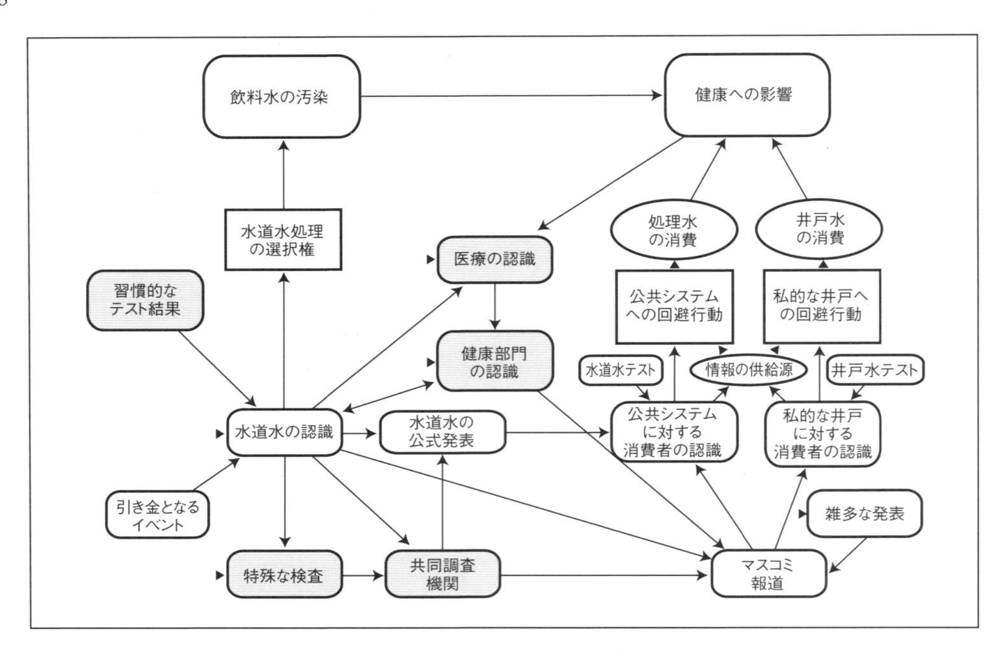

図 8-1　家庭内の水供給における，汚染物質の健康影響を減らす効果の予測モデル

出典：Casman et al. (2000)[18]

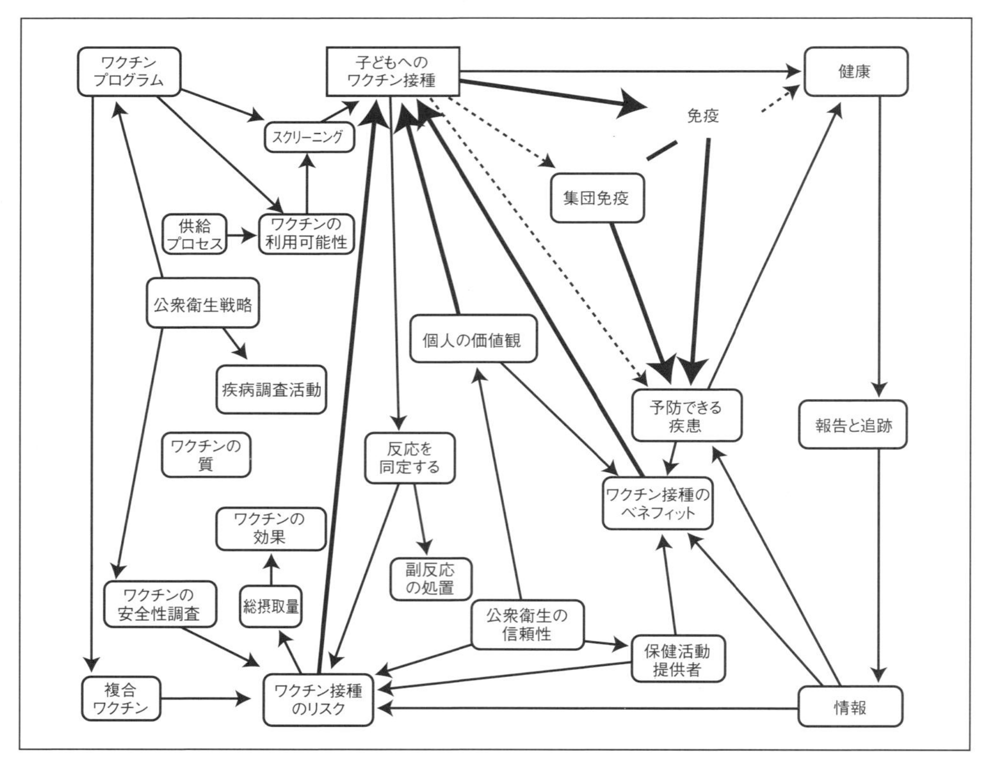

図 8-2　麻疹・流行性耳下炎・風疹ワクチン（MMR）接種に関する健康への影響の予測モデル

出典：Downs et al. (2008)[19]

表8-1　専門家モデルの明瞭さを評価するための手法

節点（四角・楕円）を点検する

1. それぞれの節点における変数の名前が適切かチェック．
2. それぞれの変数に対し，取り得る値（possible values）を考える．
3. それぞれの変数の測定方法を考える．

ひとつひとつのリンク（矢印）を点検する

1. それぞれのリンクの，原因または予測的な関係を説明する文章を書く．
2. それぞれのリンクの根拠とその質を取りまとめる（推論，または議論の余地のあるリンクは点線を使う）．
3. それぞれのリンクを調査する方法を特定する．
4. それぞれのリンクに影響をあたえる介入の戦略を特定する．

リンクとリンクの関係を点検する

1. インプット・アウトプットがそれぞれ1つだけの節点を省くことを考える．
2. インプットとアウトプットが一致する場合は，節点を結合することを考える．
3. リンクの循環は避けること．

全体像を点検する

1. 主要エンドポイントが容易に特定できるか確認する．
2. 連結されていない節点を結びつけることで，予測値が改善するかを確認する．
3. 時間依存性があるなら，エンドポイントから早い段階の節点までのフィードバックを考慮に入れること．
4. 多くの値に影響を与える「指標変数」（index variables；例：人口動態的特性）を特定する．

出典：Fischhoff et al. (2006)[20]より転載

(node；四角，楕円）は，リスクとベネフィットを予測する要因，矢印は予測される関係を表す．図8-1の重要なアウトカムは，水供給におけるクリプトスポルディウム混入による健康への影響（図右上の隅）である[18]．図8-2の重要なアウトカムは，やはり図右上にある，麻疹・流行性耳下炎・風疹ワクチン（MMR）の接種に関する健康への影響である[19]．

このような複雑な分野では学ぶことが多いが，意思決定者が知るべきただ1つの事実は，結果に大きく影響を与えるアウトカムを予測する限られた要因である．図8-1や図8-2のような図を描くことで，それらの要因を特定するための構造的な方法が得られる．それには，正式なきちんとしたモデルをつくる専門技術は要求されない．ただ，明晰に考え，その分野の実質的な知識の情報を提供してもらえばよい．

モデルをつくるには，アウトカムからさかのぼって考えていく．アウトカムに関係する要因を付け加え，その近接する要因に影響を与える要因，という具合に，望む限り上流にさかのぼる．その分析はその事柄を知っている人々が，そのモデルが正しいと思えるようになるまでお互いの仕事を検討し合い，熱心に明晰に考えられなければならない．表8-1に，その仕事のチェックに必要なルールを示す．モデルは量的予測が可能になるほど正確につくる必要があるが，コミュニケーションを構築するために行われる分析は，計算が可能と思われるくらい（potential computability）のやや緩やかなゴールを目指す．モデルの変数とそれらの関係は，必要とされるすべてのデータを用いて量的に予測できるように明確に定義すべきである．しかし構造が正しければ，数量データがなくても，量的な推測を説明する質的なストーリーを特定できる．

ステップ2：今ある信念を正式のモデルと比較して明確に特定する．

多くのリスクは，いかに人々がそれらを概念化しようと考えても，想像できないほど複雑で，未知のものであり経験に基づく直感では対峙できない．結果として，どの要因が人々の心に浮かんでいるのか，人々がそれらをどう考えているのか究明するために自由な回答形式のアプローチが必要

表 8-2　半構造化面接のための代表的な導入部と話のきっかけ

導入部からの抜粋：「私たちの話し合いは 30 分くらいかかります．私は，道案内のための質問を用意してきました．しかし，話がはずむようにあなたの心に浮かんだことは何でも自由にお話しください．正しい答えもまちがった答えもありません．私たちがいただいたすべてのコメントは，私たちの研究に大いに役立ちます．まずは一般的なことから，ワクチンの目的についてお尋ねしましょう」．

1. わかる範囲で結構ですので，お答えください．ワクチンは病気を予防するために体の中でどのように働いていると思いますか．
フォローアップ：多くの人が病気のためのワクチン接種を一回受けることについて，なにかお考えはありますか．必要な場合の催促として：病気を防ぐためになにか違いがあると思いますか．

16. こどものために MMR ワクチンを受けるかどうかを親の判断にまかせておくことはどのように感じますか．
フォローアップ：このことについて，あなた自身のお子さんと他の方のお子さんとに対してでは，なにか違いがありますか．

22. 何人かの親は，子供に MMR ワクチンを接種しないことを選ぶということを，読んだり聞いたりしたことがありますか．
「はい」の場合のフォローアップ：どんなことを聞きましたか．どこで聞きましたか．

23. こどもにワクチン接種をしない決断をした親について，どんなことを考えましたか．
フォローアップ：彼らの決断が，何らかのかたちで彼らのこどもを助ける，または困らせることになると思いますか．あなたは，彼らの決断が，何らかの形で他人のこどもの助けになる，または困らせることになると思いますか．

出典：Adapted from the research protocol for Downs et al. (2008)[19] より転載

となる．標準的な方法は，主題に関しての人々の考えを引き出すように質問することから始める半構造化面接（semi-structured interview）を使用する（例：「MMR ワクチンについて聞いたことがありますか？」）．続きの質問は，非面接者が挙げたそれぞれの事柄について彼らの言葉を使って，詳しく話してもらうように質問する．彼らが話すことに予断は禁物である．ひとまず彼らの考えが語られたら，正式のきちんとしたモデルの中の主題についてだんだんと具体的な質問に移る（例：「ワクチンのリスクについてなにか聞いたことがありますか？」「ワクチンの試験の方法について，なにか考えをお持ちですか？」）．表 8-2 に，そのような面接の導入と秩序だった会話を進めるための文章を示す．

一度清書して，面接記録はそれぞれの考えに分け，正式なモデルにコード化する．よく定義されたモデルでは概して，そのようなコード化は非常に信頼のおけるものとなる．もし人手があるなら，二人もしくはそれ以上で一緒にコード化の方法を定義し，独立して適用し，お互いの仕事を比べ，必要に応じて方法を改訂するのがいい．コード化が完成したら，それぞれのトピックに収めたコメントは共通の信念，考え方や表現方法に特定するために精査される．もし人々が正式なモデルからはずれた主題をあげていたら，それらも同様に分析するか，思い違いとして訂正するか，または正式なモデルが不首尾であるのかを分析する．

深層面接（in-depth interview）は，意見の提供者の主題についての直感的な考え方を深く探るうえで欠かせない方法である．これなしでは，今ある信念に新しい情報を接続するための機会や要求に関する重要な情報を捉え逃すだろう．もし，その目的にかなった対象者が比較的同じような信念をもっているのなら，中規模の人数（20 ～ 30 人）に，何らかの重要な軋轢を引き起こしているそれぞれの信念を述べてもらうべきである．しかし，その規模の代表的な標本からでさえ，面接の方向を決めて主題を引き出そうとした場合には，彼らの信念を大まかに推定した程度の内容しか得られないかもしれない．もしもっと正確に推定したいのあれば，適切な人数の標本に標準的な質問をする構造化された調査を組み立てるとよい．正式のモデルにおける要因を代表する質問を作成することで，そのような調査にいわゆる生態学的妥当性（ecological validity）を与えることになる．つまり，意味のあるアウトカムに影響を与えている事柄に触れることが可能となる[21]．

ステップ3：人々が知っていることと知る必要のあることの重要な違いを取り上げ，コミュニケーションを下書きし，テストし，そして下書きを書き直す．

このような違いを特定するには，リスク分析と人間行動の専門知識が必要である．例えば，図8-1のリスク分析について構造化面接は，いくつかの重要な事実についての誤解を明らかにした．第1に，水が汚染されているときには，目で見るか家での検査でそれがわかるという消費者の間違った信念である[1]．第2に，無防備な個人はいずれは防御行動をとるための警告を受け取るだろうが，追跡が困難な病原菌（例：クリプトスポルディウム）のような場合にはそれでは手遅れになることである．第3に，効率的な湯の沸かし方である．これらの信念を取り上げるコミュニケーションは，「あなたには，水が汚染されているかどうかはわかりません」とか「水の専門家にさえわからないかもしれません」とか「沸騰水が意味するものはこれです」と伝えていかなければならない[18]．

図8-2の面接での重要なギャップの1つは，有害事象を捉えるためにデザインされた市販後調査を含むワクチンの安全性研究が知られていなかったことである．2つ目は，アレルギーや健康状態によってワクチンを接種できなかった人に対する集団免疫による保護ということが認識されていなかった[訳注5]．このような信念を取り上げるコミュニケーションは，ワクチン懐疑論者によって提供される説明を取り扱いながら，安全のためのプログラムという特徴づけを行い，（人々が信頼してそれを受け容れられるように）権威をもって集団免疫を行わなければならない[19,22]．

他のすべてと同じく，これらの提案されたメッセージは，実証調査が終わるまでは推測に過ぎない．もし消費者が，一般的に家での検査の効果やそれらの仕事をしている水道局，沸騰水の安全性について懐疑的ならば，これらのメッセージはすぐに意味をもつだろう．しかし，彼らは自分のメンタルモデルで1つずつ納得するための説明を求めてくるかもしれない（例：クリプトスポルディウムは培養も検出も困難である．検査が困難そうであれば，自前の検査キットを使って結果を得ることは，（正しい知識以上に）自分は事実を知っていると自分の知識を過大評価してしまうだろう）．同様に，単に集団免疫をうっかりし忘れているだけなら，少しのきっかけを提供するだけでワクチン効果の全体図は完成するだろう．そうでないなら，人口の何%かで推移しているワクチン未接種の無防備な個々人にリスクと向き合う助けが必要となるだろう．面接（ステップ2）や今まで詳細に述べた基本の調査は，問題とその解決法を述べている．結果としてのコミュニケーションがいかに適切であったか，評価について次節で述べる．

評　価

質的なコミュニケーションの最終目標は，経済面や健康面，または気候（climate）に関するリテラシーを調査し測定することで，その分野で全体的に熟達することではない．むしろ，人々が今の自分のメンタルモデルに基づいて特定の決定に密接に結び付いた事実を知っていることの確認である．その決定や彼らの事前の知識に応じて，人々は多かれ少なかれ新たに知識を学ぶ必要があるだろう．

訳注5　ある集団において一定割合の人々がワクチン接種を行うことで，その感染症の蔓延が防がれ，ワクチンができなかった人々も感染症から守ることができるという考え方．

予算がない場合

シンプルで正攻法の評価方法は，対象となるオーディエンスから数人を被験者として，コミュニケーションの下書きを見てもらい，心に思い浮かぶ事柄を声に出しながら考えてもらうことである．このとき，研究者は協力してくれるオーディエンスにフィードバックはしない．ひとまずそれが終わると，彼らに，その問題の専門家が評価できるくらい明確に，誰かほかの人に向かってその内容を要約して話してもらう．最後に，専門家が下書きにある説明よりさらに十分に説明を行い，被験者がどこで驚いたり混乱したりするかを観察する．それから解決すべき問題に取り組んで改訂し，再びテストを行いコミュニケーションを，最善の内容にしていく．

中程度の予算の場合

少なくとも予算があれば，より良い評価法を実施できる．被験者の応答に対する印象主義的な評価ではなく，コミュニケーションチームが被験者の総括のコメントを書き写し，被験者の懸念や混乱，提案を聞いて確認する．特に注目すべきは，彼らの理解度と公平性（特に意見の分かれる主題では），およびその内容から状況を推論できる被験者の能力である．すべての場合で，評価されるのは被験者ではなく，コミュニケーションの下書きであることを忘れてはならない．そのために被験者の協力を仰ぐのである．

十分な予算の場合

重要なリスクやベネフィットに影響を与える因子を知るためのテストの質問が作成してより秩序だった評価を行う．コミュニケーションの成功は，事前のテストと実地テスト両方で使われるこれらの質問に答える被験者の力量による．評価では，人々がコミュニケーションなしでも一般的に正しいあるいは間違っていると答えられる質問を含み，理解の肯定的ばかりでなく否定的な影響も探索す．結果は，リスクとベネフィットを説明する必要がある質的な情報を伝えるなかで，質を向上させ，解決や失敗の入手しうる記録として，査読論文として発表すべきである．

結　論

質的な情報のコミュニケーションは，量的な情報のコミュニケーションと同じ段階を含む．まず，人々が決定からたどれる，リスクやベネフィットを生み出している過程を理解するためにコミュニケーションがなされるのであれば，人々がどんな情報を知る必要があるのかを究明することである．次に，彼らが知る必要があることの分析と，今ある信念を比較できる言葉で，今ある信念を特定する．3 番目に，重要な認知のギャップを埋めるためにコミュニケーションをデザインし，評価し，改訂し，再度評価する．もし，望ましい理想的な質的なコミュニケーションで受け手が主題に対する適正な捉え方に自信を持てるようになったならば，彼ら自身が納得できる決定を下せるようになるし，他人からの助言も評価できるようになるだろう．

追加情報

1. Fischhoff, B. (2009). Risk Perception and Communication. In R. Detels, R. Beaglehole, M.A. Lansang, and M. Gulliford (Eds), *Oxford Textbook of Public Health, Fifth Edition* (pp. 940–952). Oxford: Oxford University Press. この章では量的・質的両方のコミュニケーションについて述べられている．
2. Furnham, A. (1996). *Lay Theories: Everyday Understanding of Problems in the Social Sciences*. Whurr Publishers.　一般の人々の行動の理由となる直感理論の研究．
3. Gentner, D. and Stevens, A.L. (Eds.) (1983). *Mental Models*. Hillsdale, NJ: Erlbaum.　メンタルモデルの多様な研究法を集めて記述．

4. Morgan, M.G., Fischhoff, B, Bostrom, A, and Atman, C. (2001). Risk communication: *The Mental Models Approach*. New York: Cambridge University Press.　本章で紹介した面接コミュニケーションの実例を紹介.
5. Slovic, P. (Ed.) (2000). *The Perception of Risk*. London: Earthscan.　リスク認知に関する多様な研究の重要なコレクション.

参照文献

1 Fagerlin, A., and Peters, E. Quantitative information. This volume.
2 Downs, J.S. Evaluation. This volume.
3 Fischhoff, B. Duty to inform. This volume.
4 Gentner, D. and Stevens, A.L. (Eds.) (1983). *Mental Models*. Hillsdale, NJ: Erlbaum; Rouse, W.B., and Morris, N.M. (1986). On looking into the black box: Prospects and limits in the search for mental models. *Psychological Bulletin*, 110, 349-363.
5 Fischhoff, B., and Downs, J. (1997). Accentuate the relevant. *Psychological Science*, 8(3), 1-5.
6 Morgan, M.G., Fischhoff, B., Bostrom, A., and Atman, C. (2001). *Risk Communication: The Mental Models Approach*. New York: Cambridge University Press.
7 Leventhai, H., and Cameron, L. (1987). Behavioral theories and the problem of compliance. *Patient Education and Counseling*, 10, 117-138.
8 Kempton, W. (1986). Two theories of home heat control. *Cognitive Science*, 10, 75-90.
9 Furnham, A. (1996). *Lay Theories: Everyday Understanding of Problems in the Social Sciences*. Whurr Publishers.
10 Gilbert, D. (2006). *Stumbling Toward Happiness*. New York: Borzoi.
11 Mayer, M. Language. This volume.
12 Byram, S., Fischhoff, B., Embrey, M., Bruine de Bruin, W., and Thorne, S. (2001). Mental models of women with breast implants regarding local complications. *Behavioral Medicine*, 27, 4-14.
13 Shaklee, H. and Fischhoff, B. (1990). The psychology of contraceptive surprises: Judging the cumulative risk of contraceptive failure. *Journal of Applied Psychology*, 20, 385-403.
14 Lusardi, A., and Mitchell, O.S. (2007). Baby Boomer retirement security: The roles of planning, financial literacy, and household wealth. *Journal of Monetary Economics*, 54, 205-224.
15 Wagenaar, W.A., and Sagaria, S. (1975). Misperception of exponential growth. *Perception and Psychophysics*, 18(6), 416-422.
16 Sterman, J.D. (2008). Risk communication on climate: Mental models and mass balance. Science, 322, 532-533.
17 Burns W.J., Clemen R.T.: Covariance structure models and influence diagrams. Management *Science* 1993;39:816-34.
18 Casman, E., Fischhoff, B., Palmgren, C., Small, M., and Wu, F. (2000). Integrated risk model of a drinking waterborne Cryptosporidiosis outbreak. *Risk Analysis*, 20, 493-509.
19 Downs, J. S., Bruine de Bruin, W. and Fischhoff, B. (2008). Parents' vaccination comprehension and decisions. *Vaccine*, 26, 1595-1607. (http://www.scienedirect.com/science/journal/0264410x)
20 Fischhoff, B., Bruine de Bruin, W., Guvenc, U., Caruso, A., Brilliant, L. (2006) Analyzing disaster risks and plans; An avian Flue example. *Journal of Risk and Uncertainty*, 33, 133-151.
21 Bruine de Bruin, W., Downs, J.S., Fischhoff, B., and Palmgren, C. (2007). Development and evaluation of an HIV/AIDS knowledge measure for adolescents focusing on misconceptions. *Journal of HIV/AIDS Prevention in Children and Youth*, 8(1), 35-57.
22 Downs, J. S., Bruine de Bruin, W. and Fischhoff, B. (2008). On message, off target: Official advice on vaccination is often poorly transmitted (editorial). *Nature*, 452(13), 128.

第９章　ヘルスリテラシー

マイケル・S・ウルフ（博士，ノースウェスタン大学）

要　旨

ヘルスリテラシーは，個人の能力とヘルスケアシステムの複雑さの両方を反映する．過去20年間の広範な研究は，読み書き計算を使いこなせる能力と健康アウトカムの関連を明らかにしてきた．この章では，ヘルスコミニケーションの背景として重要な既知のヘルスリテラシーの障壁に対する具体的な方法に関する文献をまとめる．

はじめに

2004年，米国医学研究所（Institute of Medicine：IOM）は専門家を集めてエビデンスをレビューし，ヘルスリテラシー：混乱を終えるための処方箋（*Health Literacy: A Prescription to End Confusion*[1]）という題名の独創的なレポートを作成した．IOMの提案したヘルスリテラシーの定義は「健康に関する適切な意思決定を行うために必要な，基本的な健康情報やサービスを入手し，処理し，また理解する個人のもつ能力の度合い」である．世界保健機関（World Health Organization：WHO）は，それ以前にDon Nutbeamが提示した，似ているが少し異なる視点の定義を採用しており，ヘルスリテラシーとは「健康を促進し，維持するために，情報を得て理解し，利用するための動機づけと能力を決定する個人の認知的・社会的技能」[2]としている．IOMもWHOもヘルスリテラシーは健康行動に先立つ認知的・社会的能力から成るとする点で共通である．

NutbeamもWolfらも，彼らの定義が一般に受け入れられているにもかかわらず，ヘルスリテラシーの真の意味について医療関係者や，この分野の研究者間でしばしば意見が相違していることを認めている[2-4]．ある人にとってヘルスリテラシーは，確実なヘルスコミニケーションによって個人を必要なヘルスケアにつなげるための，広範な公衆衛生的課題である．他の人にとっては，医療上の指示の誤認や誤ったセルフケア，劣った健康状態に関連する，内在する臨床的リスク因子である――後者の視点はヘルスリテラシー分野の基礎となるエビデンスの根幹である．初期の研究では，健康知識とヘルスリテラシーを関連づけ，アウトカムを評価し，また，大まかな尺度の語彙や読解力，計算能力を用いた構成概念の評価が続けられた[5]．最近では，あまり見られないが，主観的評価や，個人の技能を推測するために人口学的データも使われてきた[6,7]．明らかに，文献で示された知見と拡大された解釈にはずれがあり，すり合わせが必要である．しかし，ヘルスリテラシーが多面的な概念であることは誰もが同意できる．この分野で最も一般的に使用されている読解能力と計算能力（numeracy）は基本的な構成要素のほんの一部にすぎない．

科学的知見

2003年の全米成人リテラシー調査（National Assessment of Adult Literacy：NAAL）によると，約14％の米国成人の文章理解と文書能力は最低レベルで，22％は数的処理が最低レベルであった[8]．彼らは，それぞれの分野の最も単純で具体的な課題しかこなせない．このような基礎的（basic）リテラシーに属する人たちの能力は限られており，日常生活に支障を持つ可能性がある．

基礎的リテラシーおよびそれ以下の人たちを考慮すると米国成人の34%から55%はリテラシー技能が限られている．高齢者，低学歴，民族・人種的少数者，社会経済的弱者，地方出身者はそうである割合が高い．英国，欧州全土，オーストラリア，カナダでも似たような人々の集団が存在する[9]．

多くの人々にとって，健康に関する情報や課題は難しく，親しみにくいので，一般的なリテラシーを調べたヘルスリテラシーの全国調査では，問題を過小評価していると考えられる．そのためNAALでは調査にヘルスリテラシーの構成要素を含めた[10]．報告では，平均的米国人のヘルスリテラシーは一般的なリテラシーの点数よりも低いが，一般的なリテラシー能力はヘルスリテラシーと強く相関する．

成人のリテラシーとヘルスリテラシー技能は，基本的な読解力と計算力を評価するために教育現場で用いられている従来からの方法が用いられた．既存のヘルスリテラシー関連の文献で用いられた方法は，語の発音と情報の検索（retrieving），図表と文章を含む印刷物からの情報の推論である．Rapid Estimate of Adult Literacy in Medicine（REALM）と Short Test of Functional Health literacy in Adults（S-TOFHLA）はヘルスケア分野でのリテラシー計測に最も一般的に使われている[11,12]．その他，評価の適時性の向上，または異なる言語間でのリテラシー測定の方法がある[5,13]．これら新しい方法はすべて，技術を活用しようが評価課題を広げようが，同じ前提に基づいている．ヘルスリテラシーは，大抵の場合，読解力か計算能力またはその両方（and/or）で評価すべきである．

関連事項

リテラシーと健康アウトカムの関連は完全には明らかではないが，リテラシーが健康行動や服薬遵守などさまざまな健康への道筋に直接的に影響を及ぼすメカニズムには説得力のある裏付けがある[1,14,15]．過去20年間に蓄積された実地経験上（empirical）のデータがこれらの関連を支持している[5]．それはアウトカムを用いて測定してきた読解力や，計算能力との関連を実証してきた文献の根幹であり（関連研究は1,000件以上ある），ヘルスリテラシー分野の形成を推進してきた．具体的には，リテラシーが低いと，健康知識が少なく，自己管理能力が劣り，入院率が高く，健康状態が悪く，死亡率が高いと繰り返し指摘されてきた[5,16,17]．前向き研究ではアウトカムは教育年数よりもリテラシーと強く関連していた[5,17]．

健康知識

関係する多くの実証研究でほとんどの場合，リテラシーが低いと健康知識も少ない[18,19]．ウィリアムズらによる初期の研究で，救急外来を訪れた低いヘルスリテラシー患者は喘息の知識が乏しいと報告されている[20]．同様の研究で，高血圧や糖尿病患者でリテラシーが低いと疾患の理解も低いと報告されている[21]．後続の研究でも，さまざまな状況で関連が確認されている．HIV/ AIDS感染者で，リテラシーが低いと，図や絵を使ってもCD4リンパ球数とウイルス量を理解したり，処方されている薬物の中でどれが抗ウイルス薬か確認する能力が低かった[22,23]．

低いヘルスリテラシーと処方された薬物名や適応症，指示などの誤認との関連性も高い関心を集めている．デイビスらは成人を対象に2つの多施設研究を行い，リテラシーが低いと人は高い確率で医師や薬剤師から処方された薬の使用方法を誤認する事を示した[24,25]．この問題は，薬の警告や使用上の注意に使用されている文章やアイコンにまで及んでいた．ウルフらの最近の報告では，リテラシーの低い患者は，多剤処方の薬を一日に必要以上に服用していた[26]．識字能力と医療の理解に関する最も重要な報告の1つに，ギャズマラリアン，ウィリアムズ，ピール，ベイカーの行った，喘息，高血圧，糖尿病，うっ血性心不全患者に行った面接調査がある．これによると低いヘルスリテラシーはこれらの慢性疾患いずれにおいても，病気に対して適切に対応する理解力（functional understanding）の低さの独立した予測因子であることが示された[18]．

自己効力感と健康行動

リテラシー技能と個人の健康に関する自己効力感（self-efficacy）と行動の関連について直接的な検討の報告がいくつかあるが，アウトカムに関するこれらのエビデンスは相反している．ウルフらは，シカゴ，シュリーブポート，ロサンゼルスに住む HIV/AIDS 患者の自己効力感，知識，服薬遵守について検討を行った[27]．リテラシーの低い人は，治療に参加するための自己効力感が低かった．自己効力感はリテラシーと服薬遵守の関連を介在することがわかった．しかし，デオルトらは，糖尿病患者ではリテラシー技能と自己効力感の関連は見られなかったと報告している[28]．

ヘルスリテラシーと健康行動に関する研究ではいくつかの知見を得られているが，その結果に一貫性を欠いていることも事実である．単一集団では，アーノルド，デービス，ベークルらが喫煙とヘルスリテラシーの関連性を報告している[29]．しかし，ウルフ，ギャズマラリアン，ベイカーらが行ったメディケアの被保険者で行った大規模な多施設研究では，リテラシー技能と健康に関するリスク行動（喫煙，アルコール，運動，BMI）は明らかな関連がなかった[30]．調査結果はリテラシーとがん検診やワクチン接種などを含む健康増進行動との関連が明らかであった．シリンガーらは，リテラシーの低さと糖尿病の不十分なセルフケアに関する重要なエビデンスを示したが，最近の研究ではその結果を再現できていない[31]．加えて，リテラシーと服薬遵守との関連は明らかではないという報告も同じ数ある[23,27,32]．

臨床的アウトカムと死亡リスク

ヘルスリテラシーの低い人は健康状態が悪い．ベイカー，パーカー，ウィリアムズ，クラークは2つの都市部の公立病院で患者のリテラシーと自己申告による健康状態との関連を検討した[33]．リテラシーが低い患者は，人口統計的・社会経済的要因を調整しても健康状態を低く自己申告する傾向が2倍以上高かった．ウルフ，ギャズマラリアン，ベイカーは，高齢者の低いリテラシーと自己申告による機能的健康状態との関連を検討した[16]．リテラシーが低いと，糖尿病やうっ血性心不全の有病割合が高く，身体的，精神的な健康状態が悪く，日常生活活動が著しく困難で，身体機能に関連する制限があると報告した．同様に，マンカソとリンコーは成人の喘息患者で，ヘルスリテラシーが低いと，身体状態が悪く，生活の質が低く，救急外来への訪問数が多いと報告している[34]．ベイカーらの最近の2つの検討ではヘルスリテラシーが不十分な患者では，リテラシーが十分な患者に比べて入院するリスクが大きい[33,35]．

ごく最近の研究では，ヘルスリテラシーの低さは死亡の大きなリスク因子であると報告されている．サンドアらは低いリテラシーは全死因死亡のリスク増加に75％の関連があると報告している[36]．同様に，ベイカー，ウルフらは，低いヘルスリテラシーは，51％以上の死亡リスクと有意に，独立して関連することを示した．関連は心血管系疾患では有意だったが，がんでは有意ではなかった[17]．

既存のエビデンスの限界

リテラシーと健康に関する数百の研究で，横断研究ではなく，真の因果関係に言及できる前向き研究は限られている．また，研究の大半は，健康に関する情報や指示についての個人の理解力を検討したもので，実際の臨床アウトカムとの関連までは調べられておらず，ヘルスリテラシーが健康状態低下の真のリスク因子であることの正当性には多くの批判がある．

パーシェ・オローとウルフは低いリテラシーとヘルスリテラシー技能が健康アウトカムに影響を及ぼす因果経路を提案したが（図 9-1），これらの関連を明らかにするにはさらなる検討が必要である[14]．例えば，リテラシーの低い人は健康情報へのタイミングのよいアクセスや医療関係者との対話，服薬指導の遵守や，日常の問題を解決するのに必要とされる働きかけや保護，最適な健康状態の維持に大きな困難に直面する可能性がある．また，リテラシーが低い人はそのことを恥ずかしいと感じ，その結果，説明を求めたり，別の場所で情報を得たりするなどの自己効力感を損なってしまう可能性もある[37-39]．これらの要因は，医療サービスが十分に使用されなかったり，健康によ

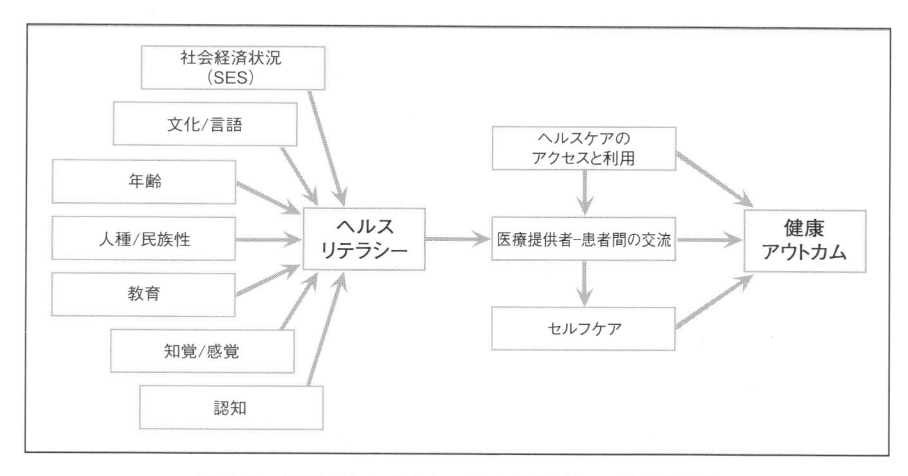

図9-1　健康アウトカムとヘルスリテラシーの因果経路
出典：Paasche-Orlow and Wolf (2007)[14] から転載

くない行動や不十分なセルフケアの結果として徐々に健康状態に影響を及ぼす．この枠組みの概念は理論的だが，前述のエビデンスレビューが示すとおり，これらのいくつかの経路には相反するエビデンスがあるために，全体像はまだ完全ではない．健康行動や健康教育に関する公衆衛生の長年の研究と異なり，現時点では，ヘルスリテラシー分野での統一された理論は未確立と言える．これらの限界を知った上で，エビデンスを集めて考慮すべき問題に注意を払っていく必要がある．

現場への科学的な助言

低いヘルスリテラシーの問題を検討した研究は数多いが，さまざまな状況での，問題の改善に向けた実行可能な解決策の報告は少ない[40, 41]．初期の介入のほとんどは，もっぱら健康に関する資料を読みやすく書き換えたり，理解しやすくするために他のデザイン技術を利用することから始まった[42, 43]．ヘルスリテラシーの格差を軽減する方策を十分に理解するには，さらなる研究が必要だが，いくつかのアプローチは期待ができるかもしれない．具体的には，ヘルスリテラシーに介入する標的として確認されている，(1)印刷物やマルチメディア通信など健康に関する資材（materials）の内容やデザイン，(2)医療関係者やコメディカルのカウンセリング技法，(3)ヘルスケアサービスの提供（delivery）である．

これまで蓄えられてきたリソースと関連資料は長年の経験として蓄積されており，資材をデザインする上での成功事例（best practice）を印刷物やWebサイト，教育ビデオでも情報が提供できる．表9-1に，その分野の専門家が示した，いくつかの重要なテクニックを示す．研究では参加者の大半は，リテラシーのレベルに関係なく，明確で簡潔な資材を好むことが示された．目的によって求められる情報の深さが変わるので，内容を限定したり階層化（layering）することが不可欠である．つまり資材は人々にそのトピックに関してすぐに何をしたらよいか（triage），知るべき（need-to-know）情報を提供するだけでなく，さらに詳しい内容を探したい人々のために，その手がかりも提供すべきである．

いくつかのエビデンスは，視覚教材の使用がリテラシーの低い患者が健康情報に関心を向け，行動を起こし，記憶にとどめておくことに役立つことを示唆している．ある研究では，絵グラフ（pictogram）を添付した医療指示を口頭で受けた患者の85%はそれを想起したのに対し，添付しなかった患者では14%であった[44]．また，ウルフらは，薬の警告ラベルに患者を中心としたアイコンを加えると，文章のみでの警告に比べて患者の理解が大幅に改善することを示した．これらの方法はリテラシーが低い人達が恩恵を最も受けた[45]．ウェブらは，絵やシンボルが対象者の抱く精神的な表現（representations）に一致すれば，リテラシーレベルに限らず視覚教材の最適化がで

表 9-1　処方箋表示のための最良の実践

ラベルの構成の整理	ラベルは患者が指示を処理する過程を反映させる．最も重要な情報は目立つ形で示す．
患者のコンテンツの強調	重要な情報は容易に見つけられるようにする．患者名，薬剤名，薬の量，および指示はラベルの上部に配置する．重要度の低い情報は別の部分に配置する．
簡単な言葉	専門用語 / 医学用語を使わない：短い文章を使用する．
明確な時間表示	1 日あたりの回数（毎日 2 回）などの曖昧な指示でななく，標準時間帯（朝，昼，夜，就寝前）または時間間隔（12 時間毎）で表示．
使用目的を含む	適応症を示すのに簡単な言葉を用いる（高血圧ではなく，血圧が高い）．
補足情報の制限	患者に過剰な負荷をかけないために，最も特徴的な情報のみを提供する．
英語の理解度に対する対処	複数の言語での情報提供．翻訳が正確で高品質であることの確認．
適切なフォント	高コントラスト印刷，シンプルで圧縮されていないフォント（Times Roman，Arial），大きなフォントサイズ（11 ～ 12 ポイント）の使用による印刷の最適化．単語すべての大文字表記を控える．
読みやすさの向上	可能な場合はアルファベットよりも数字を使用する（Take two tablets の代わりに Take 2 tablets）．可読性を高めるため余白を最大化（ポイントサイズの 25 ～ 30%）し，強調文字，ボールド体や印刷指示（typographical cues）．文章は垂直ではなく水平に配置する．

きると報告している[46]．したがって，視覚教材の開発や評価に際しては，標的となるオーディエンスの協力を求めるべきである．

健康に関する資材は別として，医療提供者が患者と口頭でより効果的にコミュニケーションする方法の報告は少ない．復習（teach-back）法を使用した理解度の確認，または臨床現場での患者と行うイメージ誘導（guided imagery）アプローチなどの双方向コミュニケーションに関する初期の報告がいくつかあり，これらの有効性をサポートしている．

復習法は臨床現場で患者の理解度を確認するうえで，簡単で有用な方法である[47]．診断について述べた後や治療法を提案した後，医療関係者は患者に対して何が話し合われたか，直面している問題の要点を振り返り，繰り返してもらうよう依頼する．患者が誤った情報を述べた場合には，医療関係者は再び説明を行い，再度，患者が理解したかの確認の質問を行う．このようにして，医療関係者は患者が十分に指示や情報を理解したことを確認する．その一方で，誘導イメージ法は患者に指示された内容の繰り返しを求めるだけでなく，指示された行動をどのように行うかの説明も求める．患者に，いつ薬を服用するか，どこに薬を保管するか，どのようにして服用することを思い出すのかなどの説明を求める場合もある．本質的には，医者は患者に模擬施行を行うことを求めている．パークらは，誘導イメージ法によって服薬が著しく改善されると報告している[48]．

最終的なヘルスリテラシー戦略，そして，おそらく最も困難なのは，行動の再設計（practice redesign）である．ヘルスリテラシーのギャップを埋めるのに最大の効果を示した介入は，心不全や糖尿病などの特定の慢性疾患をもつ患者群に対する集中治療管理（intensive care management）の戦略だった[40, 41, 49]．これらは，可能な場合は健康管理を行う患者の役割と責任を最小限にすることを盛り込んでいる．例えば，ヘルスケアは実践を効率化し，慢性疾患の患者をより詳細に把握してフォローアップし，ナビゲーターや他のケアコーディネーションを使って，予防的なサービスを提供したり，疾病管理のための行動計画を立てることができる．これらの幅広い戦略ではシステムの複雑性に対処するため複数のアプローチがとり入れられているが，残念なことに，結果に対してヘルスリテラシーの効果が減じる真の原因を解明することは難しい．システムの変更を伴うこれらの包括的な介入が持続できるか，他の設定に変更すべきかも明らかではない．

おそらく，ヘルスリテラシー分野で明らかになった最大の課題は，ヘルスケアに関して長期目標を組み入れる方法を見つけるということであり，人々の意識をヘルスケアに向けさせ，役割と責任をもたせるということだろう[3]．これにはおそらく人生の早期（すなわち学校教育を通して）に標準的なトレーニングと教育を必要とする，それは生涯にわたる日常の課題の分析や，医療従事者とのより効果的なコミュニケーションの方法であったり，典型的な質問に対する明確な助言の提供である．これは，医療従事者やシステムと対応する際に，個人や家族に典型的な予想と経験を伝えるのに前もって情報を提供することに相当する．その意図は，より生産的な方法で健康情報を探し，入手するための自己効力感を高め，効果的に健康とヘルスケアの問題を解決する技能を伸ばすことにある．

この助言を実行するコミュニケーションをどう評価するか？

ヘルスリテラシーの実践にはさまざまな領域の活動が参考になり，その多くはそれほど複雑でもなく，費用もあまりかからない．例えば，ヘルスシステムや医療従事者は，彼らと患者やその家族間のコミュニケーションの態度を見直す必要がある．低いリテラシーの患者でも配布された資料を理解できているかを一歩踏み出して確認すべきである．印刷物は，素材の可読性を数種類の公式とインターネット上のツールで分析できる．推奨されている評価の1つであるLexile解析は，インターネット上の無料購読サイトでアクセスできる[50]．デービスらはこれまでにLexileスコアで測定された可読性は，患者の薬物警告情報の理解の独立した予測因子であることを見出した．ドークらの素材の適合性評アセスメント（Suitability Assessment of Materials：SAM）は，低いリテラシーの人たちのために素材を系統的に吟味する，より包括的な手段である[51]．一般的に，印刷ツール，Webのどちらでも，印刷内容の質や理解しやすさを評価するための大雑把だが着手しやすい，数多くの利用可能な方法がある．

ヘルスシステムやコミュニティ内のヘルスリテラシーの課題を評価する別の安価な方法は，人口統計データからヘルスリテラシーを推測することである．年齢，人種や民族，学歴を含むアルゴリズムは，（オーディエンスの）リテラシーが低い可能性を判断する上でかなりの予測力をもち，ヘルスリテラシーの介入が必要だが抵抗性のある企業文化やシステムへの働きかけに役立てられる[6]．推奨される方法の中には，僅かな費用で目的とするセッティング内部の代表サンプルのリテラシー評価を含む基本的な調査もある．

資金が限られていても患者と医療関係者の調査で，ヘルスリテラシーに関する問題やニーズを，より正確に見つけ，確認できる．患者に関する調査はリテラシー評価の範囲を超えているかもしれない．医療の研究・品質調査機構（Agency for Healthcare Research and Quality：AHRQ）が使用したConsumer Assessment of Healthcare Providers and Systems（CAHPS）調査は，ヘルスリテラシーに関連して，医師の専門家意識（practitioner professionalism）と会話によるコミュニケーションについての患者満足度を尋ねている．この調査はベースラインが（その後の変化を追う基点として）確立しており，コミュニケーション改善を目的とするさまざまな取り組み，特にリテラシーの低い患者を対象とした取り組みの有効性を評価するために定期的に実施される．CAHPSに類似した他のツールも利用できる．より高価であるが，生涯教育（continuing education）の際に有用な評価法は医療者のトレーニングの前後での患者とのやりとり（clinical encounters）がどのように変わったかビデオ録画を行うことである．そして，患者とのコミュニケーションの変化によって，患者の健康情報へのアクセスが改善されたかどうかその新しい戦略の適合度を評価（fidelity assessments）する．例えば，患者が郵便を受け取ったり，電話をかけたり，電子カルテの患者ポータルからeメールや請求書を受信するのを確認できる，といったことである．

すべてにおいて，健康情報を提供するための標準的な方法が必要で，医師とヘルスシステムは患

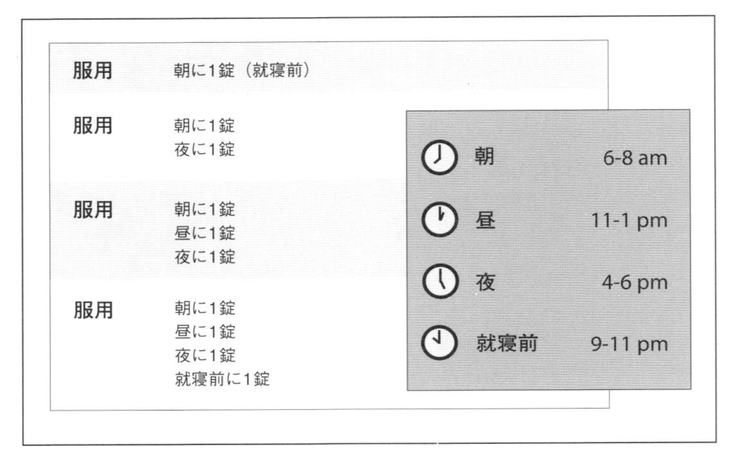

図 9-2　一般的な服薬スケジュール
出典：IOM Workshop summary [52]

者と家族が同じ内容を受け取ることができる複数のアクセスポイントを確保する必要がある．ヘルスリテラシーに関する最近の文献に服薬指導とラベリングに関する報告がある．普遍的な投薬スケジュール（Universal medication schedule：UMS）の利用が提案されており，医師は最も患者が使いやすい方法で薬を処方し，一方で薬局にも薬のラベル付けや調剤には同じ説明や情報を用いるよう求めている（図 9-2）[52]．

結　論

独創的な 2004 年の報告書，「ヘルスリテラシー：混乱を終えるための処方箋」で，IOM は，患者の健康に関連する知識，技能，行動は(1)文化的背景，(2)ヘルスシステム，(3)教育システムによって最初に形成されるとした [1]．この報告で，低いヘルスリテラシーは個人の問題だけではなく，援助の手を差し伸べ，より効果的にコミュニケーションを行う必要がある医療関係者やヘルスシステムの側にとっての課題でもあることも明らかにされた．長期的なヘルスリテラシーの介入には，健康増進戦略を継続して発展させる地域社会が不可欠である．教育制度は関連する技能を提供することで公衆衛生の取り組みを支え，米国のヘルスケアシステムの中での自らの役割について学習者に慣れ親しませる役割がある．今行うべき最も重要な取り組みは重要な健康情報へのアクセスと質の向上であり，最も必要としている人達にとってヘルスケアを受けることを平易にしていく（simplify）ことである．

参照文献

1 Institute of Medicine. *Health literacy: A Prescription to End Confusion*. National Academy Press; 2004.

2 Nutbeam D. The evolving concept of health literacy. *Soc. Sci. Med*. Dec 2008;67(12):2072-2078.

3 Wolf MS, Wilson EAH, Rapp DN, et al. Literacy and learning in healthcare. *Pediatrics*. 2009;124: S275-S281.

4 Nutbeam D. Health Literacy. In: Heggenhougen K, Quah S, eds. *International Encyclopedia of Public Health*. Vol 3. Academic Press; 2008:204-211.

5 DeWalt DA, Berkman ND, Sheridan S, Lohr KN, Pignone MP. Literacy and health outcomes: a systematic review of the literature. *J. Gen. Intern. Med*. 2004;19(12):1228-1239.

6 Hanchate AD, Ash AS, Gazmararian JA, Wolf MS, Paasche-Orlow MK. The demographic assessment for health literacy (DAHL): A new tool for estimating associations between health literacy and outcomes in national surveys. *J. Gen. Intern. Med.* Oct 2008;23(10):1561-1566.

7 Chew LD, Bradley KA, Boyko EJ. Brief questions to identify patients with inadequate health literacy. *Fam. Med.* Sep 2004;36(8):588-594.

8 Kutner M, Greenberg E, Jin Y, Paulsen C, White S. *The Health Literacy of America's Adults: Results from the 2003 National Assessment of Adult Literacy*: National Center for Education Statistics: US Department of Education; 2006.

9 Rudd RE. Health literacy skills of US adults. *American Journal of Health Behavior*. 2007;31(supp): 8-18.

10 Kutner M, Greenberg E, Baer J. *A First Look at the Literacy of America's Adults in the 21st Century* (NCES 2006-470). Washington, DC: National Center for Education Statistics; 2005.

11 Davis TC, Long SW, Jackson RH, et al. Rapid estimate of adult literacy in medicine: a shortened screening instrument. *Fam. Med.* 1993;25(6):391.

12 Baker DW, Williams MV, Parker RM, Gazmararian JA, Nurss J. Development of a brief test to measure functional health literacy. *Patient Educ. Couns.* Sep 1999;38(1):33-42.

13 Weiss BD, Mays MZ, Martz W, et al. Quick assessment of literacy in primary care: the newest vital sign. *Annals of Family Medicine*. 2005;3:514-522.

14 Paasche-Orlow MK, Wolf MS. The causal pathways linking health literacy to health outcomes. *Am J Health Behav*. Sep-Oct 2007;31 Suppl 1:S19-26.

15 Baker DW. The meaning and the measure of health literacy. *J. Gen. Intern. Med.* 2006;21(8):878883.

16 Wolf MS, Gazmararian JA, Baker DW. Health literacy and functional health status among older adults. *Arch. Intern. Med.* Sep 26 2005;165(17):1946-1952.

17 Baker DW, Wolf MS, Feinglass J, Thompson JA, Gazmararian JA, Huang J. Health literacy and mortality among elderly persons. *Arch. Intern. Med.* Jul 23 2007;167(14):1503-1509.

18 Gazmararian JA, Williams MV, Peel J, Baker DW. Health literacy and knowledge of chronic disease. *Patient Educ. Couns.* 2003;51(3):267-275.

19 Pandit AU, Tang JW, Bailey SC, et al. Education, literacy, and health: Mediating effects on hypertension knowledge and control. *Patient Educ. Couns.* Jun 2009;75(3):381-385.

20 Williams MV, Baker DW, Honig EG, Lee TM, Nowlan A. Inadequate literacy is a barrier to asthma knowledge and self-care. *Chest*. 1998;114(4):1008-1015.

21 Williams MV, Baker DW, Parker RM, Nurss JR. Relationship of functional health literacy to patients' knowledge of their chronic disease. A study of patients with hypertension and diabetes. *Arch. Intern. Med.* Jan 26 1998;158(2):166-172.

22 Wolf MS, Davis TC, Cross JT, Marin E, Green K, Bennett CL. Health literacy and patient knowledge in a Southern US HIV clinic. *Int. J. STD AIDS*. Nov 2004;15(11):747-752.

23 Kalichman SC, Ramachandran B, Catz S. Adherence to combination antiretroviral therapies in HIV patients of low health literacy. *J. Gen. Intern. Med.* May 1999;14(5):267-273.

24 Davis TC, Wolf MS, Bass PF, 3rd, et al. Low literacy impairs comprehension of prescription drug warning labels. *J. Gen. Intern. Med.* Aug 2006;21(8):847-851.

25 Davis TC, Wolf MS, Bass PF, 3rd, et al. Literacy and misunderstanding prescription drug labels. *Ann. Intern. Med.* Dec 19 2006;145(12):887-894.

26 Wolf MS, Curtis LM, Waite K, et al. Helping patients simplify and safely use complex prescription regimens. *Arch. Intern. Med.* Feb 28 2011;171(4):300-305.

27 Wolf MS, Davis TC, Osborn CY, Skripkauskas S, Bennett CL, Makoul G. Literacy, self-efficacy, and HIV medication adherence. *Patient Educ. Couns.* Feb 2007;65(2):253-260.

28 DeWalt DA, Boone RS, Pignone MP. Literacy and its relationship with self-efficacy, trust, and participation in medical decision making. *Am J Health Behav*. Sep-Oct 2007;31 Suppl 1:S27-35.

29 Arnold CL, Davis TC, Berkel HJ, Jackson RH, Nandy I, London S. Smoking status, reading level, and knowledge of tobacco effects among low-income pregnant women. *Prev. Med.* Apr 2001;32(4):313-320.

30 Wolf MS, Gazmararian JA, Baker DW. Health literacy and health risk behaviors among older adults. *Am. J. Prev. Med.* Jan 2007;32(1):19-24.

31 Schillinger D, Grumbach K, Piette J, et al. Association of health literacy with diabetes outcomes. *JAMA*. 2002;288(4):475.

32 Paasche-Orlow MK, Cheng DM, Palepu A, Meli S, Faber V, Samet JH. Health literacy, antiretroviral adherence, and HIV-RNA suppression: A longitudinal perspective. *J. Gen. Intern. Med.* 2006;21(8):835-840.

33 Baker DW, Gazmararian JA, Williams MV, et al. Functional health literacy and the risk of hospital admission among Medicare managed care enrollees. *Am. J. Public Health.* Aug 2002;92(8):12781283.

34 Mancuso CA, Rincon M. Impact of health literacy on longitudinal asthma outcomes. *J. Gen. Intern. Med.* Aug 2006;21(8):813-817.

35 Baker DW, Parker RM, Williams MV, Clark WS. Health literacy and the risk of hospital admission. *J. Gen. Intern. Med.* 1998;13(12):791-798.

36 Sudore RL, Yaffe K, Satterfield S, et al. Limited literacy and mortality in the elderly: The health, aging, and body composition study. *J. Gen. Intern. Med.* Aug 2006;21(8):806-812.

37 Wolf MS, Williams MV, Parker RM, Parikh NS, Nowlan AW, Baker DW. Patients' shame and attitudes toward discussing the results of literacy screening. *J Health Commun.* Dec 2007;12(8):721-732.

38 Parikh NS, Parker RM, Nurss JR, Baker DW, Williams MV. Shame and health literacy: the unspoken connection. *Patient Educ. Couns.* 1996;27(1):33.

39 Waite KR, Paasche-Orlow M, Rintamaki LS, Davis TC, Wolf MS. Literacy, social stigma, and HIV medication adherence. *J. Gen. Intern. Med.* Sep 2008;23(9):1367-1372.

40 Pignone M, DeWalt DA, Sheridan S, Berkman N, Lohr KN. Interventions to improve health outcomes for patients with low literacy: A systematic review. *J. Gen. Intern. Med.* Feb 2005;20(2):185-192.

41 Clement S, Ibrahim S, Crichton N, Wolf M, Rowlands G. Complex interventions to improve the health of people with limited literacy: A systematic review. *Patient Educ. Couns.* Jun 2009;75(3):340-351.

42 Davis TC, Fredrickson DD, Arnold C, Murphy PW, Herbst M, Bocchini JA. A polio immunization pamphlet with increased appeal and simplified language does not improve comprehension to an acceptable level. *Patient Educ. Couns.* 1998;33(1):25-37.

43 Gerber BS, Brodsky IG, Lawless KA, et al. Implementation and evaluation of a low-literacy diabetes education computer multimedia application. *Diabetes Care.* 2005;28(7):1574-1580.

44 Houts PS, Doak CC, Doak LG, Loscalzo MJ. The role of pictures in improving health communication: A review of research on attention, comprehension, recall, and adherence. *Patient Educ. Couns.* May 2006;61(2):173-190.

45 Wolf MS, Davis TC, Bass PF, et al. Improving prescription drug warnings to promote patient comprehension. *Arch. Intern. Med.* Jan 11 2010;170(1):50-56.

46 Webb J, Davis TC, Bernadella P, et al. Patient-centered approach for improving prescription drug warning labels. *Patient Educ. Couns.* Sep 2008;72(3):443-449.

47 Schillinger D, Piette J, Grumbach K, et al. Closing the loop: physician communication with diabetic patients who have low health literacy. *Arch. Intern. Med.* Jan 13 2003;163(1):83-90.

48 Park DC, Gutchess AH, Meade ML, Stine-Morrow EA. Improving cognitive function in older adults: Nontraditional approaches. *J. Gerontol. B. Psychol. Sci. Soc. Sci.* Jun 2007;62 Spec No 1:45-52.

49 Rothman RL, Malone R, Bryant B, et al. A randomized trial of a primary care-based disease management program to improve cardiovascular risk factors and glycated hemoglobin levels in patients with diabetes. *Am. J. Med.* Mar 2005;118(3):276-284.
50 Stenner AJ, Horablin I, Smith DR, Smith M. *The Lexile Framework*. MetaMetrics, Inc.; 1988.
51 Doak CC, Doak LG, Root JH. *Teaching Patients with Low Literacy Skills*: Lippincott; 1996.
52 Institute of Medicine. *Standardizing Medication Labels: Confusing Patients Less: Workshop Summary*. National Academy Press; 2008.

第10章　情動と感情

エレン・ピーターズ（博士，オハイオ州立大学）

要　旨

情動（affect）と感情（emotion）は，可能性（likelihood）や価値観，リスクベネフィットのバランスの認知に影響する．これらの感情や思考はお互いに影響し合うだけでなく，それぞれにリスク認知や意思決定にも影響する．感情により有効なリスクコミュニケーションが制限されることもあるが，よい意思決定を行うために感情が重要となることもある．感情の力は，説得的・非説得的コミュニケーションの両方で利用できる．

はじめに

リスク認知やコミュニケーションに関する初期の心理学的研究は，リスクに対する態度や行動を形作る認知の力に焦点をあててきた[1,2]．近年では情動や感情を重要な構成要素として組み込んだリスク認知の理論が開発され検証されている．これらの理論の中では，複合的（integral）な感情（ある刺激［例：処方された薬など］に感じた肯定的・否定的な感情）や偶発的（incidental）な感情（刺激とは無関係だが関連づけられてしまった気分のような，肯定的・否定的な感情）は，この複雑な世の中で，どのように人がリスクに反応するかを予測し，説明することに使われている．情動や感情の小さな動きは日常生活の中で広く経験される．それは医師や医療従事者，リスクコミュニケーションを行う人のみならず，患者など消費者の意思決定に影響する[3]．こういった感情は意思決定に否定的な影響を与えることもある（例えば，恐怖に圧倒されている人や悲嘆にくれている人などは意思決定をする状態としてふさわしくない）．しかしダマシオらは[4]，一般に感情は，意思決定の正確さや効率を改善させるものであり，感情がなければ適切な意思決定は行い難いことをエビデンスを挙げて論じている．リスクコミュニケーションにおいても，この研究から得られる示唆を考慮すれば，それに伴う労力を減らせる可能性がある．

科学的知見

主に2つの互いに関連する理論的枠組みがある．1つ目は情動（シンプルなよい・悪いといった価［valence］）についてであり，それは「感情想起仮説（Affect Heuristic）」[5,6]や「感覚としてのリスク（Risk-As-Feelings）仮説」[7]に基づく．2つ目は，「認知評価（cognitive-appraisal）理論」に基づく「評価-評定傾向（Appraisal-Tendency）」の枠組みであり，評価に対するリスク認知の影響や，怒りや怖れといった特定の感情からくる行動の動機に関する研究である[8,9]．この2つは，両方とも判断や選択の際に経験する感情に着目している点で相互に関連している．価とは，快や不快といった，特定の感情のもととなる初期評価といえる．

「情動価（valence）」と「情動想起（the affect heuristic）」

前者の枠組みを支持するものとして，さまざまな実験や調査やフィールド研究で，情動価（affective valence）とリスク認知との関係が指摘されてきた．一般的にリスクとベネフィットは正に相関するが（例：リスクの大きい株式は大きいベネフィットを得られる，そうでなければ長く市場に存在できない），両者の「認知（perceptions）」は負に相関する傾向がある（例：処方された薬はベネフィットが大きくリスクが小さいと認識される[1]）．リスクとベネフィットの実際とその認知が相反する関係は，製品や活動に関連した肯定的もしくは否定的な感情を強化してきた．人は，情動想起によってその活動や製品をどのように考えるかだけでなく，どのように感じるかも判断の基準に置いているようだ[10]．もし何かをよさそうに感じたら，リスクを低く，ベネフィットを大きく判断しがちであり，悪そうに感じたら，その反対にリスクを高く，ベネフィットを小さく判断しがちである．このモデルのもとでは，感情が先にあり，リスクとベネフィットを判断する際の情報として役割を担っている（例：処方薬のように）[11]．

ピーターズは[12,13]，情動想起モデルを拡大し，情動が判断や意思決定過程に影響を与えることを示すさまざまな方法を検討した．例えば，情報とは別に，情動はスポットライトのように働き，ほかの情報は無視される一方で，決定に関連する情報を照らし出す．

多くの情動想起のエビデンスは相関を検討されたのだが，実験的な研究の成果もある．それによると，情動への依拠（やリスクとベネフィットの認知の負の相関）は，時と共に増大することが示されている[5]．さらに，1種類の情報を提供すること（例：ベネフィットの情報なしにリスクの情報を増やす）はほかの認知に影響を与える（つまりベネフィット認知が減る[5]）ことも分かっている．情動はまた，偶発的にリスクの因果的なインパクトの認知に影響する．情動想起モデルに基づくある報告では，感情操作（楽しくないニュースを読むなど）を通した負の情動の増大は，さまざまなハザードや病気に関するリスク認知を増強させ，正の情動の増大は同様にリスク認知を減少させていた[14]．最後に，情動的な反応など個々の違いの影響は，リスク認知でよく見られ，神経症的な人はよりリスクを大きく認知する[15,16]．年齢の高い人や数学的知識のない人は，若くて数学的知識がある人よりもリスクを大きく認知しがちだというエビデンスも存在する[17-21]．この結果はおそらく高齢で数学的知識のない人たちほどリスクを認知をする際に，（熟慮ではなく）情動に依っていることによる．

偶発的で複合的な情動の源はリスクに対する反応に影響する（系統的には研究されていないが，情動想起の見地からベネフィットに対する受容にも影響する）．意思決定者は，非常に情動的でリスクのある出来事の確率に対して鈍感でもある[7,22,23]．さらに言えば，パーセント（リスクを持つ人の割合）で示すより，頻度（リスクを持つ人の数）で示した方がリスクがより大きく伝わる．パーセントより，数のインパクトが大きいのは，分子（リスクを持つ人の数）に注目して分母を無視しているからであり，結果としてリスクに関するイメージに情動的になりやすくしている[6,24,26]．これまでのデータによると極端な陰性の情動によって，行動が抑制されるというような曲線的な関係は支持されておらず，心配が大きいほど（病的でなければ）自分を守る健康行動をとる傾向にある．

情動はリスクが数字で比べられたときに，とても重要な役割を演じる[6]．例えば，ファガリンとジークムンド・フィッシャー とユーベルは[21]，自分の乳がんのリスクを推測するように言われた女性は，（情動想起によって，がんに対する負の情動により）リスクを過大評価する．さらに，正確なリスクを教えられた後，（そして，自分が想像していた高いリスクと比べた後），最初にリスクを推測していなかった女性に比べ，より安心し，不安が和らいだことを報告している．著者らはリスク受容を「単なる数学的なリスクの認知評価だけではなく，「高い」「低い」を「心配すべきこと」「安心してよいこと」として翻訳する直感的で感情的な反応を含む」（p.143）と述べている．

もちろん，多くの情動想起の研究は自記式の情動や感情で評価してきたので，結果がすべて該当する事柄について経験した感情や思考に基づくものかどうか明確ではない（「よいと思う（I feel it’s good.）」と「よいと考える（I think it’s good.）」はかなり近い）．しかしながら，リスク受容に対して（上述の乳がんの例のように）感覚（feelings）を経験的に操作するという実験の効果は，リスク受容に関して情動が原因的な役割を担っていることを示している[14]．特定の感情に対する研究は，情動想起的アプローチの異なった取り組みと言える．次節では，いくつかの研究は同じように誘発された感情（怒りや恐怖）がリスク受容に反対の影響を与える可能性を述べる．

特定の感情研究とリスクコミュニケーションへの示唆

リスクに対する公衆の反応は，情動価を超えた恐怖や怒りといった複雑な感情を含む．これらの感情は一般的に，一部では善や悪といった感情から生じると考えられているが，予測可能性や潜在的に対処可能といった付加的な環境の認知的評定の結果のこともある[30,31]．これらの特定の感情は一般的に偶発的な感情状態（例：怒りの状態［mood］など[32]）として研究されているが，例えば処方薬やFDAそのものといった事物（object）を総合的に扱って（もしくは一部の表現として）も研究できる[15]．

ラーナーやケルトナーのいくつかの洗練された研究では[8,9]，それぞれの感情に特異的な方法で，リスク認知に関するベネフィットに注目している．例えば，怒りと恐怖はリスク受容に正反対の影響を持つと予測しそれを発見した．恐れが強い人は悲観的にリスクを見積もってそれを避けようとするが，怒りの強い人は楽観的にリスクを見積もって，リスクに向かうような選択をする．ラーナー，コンザレス，スモールとフィッシュホフ[33]は実験的に恐怖を呼び起こすと（テロリストの襲撃で一番あなたを怖がらせるのは何かと書かせ，バイオテロに関する恐怖を引き起こすような音声を聞かせる）人々の将来的なテロリスト襲撃のリスクの見積りは大きくなり，9.11襲撃後に示された予防策を計画立てた．同様の実験で怒りを引き起こすと，反対の反応が起こった．

ほとんどエビデンスは存在しないが，自然に起こる感情の状態では，偶発的でも複合的でも，そういった純粋な状態は，時を経るにつれそれぞれの感情に特定の効果を及ぼす．混在した感情や混在した評定のパターンは支配的になりやすい[15]．しかしながら，恐怖より怒りを感じやすい人はリスクを感じにくい[9,33]．それに加え，ある感情に特化した効果は，より多くの純粋な感情を伝えるリスクコミュニケーションに重要な効果を及ぼしやすい．例えば，ナビ[34]は実験的に飲酒運転に関して怒りと恐怖を呼び起こし，それぞれに対し，罰か予防かどちらを政策的に好むか試した．リスク受容について，より複雑で偶発的，そして総合的な感情や情動の要素の効果を理解するための研究がさらに必要であろう．

感覚対思考の予測力

研究はリスクに対する我々の感覚の重要性を示している．これらは，リスクに対する思考よりも予防的な行動や行動の意思に影響する．例えばディーフェンバック，ミラー，デリーは，情動（がんに特化した心配）がマンモグラフィーの受診に影響することを予測したが，一方で（がんに対する）認知は予測できなかったことを発見した．同様に，ピーターズ，バラストン，メルツは放射線に関連したスティグマ反応は（例えば核の力など）負の感情（恐怖や怒りが混在した反応）から生じ，（潜在的な危険や脅威など）リスク認知の活性化からは生じないことを報告している．

行動や意思に影響を与える感覚の力と思考の力は，反対になることがありうる．実験的なエビデンスでは．例えば，対象者にそれぞれの選択の理由を示したり，選択の前に数字の問題を解いてもらうなど熟慮の機会を提供すると，意思決定における情動の影響が減っていた．反対に，考える余裕をなくしたり（例：時間のプレッシャーや認知的負荷など），情動の要素（例：順序，シンボル，評価カテゴリーなどの方法で，情報の「要旨」をより簡単に受け入れられやすくする）を増やすことで意思決定における情動の働きを強める方法もある．

現場への科学的助言

規制された製品について何が重要か，リスクとベネフィットのコミュニケーションについてオーディエンスは何を知ることが重要か，理解が必要である．情動や感情がFDAの関連する製品に対する消費者の行動にさまざまな影響を与えることを知れば，これらの影響が個人または公衆の健康への疑念に対し有害または有益かどうか規範的な（normative）分析をすることで，感情や情動の力をコントロールする手がかりが得られる．例えば，たばこのパッケージに絵で警告するようなラベルを貼って感情や情動に訴えて喫煙を減らすケースもある．場合によっては（スタチンなどの）薬の長期的効果は患者自身には評価しにくいが，短期的なコストは明確なので，服薬を促進するには長期的なベネフィットに対する情動的な意味合いの強調が必要となる．感情や情動は公衆の健康の増進に役立つが，その取り組みを弱めることもある．

だが，製品や情報に対する感情を変えることが規範的に妥当かどうかは分かっていない．服薬することのベネフィットの情報は，消費者がもっと使えるように分かりやすくすべきか？　ある薬の副作用に対する極端に否定的な感情は，患者とのコミュニケーションで減らすべきか？　人々の行動や理解の仕方を変えるのに，感情や情動そして情報を使うことは深刻な倫理的問題をはらむ．一方で，その影響を無視することもまた倫理的問題となる．これらの影響を政策決定者が理解すれば，無秩序に行って，その効果にふり回されるのではなく，どのようにどんな情報を提供すれば良いか思慮深く判断できるであろう．

行動をするためのリスクとベネフィットの情報を提供する

もし情動想起法が正しく，（例：薬など）リスクの情報を提供することでベネフィットが認知されにくくなるなら（利益の情報がなければ），FDA はじめ情報提供者はコミュニケーションにおいてリスクとベネフィットどちらの情報も提供すべきである．

行動しないことのリスクとベネフィットを考える

比較することは情動的な評価や，付随する行動に影響するので，よく情報に通じた消費者は「行動したらどうなるか」という情報（例：推奨されている服薬）と共に，「行動しなければどうなるか」の情報を得るべきである．

重要な情報に情動的な意味を与え情報にアクセスしやすくする

単に情報を提供するだけでは不十分である．情動的な意味合いのない情報を得ても，消費者はそれに注意を向けないことを研究が示している．評価を示す（evaluative）ラベル（すばらしい，怖いといったもの）やシンボル（消費者報告で使われているような）の使用や，指示があれば消費者は重要な情報にアクセスしやすくなり，他の不適切な情報源の情報を使うことを減らせる．これらの技術を活用すれば，重要な情報の統合を進めることができる．

感情が高まった際（潜在的に害のある決定の際），「立ち止まって考える」ことで情動の影響を減らす

消費者や患者はしばしば恐怖，警告，怒り，恐怖に反応し，リスクコミュニケーションを理解して有効な決定を行う能力が抑え込まれてしまう．FDA はじめ情報提供者がこのような状況を予測したら，消費者や患者に「立ち止まって考える（stop and think）」ことを促して，強い反応を減らそうとする（彼ら自身の感情反応をより理解し，考えることも含む），そうすることで，患者は治療の選択肢の両面を比べられるようになる．

火を以って火と戦う

FDA が説得的コミュニケーションが最善と信じる場合，感情的な（特に恐怖に基づく）コミュニケーションがリスク認知を高め行動を変化させるために使われる．例えば，（刺激的な）絵による喫煙パッケージの警告である．

FDA が規制している製品のリスクベネフィットの認知への広告，ブランド名，他の販促活動の効果

情動想起的，感情としてのリスク仮説の取組から，偶発的な負の情動はそれぞれリスク認知に影響することが示されている．ある製品の購買を促すような販促活動は，その製品に対する正の情動を伝えようとする．つまり，治療が成功した患者を見せ，被害のあった患者を見せない．その結

果，これらの活動は（ベネフィットの情報がまったくなくても）ベネフィットの認知を促進し，リスク認知を減退させる．しかしながら，これらの効果は，通常 FDA が規制する広告が必要としている副作用情報の量に比べれば，明らかではなく，予測できない．この課題はより研究が必要である．

この助言を実行するコミュニケーションをどう評価するか？

実験的な方法から調査的な方法まで用いた広い領域のエビデンスから，消費者や患者が FDA が規制する製品の情報をどう処理して利用するか，潜在的な情動過程の重要性が注目されている．リスク認知や意思決定における情動や感情の研究は比較的新しいが，感情を引き起こす原因としての情報の性質に関して（例：うつ状態を含む恐れや心配に特化したものが複合的か偶発的かなど）と感情経験の規範的な妥当性（それがはっきりしない多くの状況）には違いが存在する．このことは，コミュニケーションは情動，感情，思考，リスクベネフィットの認知，そしてコミュニケーション前の健康行動へのインパクトを試すべきであることを示している．これらの研究は適切な人々，特にコミュニケーションに影響されやすい脆弱な人々に対して行う必要がある．

情動や感情は単純な自記式測定法（「どのように感じますか？」といった質問に対して「良い」から「悪い」，または「全然怒っていない」から「とても怒っている」というような尺度）も含めさまざまな方法で測定できる[36]．顔の表情（pictorial）尺度は文字の読めない人々でも利用できる[44]．答えにくい質問は回答に要した時間や生理的方法で測定できる（例：心拍数や皮膚伝達反応など）．情動による反応と感情や特定の情動を実験的に操作することで生じる個人の違いも用いられる（ピーターズ[12]らの研究を参照）．

コミュニケーションを試す予算がなくても，FDA は内部の専門家に一番重要なものからそうでないものまで情報に優先順位を付けさせて，一番重要な情報の情動的な意味を強調している．FDA は行動した場合としない場合のリスクとベネフィットを比較できるコミュニケーションを開発できる．FDA はコミュニケーションに含めるメッセージを評価しコメントする人（特にリスクコミュニケーションの教育を受けておらず経験もない人）を雇用して，半構造的認知的面接を行うことができる．コミュニケーションのメッセージは明確か？　わからないことはあるか？　もし内部の検討でそのメッセージが「的外れ（missed the mark）」かもしれないということになれば，その点に焦点を当てた質問を行う（例：重要なメッセージがある特定の面からどのように理解されるか）．情動と感情の役割を知っているリスクコミュニケーションの専門家は，将来的に規制の候補に挙がるような製品について，戦略的なリスクコミュニケーションを行う可能性を最大化するために，早いうちから討論に参加すべきである．

ある程度予算があれば，上記の方法は，FDA のメッセージを読んで評価した一対一の認知的面接の前，特定のコミュニケーションを明らかにするために行う．メッセージの理解度のテストは重要であり，教育歴が低く，計算・識字能力の低い対象者を含めることは特に重要である．このテストは，どのようなコミュニケーションが，疾患や治療のリスクとベネフィットに関する感情や認知を変化させるか調べるために，以前のメッセージ（または以前のテストで使われた別のメッセージ）を比べることも含む．もし FDA が決定分析（decision analysis）が重要というメッセージを得たら，どんなコミュニケーションがそのメッセージをうまく伝えられるだろうか？

十分な予算があればFDA はより洗練されたアプローチで特定のメッセージを試すことができる．さらに，消費者や患者がどのように FDA が提供したり規制する情報を得て使用するかという，一般的なメカニズムを明らかにする研究を行ったり助成したりできる．特定のメッセージに対し，半構造化面接（semi-structured interview）がさまざまなバージョンのメッセージの洗練に使われ，代表性のある人々でメッセージのテスト（nationally representative test）を行って，特定の状況の規範的な分析で強調された情報を使えるようにできる．こうして，その製品を使う可能性が最も高い特定の人々に対する特定のコミュニケーションを対象にランダム化比較試験を行って，脆弱な患者集団におけるメッセージの有効性を検証できる．

これらの試験によって，製品に関するものから何らかの状況（訳注：感染症や災害など）に関するものまで，将来のFDAのリスクコミュニケーションの方向性を示せるような一般的な知見を系統的に得ることができる．さまざまなFDAが規制する製品に対する系統的な研究は，例えば，どのように，そしていつ直接的な消費者広告（direct-to-consumer advertising）がリスクベネフィットの推移に影響を与えるか明らかにできる．情報の示し方（パーセンテージか頻度か）が異なり，リスクとベネフィットがさまざまな種類の薬や器具について提示されているので，（それらを分析することで）FDAはどんな形がもっとも理解しやすいか，どんな状況でどんな情報を使えば良いか予測できるかもしれない．このような系統的な研究は，FDAに対し，そしてFDAを越えてインパクトを与える．そして最終的には効果的なリスクコミュニケーションの一般的な理論が打ち立てられるであろう．

追加情報

1. Slovic, P., Peters, E., Finucane, M.L., and MacGregor, D.G. (2005). Affect, risk, and decision making. *Health Psychology*, 24, S35-S40.　情動想起のエビデンスを紹介し，そのリスクコミュニケーションや健康上の意思決定への意味を論じている．
2. Loewenstein, G. F., Weber, E. U., Hsee, C. K., and Welch, E. S. (2001). Risk as feelings. *Psychological Bulletin*, 127(2), 267-286.「感覚としてのリスク」仮説をとりあげ，リスクのある状況への感情的反応は，しばしばそれらのリスクをどう認知的に評価しているかに関係していることを述べている．
3. Lerner, J. S., and Keltner, D. (2001). Fear, anger, and risk. *Journal of Personality and Social Psychology*, 81(1), 146-59.「評価-評定傾向」の視点から恐怖を感じる人々はリスクを避け，怒りを感じる人々はリスクに向かうように行動することを述べている．
4. McComas, K.A. (2006). Defining moments in risk communication research: 1996-2005. *Journal of Health Communication*, 11(1), 75-91.　1996～2005年のリスクコミュニケーション論文の解説．
5. Wardman, J.K. (2006). Toward a critical discourse on affect and risk perception. *Journal of Risk Research*, 9(2), 109-124.　リスク認知研究における「情動想起」と「評価-評定傾向」の枠組みの論評．
6. Kees, J., Burton, S., Andrews, C., and Kozup, J. (in press). Understanding how graphic pictorial warnings work on cigarette packing. *Journal of Public Policy and Marketing*.　図示的な警告が恐怖感情を呼び起こして，喫煙者の禁煙意識を強めることを述べている．
7. Hibbard, J.H. and Peters, E. (2003). Supporting informed consumer health care choices: Data presentation approaches that facilitate the use of information in choice. *Annual Review of Public Health*, 24, 413-433.　消費者の効果的な情報利用の阻害因子や消費者の選択を助ける情報の提示法のエビデンスの概説．
8. Peters, E., Dieckmann, N.F., Västfjäll, D., Mertz, C.K., Slovic, P., and Hibbard, J. (2009). Bringing meaning to numbers: The impact of evaluative categories on decisions. *Journal of Experimental Psychology: Applied*, 15, 3, 213-227.　意思決定は数的な情報を使えていないが，評価を示す意味を付加すると，使えるようになることを述べている．
9. Zikmund-Fisher, B.J., Fagerlin, A. and Ubel, P.A. (2010). Risky feelings: Why a 6% risk of cancer does not always feel like 6%. *Patient Education and Counseling*, 81(Suppl. 1), S87-S93.　健康に関する意思決定では，（特にリスク比較で）実際の知識以上に感情の影響が大きいことに関するエビデンスを概説．

参照文献

1 Fischhoff, B., Slovic, P., Lichtenstein, S., Reid, S., and Coombs, B. (1978). How safe is safe enough? A psychometric study of attitudes towards technological risks and benefits. *Policy Sciences*, 9, 127-152.
2 Slovic, P., Fischhoff, B., & Lichtenstein, S. (1979). Rating the risks. *Environment*, 21(3), 14-20,

3639.
3 Epstein, R.M. and Peters, E. (2009). Beyond information: Exploring patients' preferences. *JAMA*, 302(2), 195-197.
4 Damasio, A. R. (1994). *Descartes' error: Emotion, Reason, and the Human Brain*. Avon.
5 Finucane, M. L., Alhakami, A., Slovic, P., and Johnson, S. M. (2000). The affect heuristic in judgments of risks and benefits. *Journal of Behavioral Decision Making*, 13, 1-17.
6 Slovic, P., Peters, E., Finucane, M. L., and MacGregor, D. G. (2005). Affect, risk, and decision making. *Health Psychology*, 24, S35-40.
7 Loewenstein, G. F., Weber, E. U., Hsee, C. K., and Welch, E. S. (2001). Risk as feelings. *Psychological Bulletin*, 127, 267-286.
8 Lerner, J. S., Keltner, D. (2000). Beyond valence: Toward a model of emotion-specific influences on judgment and choice. *Cognition & Emotion*, 14, 473-493.
9 Lerner, J. S., Keltner, D. (2001). Fear, anger, and risk. *Journal of Personality and Social Psychology*, 81, 146-159.
10 Alhakami, A. S., and Slovic, P. (1994). A psychological study of the inverse relationship between perceived risk and perceived benefit. *Risk Analysis*, 14, 1085-1096.
11 Slovic, P., Peters, E., Grana, J., Berger, S., and Dieck, G. (2007). Risk perception of prescription drugs: Results of a national survey. *Drug Information Journal*, 41, 81-100.
12 Peters, E. (2006). The functions of affect in the construction of preferences. In S. Lichtenstein & P. Slovic (Eds.), *The Construction of Preference*. (pp. 454-463). Cambridge University Press.
13 Peters, E., Lipkus, I., and Diefenbach, M. (2006). The functions of affect in health communication and in the construction of health preferences. *Journal of Communication*, 56, S140-S162.
14 Johnson, E. J., and Tversky, A. (1983). Affect, generalization, and the perception of risk. *Journal of Personality and Social Psychology*, 45, 20-31.
15 Peters, E., Burraston, B., and Mertz, C.K. (2004). An emotion-based model of stigma susceptibility: Appraisals, affective reactivity, and worldviews in the generation of a stigma response. *Risk Analysis*, 24, 1349-1367.
16 Peters, E., Slovic, P., Hibbard, J.H., and Tusler, M. (2006). Why worry? Worry, risk perceptions, and willingness to act to reduce medical errors. *Health Psychology*, 25, 144-152.
17 Dieckmann, N.F., Slovic, P., and Peters, E. (2009). The use of narrative evidence and explicit probability by decision makers varying in numeracy. *Risk Analysis*, 29, 1473-1488.
18 Lipkus, I. M., Peters, E., Kimmick, G., Liotcheva, V., & Marcom, P. (2010). Breast cancer patients' treatment expectations after exposure to the decision aid program, Adjuvant Online: The influence of numeracy. *Medical Decision Making*, 30, 464-473.
19 Peters, E., Hess, T.M., Västfjäll, D., and Auman, C. (2007). Adult age differences in dual information processes: Implications for the role of affective and deliberative processes in older adults' decision making. *Perspectives on Psychological Science*, 2, 1-23.
20 Peters, E., Hibbard, J.H., Slovic, P., and Dieckmann, N.F. (2007). Numeracy skill and the communication, comprehension, and use of risk and benefit information. *Health Affairs*, 26, 741-748.
21 Fagerlin, A., Zikmund-Fisher, B. J., and Ubel, P. A. (2005). How making a risk estimate can change the feel of that risk: Shifting attitudes toward breast cancer risk in a general public survey. *Patient Education and Counseling*, 57, 294-299.
22 Rottenstreich, Y., and Hsee, C. K. (2001). Money, kisses, and electric shocks: On the affective psychology of risk. *Psychological Science*, 12, 185-190.
23 Klein, W. M. P., Zajac, L. E., and Monin, M. M. (2009). Worry as a moderator of the association between risk perceptions and quitting intentions in young adult and adult smokers. *Annals of Behavioral Medicine*, 38, 256-261.
24 Slovic, P., Monahan, J., and MacGregor, D. M. (2000). Violence risk assessment and risk communi-

cation: The effects of using actual cases, providing instructions, and employing probability vs. frequency formats. *Law and Human Behavior*, 24(3), 271-296.

25 Peters, E., Hart, S., and Fraenkel, L. (2011). Informing patients: The influence of numeracy, framing, and format of side-effect information on risk perceptions. *Medical Decision Making*, 31(3), 432-436.

26 Reyna, V.F. and Brainerd, C.J. (2008). Numeracy, ratio bias, and denominator neglect in judgments of risk and probability. *Learning and Individual Differences*, 18(1), 89-107.

27 Diefenbach, M. A., Miller, S. M., and Daly, M. (1999). Specific worry about breast cancer predicts mammography use in women at risk for breast and ovarian cancer. Health Psychology, 18, 532–536.

28 McCaul, K. D., Schroeder, D. M., and Reid, P. A. (1996). Breast cancer worry and screening: Some prospective data. *Health Psychology*, 15, 430-433.

29 McCaul, K. D., Branstetter, A. D., Schroeder, D. M., and Glasgow, R. E. (1996). What is the relationship between breast cancer risk and mammography screening? A meta-analytic review. *Health Psychology*, 15, 423-429.

30 Ellsworth, P. C., and Scherer, K. R. (2003). Appraisal processes in emotion. In R. J. Davidson, K. R. Scherere, & H. H. Goldsmith (Eds.), *Handbook of Affective Sciences* (pp. 572-595). Oxford University Press.

31 Smith, C. A., and Ellsworth, P. C. (1985). Patterns of cognitive appraisal in emotion. *Journal of Personality and Social Psychology*, 48, 813-38.

32 Loewenstein, G. and Lerner, J. S. (2003). The role of affect in decision making. In R. Davidson, K. Scherer, & H. Goldsmith (Eds.), *Handbook of Affective Science*. Oxford University Press.

33 Lerner, J. S., Gonzalez, R. M., Small, D. A., and Fischhoff, B. (2003). Effects of fear and anger on perceived risks of terrorism: A national field experiment. *Psychological Science*, 14, 144-50.

34 Nabi, R. L. (2003). Exploring the framing effects of emotion: Do discrete emotions differentially influence information accessibility, information seeking, and policy preference? *Communication Research*, 30, 224-247.

35 Hsee, C. K., and Rottenstreich, Y. (2004). Music, pandas, and muggers: On the affective psychology of value. *Journal of Experimental Psychology: General*, 133, 23-30.

36 Peters, E. and Slovic, P. (2007). Affective asynchrony and the measurement of the affective attitude component. *Cognition and Emotion*, 21, 300-329.

37 Wilson, T. D., Lisle, D. J., Schooler, J. W., Hodges, S. D., Klaaren, K. J., & LaFleur, S. J. (1993). Introspecting about reasons can reduce post-choice satisfaction. *Personality and Social Psychology Bulletin*, 19, 331-339.

38 Mather, M., and Knight, M. (2005). Goal-directed memory: The role of cognitive control in older adults' emotional memory. *Psychology and Aging*, 20, 554-70.

39 Hibbard, J.H. and Peters, E. (2003). Supporting informed consumer health care choices: Data presentation approaches that facilitate the use of information in choice. *Annual Review of Public Health*, 24, 413-433.

40 Peters, E., Dieckmann, N.F., Västfjäll, D., Mertz, C.K., Slovic, P., and Hibbard, J. (2009). Bringing meaning to numbers: The impact of evaluative categories on decisions. *Journal of Experimental Psychology: Applied*, 15, 213-227.

41 Rivers, S.E., Reyna, V.F. and Mills, B. (2008). Risk taking under the influence: A Fuzzy-Trace theory of emotion in adolescence. *Developmental Review*, 28(1), 107-144.

42 Hammond, D., Fong, G. T., McDonald, P. W., Brown, K.S., and Cameron, R. (2004). Graphic Canadian cigarette warning labels and adverse outcomes: Evidence from Canadian smokers. *American Journal of Public Health*, 94, 1442-1445.

43 Witte, K. & Allen, M. (2000). A meta-analysis of fear appeals: Implications for effective public health campaigns. *Health Education & Behavior*, 27, 591-615.

44 Bradley, M. M., and Lang, P. J. (1994). Measuring emotion: The Self-Assessment Manikin and the semantic differential. *Journal of Behavior Therapy and Experimental Psychiatry*, 25, 49–59.

第 11 章　情報と説得

メアリー・ブラウン（博士，アリゾナ大学）
クリスティン・M・ブルーン（博士，カリフォルニア大学デイビス校）

要　旨

情報提供的コミュニケーションや説得的コミュニケーションに関する研究によると，健康に関する既知の行動変容理論やその他の研究は，臨床家が効果的なヘルスメッセージを作成し，普及させ，それらを評価することに役立っている．メッセージやその発信者，受け手，経路，状況の特性は，オーディエンスの反応に影響を与えうる．評価はメッセージの成功を測るために不可欠であり，その際にはメッセージの目的と利用可能な資源に基づいて行われるべきである．

はじめに

人は日常的に，自らの健康に影響を及ぼすことについて，多くの意思決定を行っているが，その際にどういった行動が最良であるかに関しては，常にある程度の不確かさを伴っている．FDA のような政府組織が発信する公的な健康情報には，人々が必要とする情報を適切な時機と方法で提供し，彼らの関心事を理解しながら，健康に関して十分な情報に基づく意思決定を促す役割がある．公衆衛生的コミュニケーションの主要な目的は，オーディエンスを引きつけ，情報を提供し，啓発することであり，それにより彼らに健康増進の行動を起こさせるような知識を提供することである．そのアウトカムとしては，健康に関する彼らの行動変容がしばしば意図されており，その場合の行動というのは健康に詳しい人がとるような行動を意味している．このように公衆衛生的コミュニケーションは，情報提供的であり説得的なものになりうる．情報を提供し，行動に影響を及ぼすという 2 つの役割を念頭に置いて，本章では，公衆の健康を守り，増進させることを目的とした効果的なヘルスコミュニケーションに関する研究と推奨を概観する．

科学的知見

コミュニケーションの研究者は，発信者が意図するメッセージは，受け手が受け取るそれと同一ではない，と主張する．先行研究はコミュニケーションの目的を果たすかどうかに内面-外面の複合的要素が影響することを示している．それらの要素には，例えば，発信者の技術と信頼性，メッセージの適切さとその伝達経路，オーディエンスの受容力，また外部からの妨害が含まれる．そういった要素の影響で，しばしば実際の成果が意図した成果とは異なってしまう．多くの潜在的な障害の中で，我々は公的な健康情報の発信者として，どうすれば意図したところにより近い成果を得ることができるのだろうか？

ヘルスコミュニケーション領域では，オーディエンスに情報を与え，彼らを説得するためのメッセージの効果に関する多くの理論が検討されている．これらの理論は，社会心理学やコミュニケーション，広告など多くの分野が基盤となっている．また，それらは発信者やメッセージ，伝達経路，受け手や環境というコミュニケーションの側面が，オーディエンスの知識や態度，行動にどのような影響を与えるかに関するものである．最近の教科書には，主要な理論やそれらの強みや弱点，それらに関連する研究が記述されている[1,2]．これらの理論が正しいかどうかは，個々に研究されており，相関研究，実験的研究，準実験的研究，または調査研究によって立証されているが，ランダム化比較試験を行った研究はほとんどない．そして，直接的に理論同士を比較した研究がほとんどないので，状況に応じてどの理論を使うのがよいのかを判断するための，しっかりとした経験的なデータは，まだ存在しない．

理論に基づく研究はさておき，複数の要素が，オーディエンスの知識や態度，行動を変容させることが明らかとなっている．この研究の多くは説得的コミュニケーションに関するものである．次に，パブリックヘルスの専門家に向けた注目すべき研究結果を述べる．

発信者の要因

メッセージの発信者が一個人であれ，組織であれ，その情報源は，オーディエンスがメッセージをどのように解釈するか，それにどう反応するかに作用しうる．オーディエンスは，説得力があり（それが専門的知識に基づき，信じるに値し，オーディエンスの関心に配慮している），好感（likeable）がもてて，魅力的で彼ら自身に類似性のあるメッセージを受け取った場合に，その情報源を最も信じやすいというエビデンスがある．中でも，発信者の信用や魅力が，オーディエンスに対して最も強い影響力をもつ可能性がある．発信者への信用は，メッセージが発信される前，発信者とオーディエンスの関係が確立される段階で影響する．一般的に，発信者への信用と発信者の魅力は，その問題にあまり精通していない受け手に，より大きな影響を与える[3]．文化的に適切なメッセージは，オーディエンスに受け取られやすい傾向にある．

メッセージの要因

メッセージのさまざまな側面が，オーディエンスに生じるコミュニケーションの成果に影響することが明らかとなっている．文書によるメッセージは，情報が理解しにくいときに有用である．反対に，生（なま）のメッセージや双方向性のメッセージ，あるいはビデオメッセージは，その内容がわかりやすいときには，効果的である[4]．文書によるメッセージでは，漫画や図表，数字の入った統計図表があると，オーディエンスの理解の助けになる[5-7]．例えば，リスクの減少を示すには，絶対的な表現でなく相対的な表現で示すと，より説得力が増す傾向にある[8, 訳注1]．

言葉はオーディエンスの認知と反応に影響する

標語や婉曲表現，言語のなじみやすさや鮮明さ，強さは，受け手のメッセージに対する反応に影響する[3]．健康に関する行動変容で得られるものを述べる情報は，それで失うものを述べる情報よりも説得力がある[10]．文書による情報は知識を増やすが，薬剤の服用に関する態度や行動を変えるのに効果的とまでは言えない[9]．また，対立する意見を示して，反対意見を論破する情報は，一方的な意見のメッセージより効果的である[4]．結局は，さまざまな形で繰り返し，強調し続けることがメッセージの効果を高めていると言える[10,11]．

受け手の要因

人間はメッセージに注意を向けるだけでなく，理解して初めて，その影響を受ける．メッセージに対する受け手の反応は，感情の喚起や思慮深さを通して起こるかもしれない．研究によるとオーディエンスの注意が散漫だったり，その話題にあまり興味がなかったりする場合，彼らの情報処理は表面的なものである．メッセージに自分との関連性や魅力がなければ，彼らはそれを完全に無視するかもしれない[12]．反対に，メッセージの話題がとても身近であれば，些細な部分にも注意を払い，数多く記憶し，徹底的に評価し，そのメッセージをもとに行動しようとする[13]．

訳注1　一方で相対的な表現は誇張して受け取られ易いので，絶対値を示すことも勧められており，目的による使い分けが必要になる．

推奨される行動をとることに自信があり（自己効力感が高く），その推奨が効果的だと信じている人は，健康を脅かすメッセージに反応する傾向がある[14]．一方で患者が高齢であったり，不安を抱いていたりすると，医療情報の記憶はしばしば不正確となる．対象者や状況次第だが，警告や他の恐れを抱かせるアピールを含むメッセージは，高齢者や若年者に効果的である．年齢に加え，その他の人口統計学的要因（一般的に性別，文化的背景，民族，読み書きの能力，母語，教育レベルなど）によって，公衆衛生的なメッセージの受け取られ方が変わる場合もある．

伝達経路の要因

伝達経路や媒体（インターネット，テレビ，ラジオ，ソーシャルメディア，書物など）が，メッセージの効果に影響を与える場合もある．異なる特性の集団に対しては，それぞれに違った経路が，主要な健康情報の情報源として役立つ．健康に関心のある人や健康志向の人は，主な情報源として印刷媒体（新聞，雑誌）やインターネット，個人間のネットワークのような，情報を能動的に探究・処理する経路を使う．そうでない人は，テレビやラジオのような受動的な消費経路を使う傾向にある[15]．インターネットは，メッセージを個々の消費者の必要性に合わせる場合には特に効果的である[16]．大多数の米国人は健康情報を得るために，臨床家のところへ行くよりもインターネットを使う．新しいWebベースの運用により，インターネットとソーシャルネットワークは，健康に関するメッセージを得るのに，アクセスしやすく，ユーザーに親切で，個別化された伝達経路となっている．テレビは，いまだに食品の安全性や，その他多くの健康に関する話題の主要な情報源であり，テレビやラジオは他のメディアよりも幅広く，より多様なオーディエンスに伝達する経路となっている．しかし，CDCがソーシャルメディアを活用して行ったH1N1インフルエンザの予防キャンペーンのように，健康情報の伝達におけるインターネットの利用は，急増している．インターネットはテレビより説得力のある情報源と考えられており，家族や友人も頻繁に用いられる信頼性の高い情報源となっている[17]．

マスメディアが発信する健康情報は，計画されたキャンペーンでも，そうでない場合でも，保健サービスや保健医療的な介入の利用に変化をもたらすことがある．しかし，それらの効果がどのくらい持続するかは，十分な期間の追跡を行った研究がないため不確かである[18]．

環境的な要因

物理的な環境と社会的な環境の両方が，健康に関する個人の意思決定に重要な役割を果たし，健康関連のメッセージに対するオーディエンスの反応に影響を及ぼす．外的なストレス要因や競合するメッセージ，身体的な障害と同様に，社会規範やそれに従わせようとする社会的な圧力が，メッセージの影響力を弱める場合もある．例えば，中等度から強度の環境的な妨害は，教育的あるいは説得的なメッセージへの理解やその効果を弱める[4]．

研究の多くは多様なセッティングで実生活と異なるデザインやアウトカムの測定法を用いているため，その結果を実生活に置き換えるのは問題が多い．現実世界の環境やオーディエンス，状況は，特有の組み合わせがあり，それによって研究で得られた結果とは異なるアウトカムを生じうる．研究をそのまま実践に置き換えられはしないが，セッティングの多様性を超えたエビデンスの一貫性があれば，一般的な推奨を示すことはできる．

科学に基づく実践的な助言は？

メッセージをデザインして伝える方法を決めるのに，問題点やオーディエンス，状況を理解する

初めに，関係する問題を徹底的に調査し，それらを明確に定義する．問題の性質を理解することが，メッセージの成功には不可欠である[19]．オーディエンスの問題に対する理解や彼らの欲している情報，そして彼らの望む受け取り方を評価する．メッセージを開発するときには，対象となるオーディエンスを企画のメンバーに含める．そしてそのメッセージを，彼らの必要性や好み，価値

観，環境に適応させる．例えば，生命を脅かすようなアレルギー疾患や血栓症といった，かなり重篤な持病を有する人々にとって必要とされる情報は，個別あるいは小集団面接を通して評価する．その結果として得られた教育的題材は，対象となるオーディエンスで評価する．そして，患者や医師が無料のインターネットアクセスや医師の生涯教育を通して利用できるように，PDFファイルが作成された[20,21]．

人々が行動変容を起こしやすいのは，その変容の理由を理解し，変容が彼らの現状での習慣に適合しているときである．例えば，飲食が原因の健康被害を減らすために，新鮮な農産物の取り扱いを改善する際には，全国規模の調査で業務の現状をつかみ，消費者調査で人々が現在の慣行や，これから行うこと，彼らの望む情報の受け取り方が決定された．これらの情報に基づいて，対象となるオーディエンスと協力して広告を作成し，改良していった[22]．特定のオーディエンスに対する食品安全のメッセージモデルへの応用については，Hoffmanらの文献を参照されたい[23]．

対象とするオーディエンスの存在する状況で，最も成功しそうなメッセージをデザインする

特定された問題に基づき，明確なエンドポイントをもってメッセージの目的を決定する．アウトカムを意図して設定すれば，計画ならびに成功の測定法が導かれる．メッセージの伝え方を検討する際には，その評価を計画の一部に含むべきである[19]．アウトカムの測定法には，薬剤における有害事象の減少や飲食に起因する健康被害の発生率減少がある．

我々は，臨床家が公衆衛生的なメッセージをデザインし，評価する際には，文献を検討し，適切な健康行動に関する行動変容理論を用いることを勧める．そして，目的や状況，対象としたオーディエンスに適合するエビデンスを基盤とした理論を選択する[24]．

ヘルスメッセージは，オーディエンスの自己効力感を高め，障壁を乗り越えられるように，彼らに合わせて作成するべきである[14]．したがって，潜在的なリスクを回避するために具体的な推奨を示す．そして，その推奨に従えば，潜在的なリスクを減らせるという安心感を与える．

発信者は，基礎学力のレベルが異なる患者にリスクとベネフィットの情報を伝えるにあたって，数字で表記された図表の使用を検討すべきである[25]．リテラシーの高い人でも，読みやすい資料を好む．求められるのは，できるだけ簡潔にまとめられた文章，太字にされた要点，そして推奨行動を示した絵なのである[20,22]．わかりやすいコミュニケーションの技術は，ヘルスリテラシーの低い人に特に勧められる．これらの技術には，次のようなものがある．すぐに必要な情報にしぼって提供する，情報をわかりやすく分割する，重要な情報には箇条書きやまとめを使う，能動態や会話形式を用いる，文化的に適切な内容を採用し，書物には十分な余白と空白，12ポイント以上の文字を使用する，などである[26]．

メッセージを発信する前に，予備調査を行う

対象とするオーディエンスがヘルスコミュニケーションのデザインや普及に参加していれば，コミュニケーションは成功しない[16]．文化的な価値観がわかっている場合は，そのオーディエンスを巻き込むことが特に効果的である．そのよい例が，“the grandmother project”である．ラテンアメリカ系の人々は，違法なチーズ工場に端を発するリステリア症のため，流産の経験が多かった．そこで，Cooperative Extention（米国の農林水産省の一部署）の指導者は，ラテンアメリカ系のオーディエンスに，市場の物売り以外から伝統的なチーズを買わないように助言するのではなく，彼らと一緒に伝統的なチーズの安全な製造方法を開発した．その結果，伝統的なチーズの使用を禁止した外部の集団よりもむしろ，ラテンアメリカ系のgrandmotherたちの方が，家族の健康を守るための安全なチーズを食べるようになった[27]．

メッセージを伝達する最良の経路を決める

オーディエンスの徹底的な分析に基づいて，そのオーディエンスの好む媒体に合ったコミュニケーション経路を選ぶ．ただ，重要なオーディエンスの一部（segment）を除外しないように注意

すべきである．Neuhauser と Kreps は次のように述べている．「もし我々がリテラシーや言語，文化，障害を見過ごしてしまったら，全員の健康を改善するという目的を見失うことになるだろう」[28]．人が変われば好みの経路も異なるので，いくつかの異なる経路を活用してヘルスメッセージを繰り返すことがしばしば最良のアプローチになる[29]．多様な経路を使えば，オピニオンリーダーや友人，家族が，他の人に対し，発信されたメッセージを伝えてくれる可能性が高まる[30]．

メッセージの成否をモニターし，得られた知識を使って後に続くメッセージを改良する

あるメッセージが聞いてもらえているか，信用されているか，それをもとに行動が起こされているかどうかを確認することは，すべてのコミュニケーション体系の重要な部分である．そうすることは，メッセージの効果を評価するだけでなく，その後にオーディエンスに対するコミュニケーションを，目的をより達成できるよう修正するのにも重要である．個別や小集団面接は，メッセージの妥当性や，なぜそのメッセージによって行動したか．しなかったか洞察を深めるのに役立つ．ここで得られる情報は，メッセージの内容や媒体を修正し，調整するのに役立つ．これらの推奨を活用したり，メッセージを評価するための情報は，章末の追加情報を参照されたい．

これらの助言を踏まえてコミュニケーションをどう評価するか？

マスメディアが発信するヘルスメッセージの評価は，全体的な計画と評価モデルで行うべきである．評価モデルとは，メッセージを発信する前に，目標や目的，成功の指標を特定するものである．可能な場合には，次に示す内容を測定して評価を行うべきである．プロセス（メッセージが意図したように伝達されているか？），到達度（reach，理論的に，メッセージは対象とした受け手の何パーセントに届いたか？），曝露（exposure，どれくらいの対象とした受け手が実際にメッセージを受け取り，覚えていたか？），影響（impact）または成果（outcome，意図したかどうかに関係なく，そのメッセージがどのような影響を与えたか？）である[19,31]．メッセージの目的と利用可能な財源によって評価方法は異なる．

少ない予算の場合

実現可能性があり，手頃に実行できることはどんなことでも評価する．メッセージや資料を広範囲に配布する前に，組織の同僚や外部の仲間にそれらの評価を依頼する．情報源や興味，リテラシーに関して，オーディエンスに類似した，実際に接触可能なボランティア集団を調査し，彼らに焦点をあてて，その影響を評価する．プログラムの評価や提供の助けとなりうる関心の高い研究者や，評価の経費を出してくれる専門機関や教育機関と提携する．Web での検索や，インターネットを中心としたメディアの及ぶ範囲，そして街頭インタビューのような，到達度や曝露に関する入手しやすい評価指標を探索する．“Surveymonkey” のような無料の調査プログラムを活用し，オンラインでの簡潔な面接を通してオーディエンスの反応を収集する．

中程度の予算の場合

前述の評価測定を拡大できる．ボランティアに報酬を払い，インターネットニュースやテレビ，ラジオ，適切な社会広報活動といった情報源からデータを収集する．場合によっては，娯楽のプログラムを用いて社会へのメッセージの浸透をはかることもできる．加えて，事前-事後調査あるいは後ろ向きに行う事前調査を含む事後調査[訳注2]といった，簡単であまり費用のかからない評価法を用いる．これらの調査による測定法は，対象としたオーディエンスの自己申告による知識や態度，行動の変容を評価できる．

訳注2　コミュニケーションを受け取った後で，コミュニケーションの影響を答える「事後調査」と共に，それを受け取る前はどうだったか過去を振り返ってもらって評価する．

十分な予算の場合

包括的な評価方法が使用できる．それらは，ランダム化比較試験や比較群を伴う時系列（縦断）研究のような，有効性についてしっかりしたエビデンスを得ることができる，強固な評価デザインをとり入れたものである．観察所見や，妥当性が証明された自記式の尺度，適切な医学生物学的データなど，多様な尺度がアウトカムの評価に使用できる[34]．個人的な報告や観察所見は，人々がそのコミュニケーションを利用しているかどうかを示し得るが，医学的尺度の変化こそが成功に関する最善の評価基準である．ラテンアメリカにおけるチーズの話を例に挙げると，リステリア症の罹患率と流産の発生率が，そのプロジェクトが遂行されている期間に減少したことが最も評価される変化である．

結　論

健康に関する情報提供的そして説得的コミュニケーションの効果に関する研究は，数多く存在する．しかし，最良の方法を示す明確なエビデンスはない．ランダム化比較試験を用いて異なる方法の直接比較を行っている文献が足りない．また，さまざまな領域で異なるアウトカム測定法が用いられており，結論を出すことが難しくなっている．しかし，本書の編集者が述べているように，今回我々は，人々が健康に関する意思決定を行う際に役立つ，最も優れたヘルスメッセージの伝達方法は何か考えるのに十分なエビデンスと経験を集めた．本章ではこれらの知見を簡潔に概観した．より詳しい情報は，本章に記載した資料や文献を参照されたい．

追加情報

1. U.S. Department of Health and Human Services, National Institutes of Health, National Cancer Institute: *Making Health Communication Programs Work*. Available online at http://www. cancer.gov/cancertopics/cancerlibrary/pinkbook/page1.　ヘルスコミュニケーションプログラムの計画，実施，評価に役立つ無料の段階的な実践ガイド
2. U.S. Department of Health and Human Services, Centers for Disease Control and Prevention. Office of the Director, Office of Strategy and Innovation. (2005). *Introduction to program evaluation for public health programs: A self-study guide*. Atlanta, GA: Centers for Disease Control and Prevention.　CDC による有用なワークシートを含むコミュニケーション計画の実施，評価の無料マニュアル．http://www.cdc.gov/ eval/evalguide.pdf. からダウンロード可能．
3. K. Witte, G. Meyer, and D. P. Martell. (2001). *Effective Health Risk Messages: A Step-By-Step Guide*. Thousand Oaks, CA: Sage Publications.　理論に基づくキャンペーンを開発するための段階的指示とワークシートを含む実践ガイド．
4. Maibach, E. W. and Parrot, R. L. (Eds.). (1995). *Designing Health Messages: Approaches from Communication Theory and Public Health Practice*. Thousand Oaks, CA: Sage Publications. オーディエンスを指向し，理論に基づくヘルスメッセージをデザインするための実践的助言を提供する専門家による教科書．
5. McKenzie, J. F., Neiger, B. L., and Thackeray, R. (2009). *Planning, Implementing, and Evaluating Health Promotion Programs: A Primer* (5th Ed.). San Francisco, CA: Benjamin Cummings/Pearson. 健康増進プログラムの計画，実施，評価に必要な実践的，理論的技能に関する包括的なレビュー．
6. Eagleson, R. D., Jones, G. and Hassall, S. (1997). *Writing in Plain English*. Australian Government Publishing Service.　公務員が公的な文書を計画，執筆，デザイン，評価するための有用な段階的ガイド．
7. Centers for Medicare & Medicaid Services. (2010). *Toolkit for Making Written Material Clear and Effective*. https://www.cms.gov/WrittenMaterialsToolkit/.　印刷物の文書の読み易さ，分かり易さ，使い易さを改善する包括的なツールを提供するヘルスリテラシーの関連サイト．

参照文献

1 Glanz, K., Rimer, B. K. and Viswanath, K. (Eds.). (2008). *Health Behavior and Health Education* (4th Ed.). San Francisco: Jossey-Bass.

2 DiClemente, R. J., Crosby, R. A., & Kegler, M. (Eds.) (2009). *Emerging Theories in Health Promotion Practice and Research* (2nd Ed.). San Francisco: Jossey-Bass.

3 Gass, R. H. & Seiter, J. S. (2010). *Persuasion, Social Influence and Compliance Gaining* (4th Ed.). Boston: Allyn & Bacon.

4 Stiff, J. B., & Mongeau, P. A. (2003). *Persuasive Communication* (2nd Ed.). New York: Guilford Press.

5 Trevena, L. J., Davey, H. M., Barratt, A., Butow, P., Caldwell, P. (2006). A systematic review on communicating with patients about evidence. *Journal of Evaluation in Clinical Practice*,12, 13-23.

6 Houts, P. S., Doak, C. C., Doak, L. G. and Loscalzo, M. J. (2006). The role of pictures in improving health communication: A review of research on attention, comprehension, recall, and adherence. *Patient Education and Counseling*, 61(2), 173-190.

7 Akl, E. A., Oxman, A. D., Herrin, J., Vist, G. E., Terrenato, I., Sperati, F., Costiniuk, C., Blank, D., Schünemann, H. (2010). Using alternative statistical formats for presenting risks and risk reductions. *Cochrane Database of Systematic Reviews*, Issue 3. CD006776.

8 O'Keefe, D. J. and Jensen, J. D. (2007). The relative persuasiveness of gain-framed and loss framed messages for encouraging disease prevention behaviors: A meta-analytic review. *Journal of Health Communication*, 12, 623-44.

9 Nicolson, D., Knapp, P., Raynor, D.K., and Spoor, P. (2009). Written information about individual medicines for consumers. *Cochrane Database Systematic Review*, Apr. 15(2). CD002104.

10 Moons, W. G., Mackie, D. M., and Garcia-Marques, T. (2009). The impact of repetition-induced familiarity on agreement with weak and strong arguments. *Journal of Personality and Social Psychology,* 96(1), 32-44.

11 Changjo, Y., Hae-Kyong, B., and Youngchan, K. (2009). The effects of a consistent ad series on consumer evaluations. *International Journal of Advertising*, 28(1), 105-123.

12 Petty, R. E., and Cacioppo, J. T. (1986). *Communication and Persuasion: Central and Peripheral Routes to Attitude Change*. New York: Springer.

13 Petty, T. and Cacioppo, J. T. (1981). *Attitudes and Persuasion: Classic and Contemporary Approaches*. Dubuque, IA: Wm. C. Brown.

14 Murray-Johnson, L. and Witte, K. (2003). Looking toward the future: Health message design strategies. In T. L. Thompson, A. M. Dorsey, K. I. Miller & R. Parrot (Eds.), *Handbook of Health Communication* (pp. 473-495). Mahwah, NJ: Lawrence Erlbaum Associates.

15 Dutta-Bergman, M. (2004). Primary sources of health information: Comparisons in the domain of health attitudes, health cognitions, and health behaviors. *Health Communication*, 16(3), 273-288.

16 Hesse, B.W., and B. Shneiderman. (2007). eHealth research from the user's perspective. *American Journal of Preventive Medicine* 32, S97-103.

17 Food Marketing Institute. (2009). *Grocery Shopper Trends 2009*: Arlington VA.

18 Grilli, R., Ramsay, C. and Minozzi, S. (2002). Mass media interventions: Effects on health services utilization. *Cochrane Database of Systematic Reviews*, Issue 1, Art. No. CD000389.

19 McKenzie, J.F., Neiger, B. L., and Thackeray, R. (2009). *Planning, Implementing, and Evaluating Health Promotion Programs: A Primer* (5th Ed.). Benjamin Cummings/Pearson: San Francisco, CA.

20 Olson, B., Teuber, S. and Bruhn, C. M. (2009). Development of an educational packet for persons with life threatening food allergies. *Journal of Food Science Education*, 8, 73-77.

21 Visit http://www.azcert.org/consumers/warfarinpatients.cfm to view educational materials for patients taking warfarin in English and Spanish.

22 Li-Cohen, A.E., Klenk, M., Nicholson, Y., Harwood, J. and Bruhn, C. M. (2002). Refining consumer safe handling educational materials through focus groups. *Dairy, Food and Environmental Sanitation* 22(7), 539-551.

23 Hoffman, E.W., Bergmann, V., Shultz, J. A., Kendall, P. A., Medeiros, L., and Hillers, V. N. (2005). Application of a five-step message development model for food safety educational materials targeting people with HIV/AIDS. *Journal of the American Dietetic Association*,105,1597-1604.

24 Brewer, N. T. and Rimer, B. K. (2008). Perspectives on health behavior theories that focus on individuals. In K. Glanz, B. K. Rimer and K. Viswanath (Eds), *Health Behavior and Health Education* (4th ed, pp. 149-165). San Francisco: Jossey-Bass.

25 S.T. Hawley, S.T., Zikmund-Fisher, B., Ubel, P., Jancovic, A., Lucas, T. and Fagerlin, A. (2008) The impact of the format of graphical presentation on health-related knowledge and treatment choices. *Patient Education and Counseling*,73(3), 448-455.

26 Root, J., and Stableford, S. (1999). Easy-to-read consumer communications: A missing link in Medicaid managed care. *Journal of Health Politics, Policy and Law*, 24, 1-26.

27 Hillers, V. (2001). The abuela project: A community based food safety intervention. Available at http://www.foodsafety.wsu.edu/consumers/factsheet.htm. Assessed May 10, 2011.

28 Neuhauser, L. and Kreps, G. L. (2010). eHealth communication and behavior change: Promise and performance. *Social Semiotics*, 20(1), 9-27.

29 Du Pre, A. (2009). *Communicating About Health: Current Issues and Perspectives* (3rd Ed.). Oxford University Press.

30 Rogers, E. M. (1995). *Diffusion of Innovations* (4th Ed.). New York: Free Press.

31 Schooler, C., Chafee, S. H., Flora, J. A. and Roser, C. (1998). Health campaign channels: Tradeoffs among reach, specificity, and impact. *Health Communication Research*, 24, 410-432.

32 Windsor, R.W., Baranowski, T. B., Clark, N. C., and Cutter, G. C. (1994). *Evaluation of Health Promotion, Health Education and Disease Prevention Programs* (2nd Ed.). Mountain View, CA: Mayfield.

33 Rossi, P. H., Lipsey, M. W., and Freeman, H. E. (2004). *Evaluation: A Systematic Approach*. Thousand Oaks, CA: Sage Publications.

34 Pechmann, C. and Andrews, J. C. (2010). Methodological issues and challenges in conducting social impact evaluations. In P. N. Bloom & E. Skloot (Eds.), *Scaling Social Impact: New Thinking* (pp. 219-250). New York: St. Martins Press.

第12章　生涯を通して

ヴァレリー・レイナ（博士，コーネル大学）

要　旨

たばこを宣伝する漫画のキャラクターから，医薬品の消費者への直接の広告（DTC広告）まで，人々はリスクコミュニケーションのメッセージを大量に受け取っている．インパクトのあるメッセージは脳で情報処理され，人々の記憶にとどまるが，認識能力は小児期から老齢期にかけて劇的に変化する．概してこれらの能力は若年期に向上するが，次第に衰える．しかしながら，健康な悩では情報の「要旨」（意味）を記憶する能力は小児期に向上し，その後も，さらに強化される．情報の要旨は長期にわたり記憶され，多くの意思決定の拠り所となるため，重要である．リスクコミュニケーションの目標は，メッセージの要旨を人々に植え付けることとすべきであり，これは回想や認識，理解力に関するテストを用いて評価される．

はじめに

リスクコミュニケーションのオーディエンスは子どもから高齢者まで多岐にわたる．年代スペクトルの端にあたる小児は，自分自身でリスク・ベネフィットに関する意思決定を行わず，成人が彼らのために意思決定を行うと考える人もいるだろう．しかし，この仮定は誤っていると思われる．FDAにより規制されている製品を消費するという未成年者がリスクを伴う意思決定を行い，公衆衛生に重大な影響を及ぼすことがある．

例えばFDAは最近，ミシシッピ州の25のコンビニエンスストアに対し，未成年者へのたばこの販売を中止するよう警告を出した．子どもは，家庭では食料品の購入に影響を与えるし，学校では何を食べるかを選択する（昼食を持参する子どもに比べ，購入する子どもの方が肥満になりやすい傾向にある）．青年は自分自身のため，さらに家族のために食料を購入する．小児および青年は，薬や薬物治療計画のアドヒアランスについても意思決定を行う．彼らは薬剤を自己投与（例：インスリン注射）したり，食事制限（例：ピーナッツや他のアレルゲンを含む食品を摂取しないようにするなど）を遵守したりしなければならない場合がある．

さらに，多くの成人のリスク・ベネフィットに対する姿勢は小児期，または青年期に端を発している（例：摂食障害，アルコールや薬物の使用などのリスクを伴う行動）．リスクコミュニケーションは年少期からすでに始まっており，6歳児の91%はラクダのオールド・ジョー（たばこを宣伝する漫画のキャラクター）を知っている．別の研究によると，4歳児は大々的に宣伝しているファストフード・チェーンの食べ物をより好む傾向にあった．小児，青年に対しては，リスクを伴うメッセージへのアクセスを制限する試みがなされているが，説得力のあるメッセージに対し，彼らは依然として最も影響を受けやすい．

一生涯という期間において小児や青年の反対側の端にあたる高齢者は，非常に多くのリスクの高い意思決定に直面する．高齢者は，定年時などの経済的に重要な意思決定に加え，診断検査や薬物治療，外科的処置について，リスク・ベネフィットに関する意思決定を行う．国際的な調査において，高齢者は他の年齢群に比べ，リスクを理解しにくいことが示唆された．高齢者はまた認知障害を有することもあるため，複雑なリスクを理解する能力はさらに支障を来たすことになる．彼らに影響を与えるよう，リスクコミュニケーションでは，脳で情報処理を受け記憶されるメッセージを変えることで対応しなくてはならない．

本章で，リスクコミュニケーションに関する記憶，および情報処理の年齢による変化について簡単にまとめる．これは，情報処理速度の変化や，情報を一時的に記憶して保つ能力（情報について考え，決定を下すために情報をコード化して作業記憶［working memory］にすること）の変化，後に使用するため情報を長期記憶に留めておく能力における変化などがある[11]．またここで，逐語的記憶（詳細まで正確な記憶）と要旨的記憶（重要な意味としての記憶）を区別した最近の研究についても説明する[12]．要旨は長く記憶に留まり人々の意思決定の基盤となるため，リスクコミュニケーションにおいて要旨を記憶することは重要である．

科学的知見

情報の処理速度は小児期から青年期にかけて向上するが，青年期から老齢期にかけて低下する[13,14]．小児は青年に比べ，速いペースで情報が示された場合に遅れずついていく能力が低く，また取得できる情報量も少ない．小児期初期における情報処理速度の向上は，脳内の髄鞘形成の発達によるものである．髄鞘は神経を包み，絶縁体の役割を果たす脂肪質の鞘であり，神経信号の伝導を向上させる．逆に老齢になると脱髄が起こり，傷や疾患による白質の他の異常とともに，全体的な処理速度の低下につながる．

中年初期に始まる知覚の変化（聴力，視力の低下）もまた，運動応答の低下につながる．このように，脳の“ハードウェア”は情報処理速度に影響するような形で生涯を通じて変化するが，必ずしも応答の質に影響するとは限らない（すなわち，速度は遅いが応答は正確，という場合があり得る）．しかし，情報処理速度が一時記憶や作業記憶の容量を制限する場合には，情報処理速度が情報処理の正確さに影響を与えることがある．

情報処理速度と同様，作業記憶の容量も小児期に向上し，成人期に低下する．“作業記憶”とは，情報を保持し操作する能力であり，同時に重要でない情報を選択的に切り捨てる能力を指している（これは executive processes とも呼ばれる）．小児期において容量自体は比較的一定であるが，情報処理速度や妨害への抵抗性，情報を意味ごとの単位にまとめる能力が向上するため，機能的な容量（情報を保持，操作する能力）は増大する．

このように小児は，情報から意味を引き出して問題を解決したり推論したりすることによって，情報に基づいた行動をとるための十分な期間にわたり，情報を保持することが難しい．低年齢の小児が年長の小児や成人と同程度の知識を得るためには，彼ら以上に繰り返し情報に触れること（彼らより多くの学習の機会をもつこと）が必要である．低年齢の小児の学習速度は遅く，同じ情報から習得する量も年長の小児に比べて少ない．

作業記憶はすぐに使用されるが，長期記憶は情報を数日，数週間，または数年にわたり記憶する．情報を長期回想する能力（質問例：医師は副作用について何と言ったか？　どの食べ物にカルシウムが含まれているか？）は，小児期から成人期にかけて向上し，成人期に低下する．情報を認識する能力（質問例：発熱は副作用か？　ホウレンソウはカルシウムを含むか？）も同様の軌跡をたどるが，他の能力ほどは年齢の影響を受けない（質問の中に具体的事項が含まれるため，パフォーマンスがよくなる）．長期記憶の変化速度は子どもの年齢が上がるにつれて遅くなるため，青年と若年成人の間の差はわずかである．さらに逆U字型の発達曲線（小児期に向上し，続いて老齢期において顕著に低下する）が観察されるようになる．長期記憶の低下には個体差も認められ，教育は認知機能低下を防ぐ主要な因子である．しかし，アルツハイマー病の遺伝的素因であるAPOE遺伝子のε4アレルなどの遺伝子マーカーを有する人では，疾患発症前や壮年期に記憶力の低下を発現することがある．

“computer as mind”と呼ばれる情報処理モデルは，短期記憶バッファの容量，および長期記憶における正確さ等の機械的記憶（いわゆる丸暗記）に重点を置いている．知能をコンピュータに例えることも非常に有用ではあるが，fuzzy-trace 理論のような新たなアプローチは機械的記憶だけでなく，情報の意味を記憶することに重点を置いている．情報を機械的に記憶するだけではなく情報を理解することによって，我々は知識を保持し，新たな問題や状況に対して知識を適用できるようになる．

例えばブランスフォードとフランクスは，情報を統合していない文章が示された場合に比べ，情報を結びつけた新たなセンテンス（“点をつなげる”センテンス）が認識されやすいことを発見した[17]．“鳥が籠の中にいる”“籠がテーブルの下にある”といったセンテンスを聞いた場合，我々は“鳥がテーブルの下にいる”と聞いたと誤って認識してしまう．この効果に対して重大な制限（真実であっても述べられていないセンテンスは却下することという指示）を行っても，記憶が情報の意味を強調するという知見は保持された[18]．つまり，（ブランスフォードとフランクスの研究[17]やその他の古い研究結果に反して，小児や成人が驚くほどの逐語的な記憶も保持しているものの）子どもも大人も提示された情報の要旨を，提示されたものとして誤って記憶してしまう．例えば，手術中に死に至るリスクは2%と言われていたのに，患者がその意味を“リスクがない”と推測した場合，“リスク0”と誤って記憶することがある[19]．

高齢者は若年成人に比べ，要旨的記憶（意味に基づいた記憶）に依存していることが多い[20]．同様に老齢期では，流動性知能ではなく結晶性知能として特徴づけられる語彙のような意味的知識は安定した状態で維持される．“結晶性”と“流動性”という名前が示すように，一般的知識は安定して保たれ，30歳前後を超えても向上する場合がある[14]．

逐語的記憶（認知テストでは，情報の意味に基づいて誘導される間違った回答の却下に使用される）の影響と，要旨的記憶（認知テストでは，情報の意味に基づいて誘導される間違った回答の誤った受け入れに使用される）の影響を区別することは重要である．このように要旨に基づく反応が増強するのは，逐語的記憶の低下または要旨的記憶への依存度の増加が原因である可能性がある．記憶についての2つの独立した機能の正味の影響は，研究においても日常生活においても記憶の性能を決定する．

小児期には逐語的記憶も要旨的記憶も向上し，要旨的記憶の方が逐語的記憶より向上するスピードが早いことが多い[15]．このパターンは，子どもの年齢が上がるにつれ，情報を意味に基づいて認識し回想する能力を向上させるが，逆に，意味に基づく記憶のエラーを増大させる（推測や他の応答バイアスを除外すると，正味の正確さは低下する）．図12-1は意味的に関連する言葉のリストに関する回想について，この逆説的なパターンを示したものである．提示された言葉を思い出したり，また意味的に関連のある（しかし提示されてはいない）言葉が紛れ込んでくるようなことは，小児期および青年期においてどちらも増加するが，後者の要旨に基づいた紛れ込みの方がより多く増加した（青年期においては要旨を効率的に使う能力――再構築された要旨が使いやすいものであるかを判断すること――が向上する：図12-2）．したがって小児期から青年期にかけて正味の正確さは実際に低下し，図12-1に示すように正（true）と誤（false）のラインは収束する．2002年に明らかにされたこの効果は，これまで50以上のテストにおいて再現されてきた[21,22]．

逐語的記憶，要旨的記憶とも老齢期には確実に低下するが，要旨的記憶に比べ逐語的記憶の方がより大きく低下する．老齢期において要旨的記憶は回想能力の大部分を支え，パフォーマンスを維持している．そのため，高齢者にとっては情報の意味を理解することが非常に重要となる．健全な老化から記憶障害への移行は，要旨的記憶の「バックアップシステム」における低下を特徴としている．

語彙リストの回想は記憶障害における神経心理学的評価としてよく用いられるもので，記憶障害からアルツハイマー病に移行するかを最もよく予測できる単独のテストである．語彙リストに関する記憶をもとにして，叙述のような，より複雑で生物学的に効果的な刺激に関する記憶について予測することができる．逐語的記憶と要旨的記憶に同じ概念を用いると，語彙リストのデータに適合するモデルは，物語のデータにも適合する．要旨的記憶は個々の語彙や文章レベルばかりでなく，複数の語彙やセンテンスの意味統合（例えば関連する語彙のテーマや，関連するセンテンスをまと

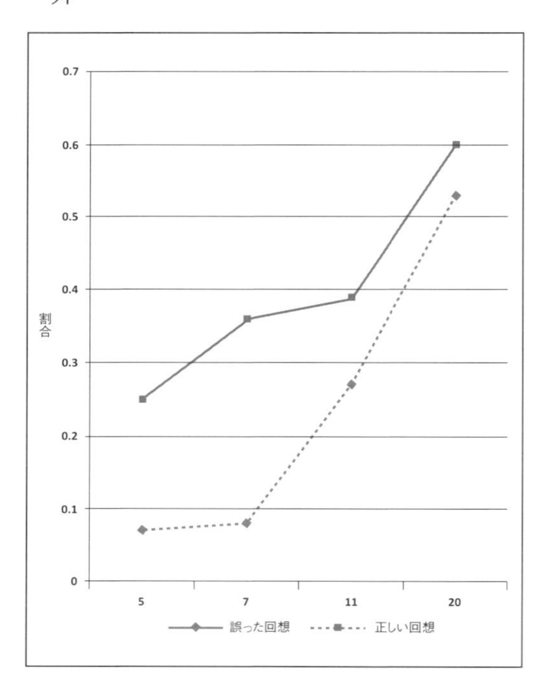

図 12-1　意味的に関連する語彙リストに関する回想について、正しい回想および要旨に基づく誤った回想の割合における、加齢に伴う増加

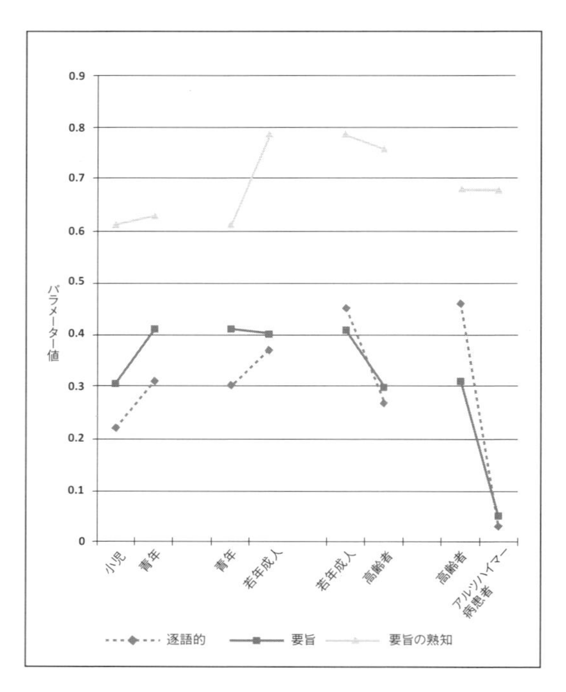

図 12-2　語彙リストの回想について、グループ間の逐語的な読み出し、要旨に基づく再構築、要旨に基づく熟知性の推定値

図12-2は、生涯にわたる（アルツハイマー病患者を含む）関連のない言葉のリストに関する回想テストの結果を示したものである。複数の試験を平均化し、同じ題材に対する2つのグループ（例えば小児と青年、など）の記憶を同時に比較している（詳細はBrainerd et al., 2009参照）[15]。逐語的記憶（提示された言葉に対する正確な回想）と二種類の要旨的記憶が示されている．1つは提示された言葉の要旨を再構築する能力、もう1つは再構築された要旨（回想した事項として報告できるほどに熟知したもの）を評価する能力である。パラメーター値はこれらの能力の経験的推定値を表している（回想データとの一致を調べた数学的モデルを使用）

めた推測），さらには数字などの意味のある情報にも適用される．年少期には小さな数字しか理解できないが，可能性やリスクといった比率の考え方（例：8 人中 1 人の女性が乳がんを発症する）を理解することは，大人でさえも困難な場合がある．

本章で議論した多くの集団差を図 12-2 にまとめた．逐語的記憶と要旨的記憶はいずれも小児期から青年期にかけて向上し，その後低下する．情報の要旨に基づく熟知性（gist-based familiarity）による判断は青年期から成人期にかけて急激に向上する．アルツハイマー病の患者において逐語的記憶が要旨的記憶より大きく低下するように，要旨的記憶による推定を組み合わせた場合，小児期から成人期にかけて逐語的記憶に比べ要旨的記憶が大きく向上するという逆説的なパターンは明白である．

右端のペア（高齢者とアルツハイマー病患者）では，比較的逐語的なサポートが大きいテスト題材を提示した（他のすべてのペアのテスト題材ではどちらも同程度である）．図からわかる通り，そのようなテスト題材での高齢者の逐語的記憶は，より困難な課題における若年成人の逐語的記憶と同程度であり，記憶成績が一定ではないことが示された．むしろ，記憶成績には課題と能力の双方が作用している．そこで，リスクコミュニケーションの情報処理において，これらの違いから予想される結果について考えてみたい．

科学的知見に基づく一般的・実用的な助言とは

リスク・ベネフィットに関するメッセージは，家族，学校教育，メディア（例：広告）その他の文化的影響によってもたらされるものであり，これらは時に明示的あるいは暗示的な形をとる（例：ロールモデリング）．研究の場においては認知的，社会的，感情的な要素は区別されるが，実際にはこれらの要素は関連し合っている[24]．社会的価値観や感情的反応は文化的なメッセージを処理することで身につく場合が多く，逆に感情的反応は情報処理によって引き出される[25]．前節では，情報処理方法は発達段階や個人による違いが認められるというエビデンスが示されている．

1日に5種以上の野菜を食べるように，という標語について考えてみよう．これは学校で教えられ，メディアでも報道されている．小学生は確実に5まで数え上げることができ，“野菜”という単語も知っている．（英文で）およそ5つ以下の単語からなる長文ではない短いセンテンス（「野菜を食べなさい．毎日5種の野菜を．1日5種の野菜を食べなさい．」）をゆっくり繰り返すことで，このメッセージは子ども達の記憶により強く残るものとなる．言葉を添えた絵や写真はメッセージを繰り返し提示する1つの手法であり，これによってメッセージはさらに記憶に残るものとなる．

ここで注意すべきは，逐語的な反復は記憶に残るが，情報の変換を生じる，あるいは長期記憶として残ることは少ないということである．意味を思い出させること（例：「野菜は我々を強靭にする．これらはすべて野菜である」と言い，野菜のリストをつくること）によって，低年齢の小児の要点や意味に対する記憶を高め，子ども達が点を新たな状況に結びつけることに役立つ（家庭における生の人参，学校の昼食における調理されたサヤインゲンなど）．このつながりは成人にとっては明らかであるが，低年齢の小児は応用が利かない解釈をする場合がある．また，小児は複数の指示を実行できない．これは彼らの能力が劣っているからではなく，単に彼らが複数のステップを記憶できないことによる．彼らが一度に処理できるよう，手順を細かくし，さらに途中で繰り返しやリマインドを行うことで，指示に対するアドヒアランスが向上する．

年をとるにつれ（平均で約11歳以降），子どもたちは情報を逐語的に繰り返すことではなく，情報の意味を重視するようになる．逐語的な記憶は一過性であり，妨害に対しても脆弱であるため，逐語的な情報を思い出させるような環境的サポート（例：口頭または書面でのリマインダー）はすべての年代にとって有用である．しかし低年齢の小児に比べ年長の小児や青年は，逐語的な要素を超えた意味のテーマに気づき推測を行うことで，情報を統合することができる（ただし青年でさえ，成人ほど早く自発的に「点」をつなぐことができない．例えば，結果が「わかっている」にもかかわらず，行動と予想される結果をつなぐことなどができない）．例えば，年長の小児は“フライドポテト，タコス，コーラ，バーガー”と“りんご，ホウレンソウ，人参，魚”のリストが示された場合，前者はファストフードまたはジャンクフードを指し，後者は健康によい食品を指すものであることが理解できるだろう．健康によい食品を認識することは行動変化を起こすのに十分ではないが，行動に照らして関連する価値観の修正が行われた場合，行動変化が促される可能性がある．

高齢者に対するコミュニケーションは若年者に対する場合よりもゆっくり伝える必要がある．高齢者では情報に対する反応が遅いことも多い．しかし，高齢者は愚鈍になったために反応が遅くなったわけではないため，彼らに対して提供する情報のレベルを下げるべきではない．全般的に速度が遅くなること，詳細な記憶を保持できなくなることを除き，高齢者の語彙や読解力は高水準にとどまることが多い．高齢者は子どもと違い，逐語的な記憶のレベル低下はあるものの，要旨を熟知する能力はかなり高い場合が多い．そのため高齢者においては，詳細な食事指導に関する逐語的な記憶や，薬の正確な用量・服薬時間に関する展望的記憶が低下していることが予測される．書面による指示，または電子的なアラートやリマインダー（例：薬を飲むように，または薬を飲み終わったというシグナル）は逐語的記憶を人工的に補う手段として有用である．

高齢者では要旨的記憶は保たれているため，食事指導や薬物療法の理由を説明することが重要である．高齢者は主に要点を理解，抽出することで情報を記憶する．そのため情報の意味を理解していない場合，高齢者は若年成人のように容易に機械的記憶を用いることができない．軽度から中等度のアルツハイマー病患者でも，情報の要旨を回想する能力が若干保たれている．

この助言を生かしたコミュニケーションの評価の仕方

人々の考え方や価値観，選択，および行動に影響を及ぼすには，情報がまず記憶に取り込まれる必要がある．そのため記憶テストによって，メッセージが受け取られたか，そして受け取られたのであればそれがどのように解釈されたか（または頭の中でどのように表現されたか）を評価することができる．回想・認知テストを用いることで，記憶の正確さに加え，回想のゆがみ（侵入）や誤った認識を評価し，メッセージの意味がどのように理解されたかが明らかになる．我々の行動は変換された長期記憶によって形成されることが多いため，即時記憶のテストは十分ではない．逐語的記憶は即時型のテストにおいて，要旨的記憶は遅延型のテストにおいて引き出されることが多いため，即時の記憶テストにおけるパフォーマンスは長期記憶と同じ要因を反映しているとは見なされない．

情報処理が功を奏すると，人々の考え方に変化をもたらし，価値観を明確化し，選択に修正を加えることなどにもつながる．考え方や価値観，選択は言語による自己報告を通して評価されることが多い（または家族などから報告される場合もある）．しかし自己報告はさまざまなバイアスの影響を受ける．小児期においては態度に示す能力や選択をするといった能力に比べ，行動の理由を説明する（つまり，考え方や選択について明確に述べる）能力は何年も遅れている．これに対し，成人期におけるバイアスは社会的な望ましさなどのファクターの影響を受けることが多くなる（例：体重の過少申告）．このように，コミュニケーションは行動面で評価される（例：食べ物の選択肢を提供してどちらの選択肢が選ばれるか調査すること，あるいは管理された状況下で摂取される特定の食品の量を計る）．

コミュニケーションは行動面で評価することが理想的ではあるが，行動面の指標はその人の考え方を直接反映したものではない．つまり，自己報告は行動と関連しているものの，必ずしも完璧に一致するわけではない．自己報告と行動の双方とも，根本にあるメカニズムの理論を用いて解釈しなければならない．評価は，仮説を検証した成果を土台にした理論に基づいてデザインすべきである．

記憶テストおよび考え方の調査は比較的安価に短期間で行うことができるが，長期のフォローアップは対象者数を維持するための金銭的なインセンティブが必要とされる．地域の高齢者サンプルも利用する際のコストが高額であり，さらに病状の評価も必要となる（“健康な”高齢者のサンプルを得るためには，老化による影響を区別しないといけない）．異なるリスクコミュニケーションを受け取った人をランダムに割り付け，予備テストと事後テストを行い，両者が混ざらないようにした上で適切な統計学的分析をすることが，効果の判定には最良の方法である．回想試験は認知試験よりも識別力があるが，手作業でスコアを付けなくてはならない（これは大きな労働力を要し，コストがかかる）．最後に，複数レベルの情報処理の評価（単なる知識の取得だけでなく，情報から意味を引き出し，直接教えられなくてもそれを状況に適用すること）には広範囲にわたるいくつものテスト（つまりコストのかかる複数のセッション）が必要となる．

追加情報

1. Bjorklund, D.（2012）. *Children's thinking: Cognitive development and individual differences*（5th Ed）. Wadsworth/Thomson Learning.　この研究領域の第一人者によって書かれている小児と青年の記憶と情報処理に関するエビデンスの解説.
2. Drolet, A., Schwarz, N., and Yoon, C.（2010）. *The Aging Consumer: Perspectives from Psychology and*

Economics. Routledge/Taylor Francis Group.　現実世界の状況下における老化と情報処理に関する第一線の専門家により編纂された本.

3. Fischhoff, B. (2008). Assessing adolescent decision-making competence. *Developmental Review*, 28, 12-28.　現在生存する偉大な社会科学者の一人が，青年期の行動意思決定に関する応用研究を要約したもの.
4. Finucane, M. L., Slovic, P., Hibbard, J., Peters, E., Mertz, C. K.,and MacGregor, D. G. (2002). Aging and decision-making competence: An analysis of comprehension and consistency skills in older versus younger adults considering health-plan options. *Journal of Behavioral Decision Making*, 15, 141-164.　健康の視点から，影響力ある研究者たちの高齢者における意思決定コンピテンス（能力）の手法を要約したもの.
5. Haines, B.A., and Moore, C. (2003). Integrating themes from cognitive and social cognitive development into the study of judgment and decision making. In S.L. Schneider & J. Shanteau (Eds.), *Emerging perspectives on judgment and decision research* (pp. 246-286). Cambridge University Press.　新進気鋭の研究者が，小児期の判断と意思決定に関する総括レビューを示したものである.
6. Institute of Medicine. (2010). *The Science of Adolescent Risk-Taking. Workshop Summary*. Committee on the Science of Adolescence. The National Academies Press.　新進気鋭の専門家による青年期リスクに関する脳と行動の権威のある研究要旨で，精神的および肉体的健康に注目しているものである.
7. Jacobs, J. E., and Klaczynski, P. A. (Eds.). (2005). *The Development of Judgment and Decision Making in Children and Adolescents*. Erlbaum.　判断と意思決定の発達に関する現代の理論的および経験的取り組みを要約したもので，重大な転換点となった本である.
8. Mills, B., Reyna, V.F., and Estrada, S. (2008). Explaining contradictory relations between risk perception and risk taking. *Psychological Science*, 19, 429-33.　驚愕的な報告であったが理論的に予測可能である，正確な測定に必須となるリスク認知に関する報告である.
9. Park, D. and Reuter-Lorenz, P. (2009). The adaptive brain: Aging and neurocognitive scaffolding. *Annual Review of Psychology*. 60:173-96.　老化と脳の第一線の専門家による包括的なレビューである.
10. Reyna, V.F., and Adam, M.B. (2003). Fuzzy-trace theory, risk communication and product labeling in sexually transmitted diseases. *Risk Analysis*, 23, 325-342.　リスク認知，コミュニケーション，ラベル理解に関する臨床家間の違いに関する研究報告.
11. Reyna, V.F., and Farley, F. (2006). Risk and rationality in adolescent decision making: Implications for theory, practice, and public policy. *Psychological Science in the Public Interest*, 7, 1-44.　10 代に影響を及ぼすリスク決定についての広範囲にわたる文献レビュー（リスクに関する 200 以上の参考文献と主要な説明の概要も）.

参照文献

1 Schanzenbach, D. W. (2009). Do school lunches contribute to childhood obesity? *Journal of Human Resources*, 44, 684-709.

2 Institute of Medicine. (2010). *The Science of Adolescent Risk-Taking. Workshop Summary*. Committee on the Science of Adolescence. The National Academies Press.

3 Reyna, V. F., & Farley, F. (2006). Risk and rationality in adolescent decision-making: Implications for theory, practice, and public policy. *Psychological Science in the Public Interest*, 7(1), 1-44.

4 Fischer, P. M, Schwartz, M. P., Richards, J. W. Jr, Goldstein, A. O, & Rojas, T.H. (1991). Brand logo recognition by children aged 3 to 6 years. Mickey Mouse and Old Joe the Camel. *Journal of the American Medical Association*. 266, 3185-3186.

5 Robinson, T. N., Borzekowski, D. L. G., Matheson, D., Kraemer, H. C. (2007). Effects of fast food branding on young children's taste preferences. *Archives of Pediatrics and Adolescent Medicine*, 161 (8):792-797.

6 Kunkel, D., Wilcox, B. L., Cantor, J., Palmer, E., Linn, S., & Dowrick, P. (2004). *Report of the APA Task Force on Advertising and Children*. American Psychological Association.

7 Reyna, V. F., & Brainerd, C. J. (2007). The importance of mathematics in health and human judgment: Numeracy, risk communication, and medical decision making. *Learning and Individual Differences*, 17 (2), 147-159.

8 Brainerd, C. J., Reyna, V. F., Petersen, R. C., Smith, G. E., & Taub, E. S. (in press). Is the apolipoprotein E genotype a biomarker for mild cognitive impairment? Findings from a nationally representative study. In publication.

9 Brewer, N. T., Salz, T., Lillie, S. E. (2007). Systematic review: The long-term effects of false-positive mammograms. *Annals of Internal Medicine*, 146, 502-510.

10 Reyna, V. F., & Mills, B. A. (2007). Interference processes in fuzzy-trace theory: Aging, Alzheimer's disease, and development. In C. MacLeod & D. Gorfein (Eds.), *Inhibition in Cognition* (pp. 185-210). APA Press.

11 Finucane, M. L., Mertz, C. K., Slovic, P., & Schmidt, E. S. (2005). Task complexity and older adults' decision-making competence. *Psychology and Aging*, 20(1), 71-84.

12 Reyna, V. F. (2008). Theories of medical decision making and health: Fuzzy-trace theory. *Medical Decision Making*, 28(6), 850-865.

13 Drolet, A., Schwarz, N., & Yoon, C. (2010). *The Aging Consumer: Perspectives from Psychology and Economics*. Routledge/Taylor Francis Group.

14 Park, D. & Reuter-Lorenz, P. (2009). The adaptive brain: Aging and neurocognitive scaffolding. *Annual Review of Psychology*. 60:173-96.

15 Brainerd, C. J., Reyna, V. F., & Howe, M. L. (2009). Trichotomous processes in early memory development, aging, and neurocognitive impairment: A unified theory. *Psychological Review*, 116, 783-832.

16 Reyna, V. F. (2004). How people make decisions that involve risk: A dual process approach. *Current Directions in Psychological Science*, 13, 60-66.

17 Bransford, J. D., & Franks, J. J. (1971). The abstraction of linguistic ideas. *Cognitive Psychology*, 2, 331-350.

18 Reyna, V. F., & Kiernan, B. (1994). The development of gist versus verbatim memory in sentence recognition: Effects of lexical familiarity, semantic content, encoding instruction, and retention interval. *Developmental Psychology*, 30, 178-191.

19 Reyna, V. F., & Hamilton, A. J. (2001). The importance of memory in informed consent for surgical risk. *Medical Decision Making*, 21, 152-155.

20 Koutstaal, W., & Schacter D. L. (1997). Gist-based false recognition of pictures in older and younger adults. *Journal of Memory and Language*, 37(4): 555-83.

21 Brainerd, C. J., Reyna, V. F., & Forrest, T. J. (2002). Are young children susceptible to the false-memory illusion? *Child Development*, 73, 1363-1377.

22 Brainerd, C. J., Reyna, V. F., & Zember, E. (2011). Theoretical and forensic implications of developmental studies of the DRM illusion. *Memory and Cognitio*n, 39, 365-380.

23 Reyna, V. F., Nelson, W., Han, P., & Dieckmann, N. F. (2009). How numeracy influences risk comprehension and medical decision making. *Psychological Bulletin*, 135, 943-973.

24 Fischhoff, B. (2008). Assessing adolescent decision-making competence. *Developmental Review*, 28, 12-28.

25 Reyna, V. F., & Rivers, S. E. (2008). Current theories of risk and rational decision making. *Developmental Review*, 28(1), 1-11.

26 Fujita, K., & Han, H. A. (2009). Moving beyond deliberative control of impulses: The effects of construal levels on evaluative associations in self-control. *Psychological Science*, 20, 799-804.

第13章　ヘルスケア専門家

ベッツィー・スリース（博士，ノースキャロライナ大学）
マイケル・ゴールドスタイン（博士，退役軍人健康庁国立健康増進・疾病予防センター）

要　旨

この章では，ヘルスケア専門家によるリスク-ベネフィットコミュニケーションに関する既存の文献を吟味し，治療，医療機器の使用，食事摂取についてのリスクとベネフィットを患者によりよく伝達するための助言を臨床家に提示する．まず，ヘルスケア専門家によるリスク-ベネフィットコミュニケーションについて，科学的に証明されていることを示す．次に，科学的に支持されている一般的で実用的な助言を検討する．最後に，ヘルスケア専門家によるリスク-ベネフィットコミュニケーションを改善するための方法をどう評価するかを提案する．

はじめに

2000年に米国医学研究所は，「医療の質の“裂け目”を越えて（Crossing the Quality Chasm）」という影響力のある報告書を出版した[1]．この報告書は，質の高いヘルスケアに必須の特徴として，患者中心，安全，効果，適時性，効率，公正，の6項目を明記している．これらの特徴は，相互に作用し合うことでケアの質に影響を与えている．つまり患者の安全は，効果的介入を実現するためのタイミングよいアクセスとつながっている．患者の安全は，治療，医療機器の使用，食事摂取についてのリスクとベネフィットを含むヘルスケア情報を患者が理解して対応するのに役立つような，効果的で患者中心のコミュニケーションとも関係がある[1]．

非常に多くの研究は，効果的で患者中心というコミュニケーションの基本と，症状コントロール，満足度，治療の完遂，健康行動の変化という患者の広範囲にわたる健康のアウトカムとの関連を検討している[2-7]．しかし，患者の理解度やその後の行動に対するヘルスケア専門家と患者間のリスク-ベネフィットコミュニケーションの効果は，あまりわかっていない．この章では，このような側面のリスクコミュニケーションと臨床家への示唆を共有する．

科学的知見

医師-患者間コミュニケーション

フロシュとカプランによると，医療における共有意思決定（shared decision making：SDM）とは，患者と臨床家の合意に基づく意思決定の過程で，起こりうる結果の可能性や患者の意向・希望（preference）を熟考するプロセスである[8]．マコールとクレイマンは，医療における共有意思決定の基本的要素を明確にしており，問題を定義し説明する，選択肢を示す，賛成意見や反対意見を議論する（ベネフィット・リスク・費用），患者の価値観や意向・希望を尋ねる，患者の能力や自己効力感について話し合う，知識と助言を提供する，患者の理解をチェックして明確にする，決定を下すかそれを控える，フォローアップを設定する，の9項目を挙げた[9]．しかし，医療の専門家と患者の実際の対話を調査した研究では，医療の専門家はほとんど常に患者を適切に教育できず，患者は十分な説明を受けたうえでの意思決定ができていなかった[10,11]．例えば，893例の治療薬使用の決定を含む，1,057例の医師-患者の対面場面と3,552例の意思決定場面を調査したブラドックらの研究では，説明を受けたうえで意思決定を完全に行うという基準に合った事例はわずか9%だった．さらに，ベネフィットとリスクについての話し合いをもった場面は8%で，提供された情報への患者の理解度を評価する場面を含んでいた事例はわずか1.5%であった[10]．

外来診察時に治療のリスクとベネフィットを医師がどのように伝えるかを特に調査した研究もいくつかある[12-14]．スレシュらは，録音されたプライマリーケア外来467場面での治療薬に関する医師と患者とのやりとりを分析した[12]．すべての患者が少なくとも1つ以上の薬の処方を受けており，平均で4つの薬を飲んでいた．分析の結果，467場面のうち56%で医師が患者に治療薬の効き具合をたずね，27%で副作用について聞いていることがわかった．また患者は，5%の場面で副作用の質問をしていた．この研究は，医師からの治療のリスクやベネフィットの情報提供は調べていない．

外来での抗うつ薬処方についての医師-患者間のコミュニケーションに注目した研究も2つある[13,14]．すでに抗うつ薬を処方されたことがある退役軍人との診察場面を録音した40件において，スレシュらは，医師は6%の患者にしか有害事象のことを聞かず，患者の15%しか抗うつ薬がどの程度効くかを医師に聞かなかったことを報告した[13]．また医師は，患者の10%にのみ有害事象の情報を与え，患者の5%のみに抗うつ薬がどの程度効くかの情報を与えていた．ヤングらは，抗うつ薬処方中の131件の外来場面での医師の行動を評価するために，標準化された患者（医師に標準化された症状を示す患者）を用いた[14]．この研究で医師は，85%の患者に副作用情報を提供したが，治療のベネフィットについての情報を提供したのは38%の患者にだけだった．最近の研究では，心血管疾患の一次予防薬の服用への高齢者の意思は，ベネフィットのコミュニケーションにはあまり影響されないが，有害事象のコミュニケーションには非常に敏感であることがわかった[15]．

今後の研究課題として，薬が初めて処方されるときにリスクとベネフィットが患者にどのように伝わるのか，という問題がある．また，潜在的問題を見つけて治療を改善するために，薬の服用による患者のリスクとベネフィットの体験を医師がどの程度まで観察するかも課題となる．医師と患者が治療のリスクとベネフィットについて話し合えるよう促して共有意思決定の質を高めるための方策を開発し，検証するには，介入研究も必要である．

薬剤師-患者間コミュニケーション

薬剤師が口頭でどのように薬のリスクとベネフィットを患者に伝えているのかを調査した研究は少ない[16-18]．シューマーとウィーデルホルトは，薬剤師が薬について患者に提供した情報の量を調査したが，情報の種類は特定しなかった[17]．スレシュは薬剤師の服薬指導を分析し，薬剤師は16%の患者に薬剤の使用に関する質問をしていたことを報告している（例：効能や副作用についての質問）[12]．

スバースタッドらは，8州の306か所の地域薬局で，新しい処方箋を受け取った患者として振る舞うよう訓練された模擬患者を用いて，薬剤師のコミュニケーションを評価した[18]．研究者らは，適切なリスクコミュニケーションを，「1つかそれ以上の副作用か注意事項に関する情報を提供した場合」と定義した．有害事象について話し合われたのは，アモキシシリン（ペニシリン系抗生物質）が処方された場合の17%の事例，イブプロフェン（非ステロイド系抗炎症薬）が処方された場合の31%の事例，パロキセチン（抗うつ薬）が処方された場合の37%の事例だった．研究からは，高齢の薬剤師と比べて若い薬剤師の方がリスクの情報を提供する傾向が示された．また，薬剤師によるカウンセリングへの強い規定（例：患者が薬剤師による対面カウンセリングを受けなければならないという記載）が明記されている薬の処方を受けた患者は，弱い規定（単なる，薬剤師によるカウンセリング提供の指示の記載）が書かれた薬の処方を受けた患者よりも，リスク情報を受ける可能性が高いことも明らかになった．

研究からはまた，薬局で患者に渡される一般用医薬品情報文書が適切でないこともわかった[18-20]．レイノーらによると，医薬品情報文書で最も読まれる章は副作用の章である[19]．最近の研究では，ウインターステインらがリシノプリル（降圧剤）とメトホルミン（糖尿病治療薬）を処方箋に従って調剤するよう365か所の薬局で個々の薬剤師を訓練し，客である患者は受け取った医薬品情報文書を集め，その後専門家パネルがこれらの文書を評価した[20]．その結果，薬局を通して医薬品情報文書を配布することは効果的であるが，文書の内容，形式，読解レベル，過剰な長さは改善すべきことが明らかになった．

患者は，医薬品情報文書を必要としている．しかし，ヘルスケア専門家からの口頭伝達程度の文書を欲しがってはいない[21,22]．グライムらによると，患者は自分の症状に合わせてつくられた文書を好む[21]．スレシュらの研究では，ほとんどのラテン系の患者は口頭と文書での医薬品情報を求め，ほぼ4分の1がスペイン語と英語による情報を希望していた[22]．近年のコクラン共同計画におけるニコルソンらによる系統的レビューは，医薬品情報文書が治療薬服用に関する患者の知識，態度，行動によい影響を与えるという十分なエビデンスはない，と結論づけている[23]．そのため，薬局で受け取る医薬品情報文書を患者が読み，理解し，利用しているかを検証する新たな研究が必要である[19]．

科学に基づく一般的で実用的な助言は？

ヘルスケア専門家は，治療のリスクとベネフィットを患者に伝えるための特別なトレーニングを要する

ヘルスケア専門家のリスクとベネフィットに関するコミュニケーションを調査した研究は比較的少ないものの，ヘルスケア専門家がコミュニケーション戦略を使う際には実質的改善の余地があることが分かっている．以下の2つの比較対照試験が，ヘルスケア専門家のリスクコミュニケーション技術は改善可能であることを示している[16,24]．ウェールズではエルウィンらが，リスクコミュニケーションと共有意思決定のワークショップでの訓練を含むいくつかの介入を受けた医師20名を対象に比較対照試験を行った[24,25]．医師は1回3時間のワークショップ4回に出席し，このうち2回はリスクコミュニケーションが中心の内容で，あとの2回は共有意思決定に焦点をあてたものだった．ワークショップの後，患者へのリスク情報の伝達は劇的に改善し，説明のために視覚的方法を用いる者もいた．リックレスらは，抗うつ薬を初めて処方された患者にランダム化比較試験を行った[16]．患者は，薬剤師から通常のケアを受ける群と，指導的教育とモニタリングの訓練を受けた薬剤師の介入を受ける群にランダムに割り付けられた．その結果，訓練を受けた薬剤師と関わった患者の方が，うつ症状の変化や薬の副作用を有意に多く報告した．ヘルスケア専門家がコミュニケーション技術を向上させ臨床場面でこの技術を活用するために，これら2つの臨床試験は治療のリスクとベネフィットをより効果的に伝えるために医師や薬剤師を訓練することが可能なことを示唆した．今後さらなる臨床試験で最も効率的で有効な方法を明らかにしていく必要があるだろう．またこの訓練に，患者中心コミュニケーション[26-28]と共有意思決定[8,9]という既存のモデルを組み込めることも示されたことも意義がある．

州薬局委員会は，処方箋を受けるすべての患者へのカウンセリングの必須化を検討すべき

前述の通りスパースタッドらは，薬剤師によるカウンセリングについての強い規定（例：患者が薬剤師による対面カウンセリングを受けなければならない）が定められた薬の処方を受けた患者は，弱い規定の薬の処方を受けた患者よりも，薬のリスク情報を受け取る可能性が高いことを明らかにした[18]．州薬局委員会は，リスクとベネフィットのコミュニケーションを改善するため患者が薬剤師による対面でのカウンセリングを受けることの必須化を検討すべきであろう．

ヘルスケア専門家は，口頭コミュニケーションの補足として，治療のリスクとベネフィットの有益な情報文書を患者に提供する必要がある

投薬治療に関する情報は，文書でも口頭でも，患者にとっては両方重要である[21,22,24]．Elwynらによると，共有意思決定のトレーニング後の医師や薬剤師は，治療のリスクについて患者に説明する際に文書での情報をより頻繁に使用していた[24]．既存の文献には，医療の専門家と患者による治療のリスクとベネフィットに関する検討の記載が乏しいため，今後の研究では，(1)ヘルスケアチームの他のメンバー（例：看護師やケアマネージャー）によって伝達されるコミュニケーション方法の効果，(2)ヘルスケアの専門家のコミュニケーションへの意識を高め，情報共有を促すような意思決定を手助けする道具の効果[29]，(3)患者が次回受診までの間にアクセスできるWebを用いた意思決定を手助けする道具のような新しい技術を用いた介入[30]，についても調査する必要がある．

すでに述べたように，薬局で患者に提供される文書情報は，患者が治療のリスクとベネフィットを理解するにはえてして不十分である[18-20]．文書を個別性あるものにすること（例：「あなた」という言葉を使う），一般的なものとは異なる形式でリスクとベネフィットの情報を提供すること，情報を読むときに患者が熟考できるような課題を示すことは，患者のリスクの認識を改善させるかもしれない[31-33]．薬局という場面で治療薬のリスクとベネフィットについて書かれた医薬品情報文書を患者が目にし，これを理解し，実際にこの文書の活用を促すためのよりよい方法を開発するには，さらなる研究が必要である[34]．

ヘルスケア専門家は，患者の意識を高め，ケアへの参加を促し，自己管理能力を向上させるための方法を用いるべきである

自己の症状をよく知り，外来受診に積極的に参加し，症状の自己管理ができる患者の，結果はよいものとなろう[35-38]．したがって，患者がケアへ参加することを促進する方法は，治療のリスクとベネフィットの必要情報を患者が求め，入手する可能性を高めるであろう．自己管理への自信を高めるような支援を行う比較試験では，他の多くの慢性的な臨床症状も改善した[39-41]．一般的ヘルスケアの場面に自己管理支援を組み込む最近の試みは，個々の患者とこの試みの成功のために，以下の要素が重要としている．(1)患者の信念，行動，知識のアセスメント，(2)協働目標の設定，(3)試みの成功に向けての個人的障害や支援の明確化，(4)障害に対処するための問題解決法を含む指導技術，(5)資源や支援へのアクセスの向上，(6)進捗段階に基づく個別的行動計画の作成，である[42,43]．

これらの助言を踏まえてコミュニケーションをどう評価するか？

ヘルスケア専門家によるコミュニケーションの効果を最終的にテストするには，患者のリスクとベネフィットの理解と，コミュニケーション過程への患者の満足度を直接的に評価する必要がある．リスク-ベネフィットコミュニケーション技術の専門家向け訓練の効果を評価するには，費用をかけないか少しの費用で，あらゆるレベルで以下を検証できる．(1)訓練の目的は達成されたか，(2)訓練に参加した専門家は自己の知識，技術，態度（例：リスク-ベネフィットコミュニケーションの重要性の理解や，実施に向けての自信など）が向上したと認識しているか，という点である．また，もし適度な費用をかけることができれば，(1)訓練を受けた専門家は，実際の患者とのやりとりで新しい知識や技術を活用しているか，(2)訓練を受けた専門家の患者は，治療のリスクとベネフィットをよりよく理解し，意思決定により深く関与し，良質な意思決定能力を備えているか，(3)訓練への参加者は，習得した技術をシミュレーション場面で実際に使うことができるか，という点の評価も可能である．

参照文献

1 Committee on Quality of Health Care in America, Institute of Medicine. (2001). *Crossing the Quality Chasm: A New Health System for the 21st Century*. National Academy Press.
2 DiMatteo, M. R. (1994). Enhancing patient adherence to medical recommendations. *JAMA*, 271(1), 79, 83.
3 Ockene, J. K., and Zapka, J. G. (2000). Provider education to promote implementation of clinical practice guidelines. *Chest*, 118(2 Suppl), 33S-39S.
4 Roter, D., and Kinmonth, A.-L. (2002). What is the evidence that increasing participation of individuals in self-management improves the processes and outcomes of care? In R. Williams, A. Kinmonth, N. Wareham & W. Herman (Eds.), *The Evidence Base for Diabetes Care*: John Wiley and Sons.
5 Safran, D., Taira, D., Rogers, W., Kosinski, M., and Tarlov, A. (1998). Linking primary care performance to outcomes of care. *J Family Practice*, 47, 213-220.
6 Stewart, M., Brown, J., Donner, A., McWhinney, I., Oates, J., Weston, W., et al. (2000). The impact of patient-centered care on outcomes. *J Fam Pract*, 49(9), 805-807.
7 Whitlock, E. P., Orleans, C. T., Pender, N., & Allan, J. (2002). Evaluating primary care behavioral counseling interventions: An evidence-based approach. *Am J Prev Med*, 22(4), 267-284.
8 Frosch, D. L., and Kaplan, R. M. (1999). Shared decision making in clinical medicine: Past research and future directions. *Am J Prev Med*, 17(4), 285-294.
9 Makoul, G., and Clayman, M. L. (2006). An integrative model of shared decision making in medical encounters. *Patient Educ Couns*, 60(3), 301-312.
10 Braddock, C. H., 3rd, Edwards, K. A., Hasenberg, N. M., Laidley, T. L., and Levinson, W. (1999). Informed decision making in outpatient practice: Time to get back to basics. *JAMA*, 282(24), 2313-2320.
11 Street, R. L., Jr., Gordon, H. S., Ward, M. M., Krupat, E., and Kravitz, R. L. (2005). Patient participation in medical consultations: Why some patients are more involved than others. *Med Care*, 43(10), 960-969.
12 Sleath, B., Roter, D., Chewning, B., and Svarstad, B. (1999). Asking questions about medication: Analysis of physician-patient interactions and physician perception. *Medical Care*, 37, 1169-1173.
13 Sleath, B., Tulsky, J. A., Peck, B. M., and Thorpe, J. (2007). Provider-patient communication about antidepressants among veterans with mental health conditions. *Am J Geriatr Pharmacother*, 5(1), 9-17.
14 Young, H. N., Bell, R. A., Epstein, R. M., Feldman, M. D., and Kravitz, R. L. (2006). Types of information physicians provide when prescribing antidepressants. *Journal of General Internal Medicine*, 21, 1172-1177.
15 Fried, T. R., Tinetti, M. E., Towle, V., O'Leary, J. R., and Iannone, L. (2011). Effects of benefits and harms on older persons' willingness to take medication for primary cardiovascular prevention. *Arch Intern Med*, 2011.2032.
16 Rickles, N. M., Svarstad, B. L., Stata-Paynter, J. L., Taylor, L. V., and Kobak, K. A. (2006). Improving patient feedback about and outcomes with antidepressant treatment: A study in eight community pharmacies. *Journal of the American Pharmacists Association*, 46, 25-32.
17 Schommer, J. C., and Wiederholt , J. B. (1995). A field investigation of participant and environment effects on pharmacist-patient communication in community pharmacies. *Medical Care 33*, 567-584.
18 Svarstad, B. L., Bultman, D. C., and Mount, J. K. (2004). Patient counseling provided in community pharmacies: Effects of state regulation, pharmacist age, and busyness. *Journal of the American Pharmacists Association*, 44 22-29.
19 Raynor, D. K., Silcock, J., and Edmondson, H. (2007). How do patients use medicine information leaflets in the UK? *International Journal of Pharmacy Practice*, 15, 209-218.

20 Winterstein, A. G., Linden, S., Lee, A. E., Fernandez, E. M., and Kimberlin, C. L. (2010). Evaluation of consumer medication information dispensed in retail pharmacies. *Archives of Internal Medicine,* 170, 1317-1324.

21 Grime, J., Blenkinsopp, A., Raynor, D. K., Pollock, K., and Knapp, P. (2007). The role and value of written information for patients about individual medicines: A systematic review. *Health Expect*, 10 (3), 286-298.

22 Sleath, B., Blalock, S. J., Bender, D. E., Murray, M., Cerna, A., and Cohen, M. G. (2009). Latino patients' preferences for medication information and pharmacy services. *J Am Pharm Assoc* (2003), 49(5), 632-636.

23 Nicolson, D., Knapp, P., Raynor, D. K., & Spoor, P. (2009). Written information about individual medicines for consumers. *Cochrane Database Syst Rev* (2), CD002104.

24 Elwyn, G., Edwards, A., Hood, K., Robling, M., Atwell, C., Russell, I., et al. (2004). Achieving involvement: Process outcomes from a cluster randomized trial of shared decision making skill development and use of risk communication aids in general practice. *Fam Pract*, 21(4), 337-346.

25 Edwards, A., Elwyn, G., Hood, K., Atwell, C., Robling, M., Houston, H., et al. (2004). Patient-based outcome results from a cluster randomized trial of shared decision making skill development and use of risk communication aids in general practice. *Fam Pract*, 21(4), 347-354.

26 DiMatteo, M. R. (1995). Patient adherence to pharmacotherapy: The importance of effective communication. *Formulary,* 30(10), 596-598, 601-592, 605.

27 Makoul, G. (2001). Essential elements of communication in medical encounters: The Kalamazoo consensus statement. *Acad Med*, 76(4), 390-393.

28 Stewart, M., Brown, J., Weston, W., McWhinney, I., McWilliam, C., and Freeman, T. (1995). *Patient-Centered Medicine: Transforming the Clinical Method*. Sage.

29 O'Connor, A. M., Bennett, C. L., Stacey, D., Barry, M., Col, N. F., Eden, K. B., et al. (2009). Decision aids for people facing health treatment or screening decisions. *Cochrane Database Syst Rev* (3), CD001431.

30 Elwyn, G., Kreuwel, I., Durand, M. A., Sivell, S., Joseph-Williams, N., Evans, R., et al. (2010). How to develop web-based decision support interventions for patients: A process map. *Patient Education and Counseling*. 2011 Feb; 82(2): 260-5, EPub 2010 June 2.

31 Berry, D. C., Michas, I. C., and Bersellini, E. (2002). Communicating information about medication side effects: Effects on satisfaction, perceived risk to health, and intention to comply. *Psychology* and Health (17), 247-267.

32 Berry, D. C., Michas, I. C., and Bersellini, E. (2003). Communicating information about medication: The benefits of making it personal. *Psychology and Health*, 18, 127-139.

33 Natter, H. M., and Berry, D. C. (2004). Effects of Active Information processing on the understanding of risk information. *Applied Cognitive Psychology* (19), 123-135.

34 Raynor, D. K., Blenkinsopp, A., Knapp, P., Grime, J., Nicolson, D. J., Pollock, K., et al. (2007). A systematic review of quantitative and qualitative research on the role and effectiveness of written information available to patients about individual medicines. *Health Technol Assess*, 11(5), iii, 1-160.

35 Anderson, R., Funnell, M., Butler, P., Arnold, M., Fitzgerald, J., and Feste, C. (1995). Patient empowerment: Results of a randomized controlled trial. *Diabetes Care*, 18(7), 943-949.

36 Greenfield, S., Kaplan, S. H., Ware, J. E., Jr., Yano, E. M., and Frank, H. J. (1988). Patients' participation in medical care: Effects on blood sugar control and quality of life in diabetes. *J Gen Intern Med*, 3(5), 448-457.

37 Hibbard, J. H., Mahoney, E. R., Stockard, J., and Tusler, M. (2005). Development and testing of a short form of the patient activation measure. *Health Serv Res*, 40(6 Pt 1), 1918-1930.

38 Hibbard, J. H., and Tusler, M. (2007). Assessing activation stage and employing a "next steps" approach to supporting patient self-management. *J Ambul Care Manage*, 30(1), 2-8.

39 Bodenheimer, T., Lorig, K., Holman, H., & Grumbach, K. (2002). Patient self-management of chronic disease in primary care. *JAMA*, 288(19), 2469-2475.

40 Lorig, K. R., and Holman, H. R. (2003). Self-management education: history, definition, outcomes, and mechanisms. *Ann Behav Med*, 26(1), 1-7.

41 Warsi, A., Wang, P. S., LaValley, M. P., Avorn, J., and Solomon, D. H. (2004). Self-management education programs in chronic disease: a systematic review and methodological critique of the literature. *Arch Intern Med*, 164(15), 1641-1649.

42 Fisher, E. B., Brownson, C. A., O'Toole, M. L., Shetty, G., Anwuri, V. V., and Glasgow, R. E. (2005). Ecological approaches to self-management: The case of diabetes. *American Journal of Public Health*, 95, 1523-1535.

43 Glasgow, R. E., Funnell, M. M., Bonomi, A. E., Davis, C., Beckham, V., and Wagner, E. H. (2002). Self-management aspects of the improving chronic illness care breakthrough series: Implementation with diabetes and heart failure teams. *Annals of Behavioral Medicine*, 24 (2), 80-87.

第 14 章　可読性・理解・有用性

リンダ・ノイハウザー（博士，カリフォルニア大学バークレー校）
カラ・ポール（医師，合同会社コーバリスグループ）

要　旨

「リスクコミュニケーションを含む大多数の健康情報は，米国成人の平均的な理解力をはるかに超える」という問題を 1,000 以上もの研究が報告している．我々は，文章の可読性と有用性を改善する具体的方法と，リスクコミュニケーションをより深く理解するための実用的な手段，特にその方法やデザイン，テストについてユーザーが関心をもてるように解説する．

はじめに

ジョージ・バーナード・ショー[訳注1] は「コミュニケーションにおけるただ 1 つの，最も大きな問題は『伝えることができている』という錯覚である」という言葉を残している[1]．この 20 年間の研究が今，彼の名言を証明している．緻密にまとめられた健康情報の多くは，特に読み書き能力や言語，文化，身体障害などで障壁のある人々にとって，理解しにくい．例えば，9000 万以上の米国人は，正しい薬物療法を受けるために，印字された情報を理解することに問題があると言われている[2]．コミュニケーションの問題は，我々国民の健康目標の達成を妨げる重要な原因の 1 つである[3]．幸い，コミュニケーションの研究や実践は，進歩しつつある．米国では，ヘルスリテラシーを向上させ平易な文章を普及させる政策は，人々のニーズにヘルスコミュニケーションで応えようという国の動きを反映している[4,5]．この章では，健康に関するリスクコミュニケーションを向上させるための論点，エビデンス，ガイダンスを説明する．

科学的知見

リスクコミュニケーションは「(専門家でない）人々が，健康や安全，環境に関するリスクに関して情報を得た上で独立した判断ができるように，知らせる必要のある情報を提供するように意図されたコミュニケーション」とされる[6]．その科学的な研究は，1970 年代に始まった．健康に関するテーマは社会の耳目を集める内容や結論づけられない問題が多い．米国食品医薬品局（U.S. Food and Drug Administration's：FDA）が一般の人々に対して行う，薬品や生物製剤，医療機器，食品安全性についての重要な安全性に関するコミュニケーションも関連する（第 21 章を参照）．

健康とリスク（に関する）コミュニケーションの理論

多くの概念モデルは，人々がどのように健康やリスク（に関する）コミュニケーションと影響し合うのかを，理解する手がかりとなる．例えば，社会生態学モデルと社会認識モデルによれば，情報が自分たちの要望や好みに合っており，自分たち自身の問題と感じられるときに，人々は情報を

訳注 1　アイルランドの文学者．

取り入れ，行動を起こす[7,8]．成人学習理論によると，コミュニケーションは，人々のこれまでの経験の延長で理解されるときに，効果を発揮する[9]．メンタルモデル[訳注2]の概念は，人々の初めの段階でのリスク認知と，より客観的に明らかになってきた段階でのリスクとのギャップを埋める架け橋の重要性を強調している[6,10]．社会記号論（social semiotic theory）は，人々が受け取ったコミュニケーションの意味をどのように解釈するのか，なぜ健康に関するメッセージは，人々にとって理解しやすいとき，注意を引くとき，動機づけられているときにしか影響力がないのかを説明するのに役立つ[11]．コミュニケーションを開発する際に使用された参加型デザイン（participatory design）モデルは，人間工学，工学，社会学，マーケティングなどの多様な学問分野から得られた知識を利用し，オーディエンスを共同開発者としてこれらの過程に巻き込んでゆく動力に焦点をおいている[12–14]．

健康とリスク（に関する）コミュニケーションにおいては，理解力（comprehension）も論点となる．伝統的な健康とリスク（に関する）コミュニケーションは，包括的（generic，誰にでも当てはまる［one-size-fits-all］）な情報の開発や伝達を重視しているが，そういった情報がいつも人々の特定のコミュニケーションにおけるニーズにうまく合っているわけではない[15]．驚くことではないが，多くの研究は，このアプローチは人々の健康に関する知識や行動にあまり影響を与えないことを示している[15,16]．過去20年間で立証された重大な問題は，ほとんどの健康とリスク（に関する）コミュニケーションが，大多数の人がまったく理解できない方法で書かれ，掲示されていることである[17–21]．

リテラシーに関する研究

2003年，全米成人リテラシー調査（National Assessment of Adult Literacy：NAAL）は，「リテラシーとは，印字され，文書化された情報を，社会において機能を果たすため，そして個々の最終目標達成と，個々の知識と可能性を向上させるために用いること」と定義している[2]．NAALは，国民全体を対象に10年ごとに行われる調査であり，米国のリテラシーレベルを示す最高の情報源である．2003年では，43％の成人米国人（約9,300万人）は，基礎もしくは基礎より下の，4段階において2番目に低い程度の文章の読み書き能力しかなかった．高卒以下の学歴の成人のほとんどと学士（college degree）の学位をもつ成人の13％は，これらの低いレベルのリテラシーであった[2]．成人米国人の可読性レベルの平均データはないが，7年生から9年生（中学校1年生から3年生）のレベルと言われている[22–24]．ある研究では，成人は自分たちの最終学歴のレベルより約4段階下のレベルのものを読んでいるとされている．さらに，成人の20％は小学校5年生レベル以下のものを読んでいるという報告もある[24]．

ヘルスリテラシーに関する研究

健康情報は科学的なので，健康や医学の概念や専門用語の知識のように，一般的な読解力を超える能力が必要と思われている[26]．1990年代から，ヘルスリテラシーの分野では，人々のニーズや技術に関連したヘルスコミュニケーションの効果が注目されてきた．2000年には，米国保健福祉省（the US Department of Health and Human Services）が，ヘルスリテラシーを「個々人が適切に，健康に関する意志決定をするために必要とされる基本的な健康情報やサービスを受け取り，検討し，理解する能力の程度」[21]と定義した．ヘルスリテラシーの概念は，食品の栄養表示や医療薬品のラベルを読むことのように，読み，理解し，話し，「日常生活における数値を理解し，用いるための能力」である数量的思考能力（numeracy）という構成要素を含む（第7章，第9章を参照）[26,28]．

2003年のNAAL調査は，米国民のヘルスリテラシーに関する最高の情報源である．このデータは，大多数の米国人が最下位から2番目（基礎もしくは基礎より下）のレベルのスコアしかなく，

訳注2　人間が実世界で何がどのように作用するか思考する際の過程．

それは，1日で決まった回数の薬を飲むという仮想的なシナリオに答えたり，患者情報のシートに自分の状態を書き込んだり，重要な健康に関する課題の質問に正しく対応できないことを明らかにした．基礎より下のレベルの人々は，診察予約を正確に読むことさえ難しい．中級のリテラシーの人々でさえ数量的思考能力には問題があり，グラフで示された健康に関する情報の読み取りや，医療保険の額の計算が困難であった．健康に関する十分なリテラシー（proficient）をもつのはわずか12%であり，彼らは米国人に必要とされる日常的なヘルスリテラシーの課題に正しく答えられた．ヘルスリテラシーは，65歳以上の高齢者，少数民族，低所得者，低学歴の人々が，一般的に低い[29]．

健康情報の可読性（読みやすさ）

大多数の米国人は現状では健康情報を理解することが難しいので，リテラシーの専門家たちは，特に読み書き能力の低い人たちの読解力にも対応するため，文章の可読性（readability）を高めることを推奨している[17,25,30,31]．可読性の試験では，米国の学校の何年生レベルに相当するかを推定する方法が標準化されている．この試験は手動，コンピュータのいずれでも実施できる．一般的には，書類に書かれている文章や個々の単語の（長さによる）困難さを測定する．

気がかりなことに，1,000以上もの健康に関連した印字物（薬品のラベルや包装を含む）やWebサイトは，その文章の可読性が，受け手の読解力を著しく越えていたことが明らかになった[17,32,34]．多くの研究は，健康に関する文章の可読性は，10年生（大学1年生）以上のレベルと報告している．リスクを説明したり，法律家や科学者が書いた患者向けのヘルスコミュニケーションは，大卒以上のレベルを必要とするような内容のことも珍しくない．例えば，患者の同意を得るための文書の分かりにくさは悪評高い．600以上もの同意文書を調べた研究では，平均的な可読性は大学生レベルであり，8年生（中学校2年生）レベルのリテラシーで読める文書は全体の5%であった．

可読性スコアは，言葉や文書の難しさを示す大まかな目安となるが，文章の理解されやすさ全体を表してはいない．また，特に高い，あるいは低いレベルでは精密ではなく，実際の読み難さを正確に反映している訳ではない．可読性テストは重要な手段だが，各レベルに分けるスコアの解釈には注意を要する．

理解力に影響する他の要因

研究は，さまざまなオーディエンスに対する健康情報の読みやすさと使用性（usability）に影響する他の要因を明らかにしている．これらの特徴は，「明確なコミュニケーション（clear communication)」，または「簡単な言葉（plain language)」のデザイン基準に分類される．しかし，このような基準は，1つに決まっているわけではなく，広く使われているものを章末の追加情報に示した．

米国保健福祉省による Quick Guide to Health Literacy や Simply Put，Toolkit for Making Written Material Clear and Effective をはじめとする報告書は，これらの原理と，ヘルスコミュニケーションへの応用を述べている．鍵となる基準は，ヘルスコミュニケーションの構成要素の評価に用いられる Suitability Assessment of Materials（SAM）のようなツールにも取り入れられている．SAMは，最も妥当性が高く，頻用される手段であり，章末の表14-3に示す，可読性の意味を含む22のエビエンスに基づくデザイン基準を含んでいる．

インターネットによる誘導と使用性

基礎となるリテラシースキルに加え，インターネット上で健康情報を活用するには，例えば，サイトを巡り，探し，探索する言葉を入力し，関連する情報源のスレッドをフォローするなど，コンピュータに関するリテラシーが必要となる．印字物での問題と同様，オンラインの内容に関するこれまでの何十年の研究も，可読性と使用性の低さを明らかにしている．

参加型デザイン

ここまで述べてきたデザイン原理は，ヘルスコミュニケーションの改善に大いに貢献していが，人々の健康に関するリスクコミュニケーションの理解力に影響する多様な要因を適切に網羅できる基準となるものはいまだにない．さらに，理解されやすさ（comprehensibility）だけでは，コミュニケーションが効果的であると確定できない．それは，人々の関心を引き，切実であり，実行に移すようなものでなければならない．参加型デザイン，または利用者中心のデザインは，デザインの要だが，それらはデザインの原則を越えて，コミュニケーションの利用者をコミュニケーションの共同制作者（co-creators）として，さらに複雑で現実的，そして微妙なニュアンスを持つシナリオに向き合わせていくこととなった．過去30年以上の研究は，参加型デザインの過程――対象とするユーザーへの構造化された形成的質問（formative inquiry）[訳注3]――は，ヘルスコミュニケーションを成功に導くのに決定的なものと指摘している．

科学的なエビデンスの強み

健康とリスク（に関する）コミュニケーションの過去30年にわたる研究は，我々がコミュニケーションの可読性と理解され易さを評価し，改良するための十分な基礎をつくった．これらの研究の強みは，米国における健康課題も含むリテラシーのスキルのエビデンスとこれらのリテラシーが一般的な健康課題を理解し実行する人々の能力にどのように関連するか，最終的にはどのように人々の健康増進に影響するかに関するエビデンスを示している点である．同様に，現在の重要なエビデンスは，人々の一般的なリテラシーとヘルスリテラシー，そして人々が受け取る健康情報の可読性の間に深刻なギャップがあることである．健康とリスクに関するコミュニケーションを人々が理解し，それを取り入れるかどうかは多くのデザインに関する要因が影響していることが分かりつつある．数量的思考能力に関する研究は，人々が健康のリスクに関する量的な情報と，どのように理解し，あるいは間違って解釈するのか，重要なエビデンスを提示し，薬物の秤量器具や簡単に理解できるグラフのように，情報を分かり易くするための実践的な手引きを提供している．ユーザー中心のデザインに関する研究は，健康とリスクのコミュニケーションの効果を高め，社会に広めていくプロセスに欠かせない視点を提示したと言える．可読性や他のデザイン原理に配慮すれば，健康とリスク（に関する）コミュニケーションはさらに理解されやすくなる．

SAMテストに含まれる可読性以外の多くのデザイン原理の価値を示すエビデンスは増えているが，それぞれに関して十分洗練された方法での検証が必要である．これからの研究は，「平易な言葉」の指針に従い，ユーザー中心のデザイン原理に則れば，健康とリスクに関するコミュニケーションはより理解されやすくなることを証明する必要がなる．おそらく，研究が最も必要とされるのは，コミュニケーションの理解が改善された結果と，とられる行動の関連を証明できるかどうか，という領域であろう．例えば，薬物治療の指示がより良く理解されたら，患者はどれだけきちんと薬を飲むようになるだろうか？

科学に基づく実践的助言

ヘルスリテラシーと平易な言葉によるコミュニケーションに関するエビデンスの現状と国の推奨から，我々は，可読性とヘルスコミュニケーションの理解の向上に向けて6つの鍵となるアプローチを提案する．ここでは要点のみを述べるので，関心があれば参考文献に当たってほしい．

1．より良いヘルスリテラシーと平易な言葉のコミュニケーションをさらに学ぶ

ヘルスコミュニケーションを目指す実践家と意思決定者にとって重要な第一歩は，訓練を受け，文書の重要な背景を学ぶことである．訓練は公共と私立の機関のものを利用できる．例えば，米国

訳注3　その取り組みが当初の目的を達しつつあるか，修正すべき点を知るための質問．

疾病予防管理センター（the Center for Disease Control and Prevention：CDC）は，公衆衛生専門家向けに無料のオンラインコースを提供している（http://www.cdc.gov/healthmarketing/healthliteracy/training）．章末に参照文献と推奨する10の情報を示す．

2．対象とするオーディエンスとコミュニケーションの目的を明らかにする

対象を狭めないヘルスコミュニケーションはあまり効果的ではなく，対象とするオーディエンスを特定し，年齢層や健康状態，文化言語，学歴や収入のレベル，リテラシーやメディアの好みを可能な限り知ることが重要である．その際に研究論文，政府の報告書，ヘルスケア機関の情報などは大いに役立つ．意図した対象に含まれる人たちの面接・調査も有用である．もう一つの鍵は，そのコミュニケーションによって何を達成することが期待されるのか明確にすることである．提供する情報は，正しい薬の飲み方を患者に理解してもらうためか？　患者が副作用に気づき，報告してくれるようにするためか？　コミュニケーションの目的を明らかにすることは，情報の優先順位を付け，評価のアウトカムを特定するために重要である．

3．デザインの過程を通して対象として意図とする人たちを巻き込む

先にも述べたように，コミュニケーションのわかりやすさと読みやすさに影響する要因は十分明らかにされてはいない．コミュニケーションが対象として意図する集団のニーズに合っているか確認する，ただ唯一の方法は，デザインの始めから使用者をコミュニケーションの共同開発者に含めることである．まず，糖尿病の薬を飲むというような，トピックに関連し，経験したことのある問題や，それらの障害を克服する方法を含めたコミュニケーションのトピックと目的について，対象とするユーザーからの情報が必要とされる．高齢者が，薬の添付ラベルに書かれている字が小さくて読みにくいということが報告されているか？　ヒスパニック系の人々はさまざまな家族を巻き込むような情報を好むのか？　人々は最も深刻なリスクから先に聞きたいのか？

小集団や個人の面接，テストの有用性を含む多くの参加型デザインまたはユーザー中心のデザインなどの技法は豊富である．ユーザーをコミュニケーションの構成要素のデザインに参加させるために，有用性テストは，広い範囲に及ぶ構造化された方法を参照することになる．有用性テストは，しばしば，一対一の状況で行われる．そこで，テストする人がユーザーに対し，草案またはWebサイト（www.usability.gov）を読んで誘導したり，それに関連する具体的な課題を達成してもらったりすることで，文章，フォーマット，グラフをどのように変更すればよいか推奨してもらうことを依頼する．次に，草案は，参加者からの情報により修正される．ユーザー中心のデザインは，対象の人々を募ることから始まる．限られたリテラシーの人たちも，この過程に含むことが重要である――なぜなら，彼らはしばしば，募集のためのチラシを読むことが困難であったり，彼ら自身のリテラシーに不快感をもつことがあるため，置いて行かれてしまうのである．1つの効果的で丁寧なアプローチは，成人のリテラシープログラムから募集（報酬をつけて）することである．限られたリテラシーの，少なくとも10年生以下（大学1年生）の学歴の人々を募集してもよい．参加者の健康に関するヘルスリテラシースキルは，Test of Functional Health Literacy in Adults（TOFHLA）のような簡潔なテストで評価できる．しかし，このようなテストは参加者に恥ずかしい思いをさせてしまうので，控えめに使用すべきである．

4．可読性テストと他のコミュニケーションのデザイン基準をセッティングし，テストする

対象とする人たちが特定，調査され，これらのグループの人々がコミュニケーションデザインに参加した後に，デザインの標準は具体的にされるべきである．いずれの患者や消費者が米国の平均的な限定的ヘルスリテラシースキルを有しているかを知るのは難しいことから，米国の連邦政府機関と他の機関は，全般的な注意喚起のアプローチを推奨している――それは，最も脆弱なグループのリスクを最少化し，すべての人のよりよい理解を促進する．幸運にも，コミュニケーションの研究は，すべてのヘルスリテラシーレベルの人が，簡単に読める情報を好むということを明らかにし

ている．

可読性レベル

先に述べたように，可読性は，重要な測定手段だが，理解力をいくつかの視点で大まかに示したものである．したがって，簡単に使用できる情報の最も重要な指標と思ってはいけない――よく誤解されるが．最高の可読性レベルというものは存在しない．米国人のヘルスリテラシースキルは多様である．しかしながら，可読性は，米国の人口における予測された平均的なレベルの最下層である7年生（中学校1年生）から8年生（中学校2年生）を超えてはいけないという一般の認識がある．さらに，多くの人が平均的なレベルより以下の可読性であるため，小学校4年生と6年生の（簡単な）レベルは，（例えば薬の説明書を）理解することや，より低いヘルスリテラシーレベルグループに配信するのによい情報の最終目標となる．

我々の経験では，ほとんどの健康に関するリスク情報は，おおよそ小学校6年生レベルで，スタイルや内容を犠牲にせず，よく書かれているが，最近のヘルスコミュニケーションはほぼ9年生（中学校3年生）（難しい）レベル以上に書かれている．低所得者や高齢者医療保険ツールキットセンター（the Centers for Medicaid and Medicare Toolkit）にある，可読性に関する有用な議論を参照のこと[36]．

可読性テスト

現在存在する40以上もの読解力テストの信頼性は，さまざまな学年での可読性レベルで異なり，それらのテストの基礎にある式（formulas）同様に，さまざまである．我々は，広く使用され，有効性が認められた下記のテストと，それらの限界を熟知することを推奨する．

・SMOG（the Simplified Measure of Gobbledygook test）[30,35]
・The Fry Readability Test[39]
・The Flesch Reading Ease Test[56]
・The Lexile® Framework for Reading[57]

The Flesch-Kincaid readability Test は，Microsoft のワード機能（Microsoft，Redmond，WA）の読解力ソフトウェアの中に入っており，簡単に使える．しかし，判定に使われる単語は12年生（高校3年生）までのものとしており，頻繁に間違って低い評価を出す[58]．

可読性テストは，さまざまな学年のレベル（特に小学校6年生以下と12年生（高校3年生）以上で）で信頼性が異なり，ヘルスコミュニケーションに関する草案は，多様な可読性のレベルの文章を含んでいるため，複数のテスト（The Flesch-Kincaid readability Test は除く）での評価を推奨する．テストの内容は，見本がとられ，準備され，テストの指示に沿って行われるべきである．表14-1は，リスクコミュニケーションの文例でスコアは4つの読解力テストを2つのプログラムで計算したものである．表14-2では，本来の大学レベル（15年生（大学3年生）以上）から小学校5～6年生レベルの可読性に改善した修正版を示している．

SAMツールの構成要素を表14-3に示す．これらは，可読性と読みやすい健康情報に重要とされる21のデザイン要素を含む．少なくとも二人の熟練した作成者がそれぞれにSAMツールを使って草案を評価することを推奨する．注意点として可読性は22もある評価の1つであり，高い読解力レベルを要する文章でも高評価となってしまうこともある．我々は，適切なSAMスコアによる読解力の適切なスコアを出すことを推奨する．表14-4は，FDAの原本資料の見本を，表14-5は，その原本資料の見本についてのSAMテストを示している．

5．平易な言語による文書を使用し，デザイン戦略を練る

わかりやすい情報をつくるための助言に関する優れた情報ソースは多くある．公式な訓練に付け加え，本章のヒントやさまざまな方法，他の情報サイトの活用を推奨する．ここでは詳しい紹介は省き，鍵となる助言だけを下記に述べる．

表 14-1　可読性評価：FDA の患者向け安全性注意喚起の第一段落：血糖測定検査票*

患者への助言：特定のグルコース測定テストストリップの深刻なエラー			
懸念事項 もしあなたがマルトースやガラクトース，キシロースなどのグルコース糖分を含まない薬品や治療を受けるのなら，これらの糖分は，GDJ-PQQ テスト紙で血糖を測定した場合，間違って血糖値を高く測定してしまう．もしこのような間違った値で，インシュリンの量を決定したならば，インシュリンの過剰投与になり，低血糖症状を招く恐れがある．さらに，血糖値が実際に低いと，いつもの血糖値よりも高く結果が出てしまったり，正常範囲に収まったりするために，正しい血糖値がわからず，治療が受けられない可能性がある．このような場合，混乱や空腹感，イライラ感，めまい，過敏性，発汗，動悸，震え，いつもと違う疲労感や虚弱，トンネルなど視界が暗くなったりするような特定の症状がでない限り，自分が低血糖であることに気がつかない．低血糖による昏睡状態や死亡などの深刻な合併症を避けるためにも適切な対応と認識が必要である．			
読解力評価			
テスト	学年レベル	難易度	語彙など理解できるが活用できない文章の割合（%）
SMOG	15.0		
Flesch-Kincaid	16.2	35%（とても簡単に読める）	0
Fry	大学	とても長い文章	
Lexile **	大学院		

*　患者への助言：特定のグルコース測定テストストリップの深刻なエラー
（http://www.fda.gov/MedicalDevices/Safety/AlertsandNotices/PatientAlerts/ucm177189.htm）

** Lexile テスト測定は，コンピュータのアリゴリズムを使用して，数量的思考能力評価（Lexile スコア）の文章の難易度を示すものである．（www.lexile.com）

表 14-2　可読性評価：FDA 患者の安全性への警告　修正版：血糖測定検査票*

患者への助言：特定のグルコース測定テストストリップの深刻なエラー			
懸念事項 GDH-PQQ を使用して血糖値を測定しましたか？ マルトースやガラクトース，キシロースなどの（糖分を含有する）薬や治療を受けていますか？ これらは糖類であるが，あなたが血糖を測定するもの（グルコース）と別のものである． もし上記の質問にあなたの回答が「はい」であれば，血糖値測定の結果に問題がある可能性がある．マルトースやガラクトース，キシロースは GDH-PQQ に反応するが，これら（の糖分）は間違った結果を出すことがある． ・テストの結果として，血糖値が正常でも間違って高く測定されることがある．このようなことが起こると，インシュリンを過剰投与してしまう可能性がある． ・テストの結果として，血糖値が低くても間違って正常値と測定されることがある．あなたが実際に混乱や空腹感，発汗などを感じ始めるまで，自分が低血糖であることに気づかないこととなる． これらの場合，あなたの血糖値は非常に低くなる．これはとても危険である．早急に低血糖症状に対応しなければ，死亡することもある深刻な問題となる．			
読解力評価			
テスト	学年レベル	難易度	語彙など理解できるが活用できない文章の割合（%）
SMOG	6.3		
Flesch-Kincaid	4.5	84.6（とても簡単に読める）	0
Fry	6 年生（5 年生）		
Lexile	5 〜 6 年生		

*　患者への助言：特定のグルコース測定テストストリップの深刻なエラー
（http://www.fda.gov/MedicalDevices/Safety/AlertsandNotices/PatientAlerts/ucm177189.htm）

書き方のヒント

・特に「何をしたらよいのか」など，何を読者は知ればよいかに焦点をおく
・内容は，1～3の主要な項目に絞る
・医学の専門用語は避け，わかりやすい言葉を使う
・単語や文章は短くする
・能動態で，読者に個人的に話しかける
・マイナスでなはくプラスのメッセージを使う

視覚を使ったプレゼンテーションのヒント

・文字サイズは12（視覚に制限のある人々には14か16）
・文章はひとかたまり（chunks）とし，文章の周囲に白色（無地）のスペースをつくる
・単語をすべて大文字にしたり，イタリック体にしたりしない
・色を使って，対象とする人々にアピールする
・割合（fractions）を示すのにグラフを使う
・グラフや図はなるべく避ける

6. 対象とする人たちとのコミュニケーションをテストし，修正する

これまでに述べた1から5までのステップでは，ユーザーは平易な言語の原則に基づいて，健康情報の草案を作成する助けとなるための情報提供を行う．次に，必要があれば，その草案を，可読性と適切な基準とを合わせるために，テストし，修正する．さらに有用性のテストは，対象集団の人々とともに，コミュニケーションのソースが，読めるもの，理解されるもの，人を引きつけ，文化的にも敬意が表されるもの，そして（ユーザーが推奨された行動が実行できると信じて）行動を起こすことを確かめることが，必要とされている．これらの因子は，可読性やSAM試験で体系化されている内容や，読んで理解できる情報の基礎的な必要条件も越えるが，それらは，ユーザーが実際に使用し，有益な情報を得られるならば，必要である．限られた読み書き能力の人を含め，さまざまな使用者がコミュニケーションに満足するまで，草案に対して有用性のテストを行うべきである．

この助言を用いてコミュニケーションをどう評価するか？

コミュニケーションの効果を評価することは重要である．この点で，ユーザー中心のデザインは特に効果的である．それは，構成要素の評価方法（つまり，有用性テスト，小集団面接など）を，開発プロセス全体を通じて組み込むことである．対象とした人々が，最終的に現実社会で情報を利用し，利益を得ることができるかどうかを確かめるために，結果を評価することは重要である．例えば，患者は治療の正しい受け方を理解できたか？　時間が経っても患者は治療計画を守れたか？　できていなければ，障害は何か？　我々は，さまざまな予算のレベルに応じて，いくつかの評価アプローチを示す．

・少ない予算の場合：可読性とSAMテストは行うべきである．真の使用者中心のデザインは少なくともユーザーによるいくつかのテストなしでは成り立たない．
・中程度の予算の場合：可読性とSAMテストの他に，対象とする人々に有用性テストを行う．資金が許す限り，小集団と個人レベルの面接で質的評価を行う．
・十分な予算の場合：上記のような評価に加え，対象とするユーザー集団に対し統計的な前後調査を行う．

終わりに

30 年間の科学的エビデンスは，米国人のヘルスリテラシーと，ヘルスリスクコミュニケーションの可読性と理解力に影響する要因の理解に貢献してきた．研究では，ほとんどの健康情報はユーザーにとって難しすぎて，人々の健康リスクに関する意識と言動を改善させていない．幸運にも，国のヘルスリテラシーと平易な言語についてのガイドラインは，ヘルスリスクコミュニケーションを向上させるための，実質的で，エビデンスに基づく推奨を提供している．我々が学ぶべき核心は，対象となるユーザーが共同開発者となり，コミュニケーションをテストする人物になるべき，ということである．

表14-3　構成要素適性評価（SAM）＊

関連要因	スコア	コメント
	0＝不適当 1＝適当 2＝優秀	
1. 内容		
a. 目的が明白である		
b. 行動についての内容		
c. 範囲が限定されている		
d. サマリーまたはレビューを含む		
2. 読み書き能力への要求		
a. 読解力の学年レベル		
b. 筆記スタイル，能動態の文		
c. 共通の単語による語彙力		
d. 事柄の背景が初めに述べられている		
e.「道しるべ」による学習援助		
3. 図表		
a. 目的を示すカバー図		
b. 図表の様式		
c. イラストの関連性		
d. リスト，表などの説明		
e. 図表の表題		
4. レイアウトと活版術		
a. 見やすいレイアウト		
b. 活版術の適切さ		
c. 小見出しの使用		
5. 学ぶ動機づけと励まし		
a. 相互作用		
b. 模範的，具体的な行動		
c. 動機 / 自己効力感		
6. 文化的適合性		
a. 論理，言語，経験における適合性		
b. 文化的なイメージと例		
Total SAM Score: Total Possible Score: Percent score: % Not Suitable Material		

SAMパーセンテージからの解釈
70～100％＝優秀な構成要素　40～69％＝適当な構成要素　0～39％＝不適当な構成要素

＊ SAMは，公衆衛生学やJohns Hopkins医科大学の学生や教育者だけでなく，アフリカ系米国人，先住米国人，南西アジア人を含むいくつかの文化から172人のヘルスケア供給者によって，その正当性を立証された．SAMは，Johns Hopkins医科大学のプロジェクトである，「都会に住むアフリカ系米国人における栄養教育」（資金提供：米国立衛生研究所・国立心肺血液研究所）のもと開発された．

表 14-4　FDA 安全性に関する警告：患者への助言：特定の血中グルコーステストストリップに関する深刻なエラーについて*

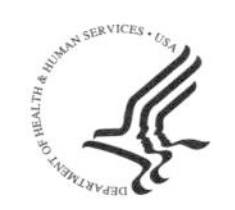

米国保健福祉省

2009 年 8 月 13 日発行

糖尿病患者および医療関係者　各位

助言

グルコース以外の特定の糖類を含む薬品や治療を受けている方は，GDH-PQQ* グルコース測定器，もしくはテストストリップを使用してはいけない．

・GDH-PQQ はグルコース脱水素酵素ミロロキノリンキリンである．

論点

もし，グルコース以外の特定の糖類を含む薬や治療を受けている糖尿病患者が，特定のテストストリップ技術を使用したストリップを用いる血中グルコース測定器を使用した場合，まれに深刻な危害をうける可能性がある．このテストストリップ技術をもつストリップは，GDH-PQQ として知られており，メルロース，ガラクトース，キシロースなどのグルコースではない糖類に反応し，偽高値を示す．この偽高値のために，糖尿病患者がインシュリンを過剰摂取することになれば，低血糖や意識障害または死亡さえも招く異常事態を引き起こす可能性がある．

下記の患者は，他の糖類を含む薬品や治療を使用している可能性がある．

・腹膜透析をしている患者
・最近手術を受けた患者

GDH-PQQ タイプ以外のグルコーステストストリップは，この問題による影響はないが，グルコース糖類を含まない薬品や治療を受けている患者によって使用されることもある．

GDH-PQQ テストストリップのリストと他の関連測定器

GDH-PQQ グルコーステストストリップのリスト

グルコース糖類ではないものを使用した薬品または治療

・Extraneal（icodextrin）透析液
・免疫グロブリン：Octagam 5%，Gamimune N 5%**，WinRho SDF　Liquid, Vaccinia Immune Globulin intravenous (Human)，HepaGamB
・Orencia（abatacept）
・Adept adhesion reducon solution（4% icodextrin）
・BEXXAR radioimmunotherapy agent
・マルトース・ガラクトース・キシロースを含むあらゆる製品，または体がそれらに分解するあらゆる製品

＊＊米国では，Gamimune N 5%は，2005 年から製造を中止しており，米国内では出回っていない．

懸念事項

もしあなたが，マルトース，ガラクトース，キシロースなどのある特定のグルコースのではない糖類の薬品や治療を受けており，あなたが自分の血中グルコースを GDH-PQQ テストストリップを使用して測定している場合は，これらの糖類は，間違ったグルコース値を出してしまうだろう．そして，この間違った結果を用いてインシュリンの投与量を決定すると，インシュリンを過剰摂取する可能性があり，低血糖という危険な結果を招く恐れがある．さらに，もし実際に血中のグルコースが低くても，認識されない，治療されない可能性がある．なぜなら，テスト結果は実際よりも高い結果であったり，正常範囲内を示していたりするからである．このようなケースでは，混乱や空腹感，イライラ感，めまい，過敏性，発汗，動悸，震え，いつもと違う疲労感や虚弱，トンネルなど視界が暗くなったりするような特定の症状がでない限り，自分が低血糖であるということに気がつか

ない．低血糖による昏睡状態や死亡などの深刻な合併症を避けるためにも適切な認識と対応をされるべきである．

妨害となる薬品や治療を使用している糖尿病患者への助言

もしあなたがある特定のグルコース糖類でないものを含む薬品または治療を受けている糖尿病患者であれば（もしくはこのような薬品や治療を受けている人のケアをしている人であれば），あなたは下記のことに注意しなければいけない．

- GDH-PQQ グルコース測定器またはテストストリップを決して使用してはならない．
- その代わり，他のグルオース継続息的技術のタイプを使用し，ヘルスケア供給者より指示された血中グルコースを継続的に測定する．
- あなたがこの結果はおかしいと感じるときは，ヘルスケア供給者へ連絡をとる．

あなたが所持している測定器やテストストリップ，または測定箱などについている取り扱い説明書を見ながら使用しているグルコース継続測定技術のどのタイプにするかを決定することができる．もしあなたの測定器やテストストリップはどんな種類の技術かわからないときは，あなたのヘルスケア供給者や薬剤師の助けを借りるか，測定器とテストストリップ製造元へ確認する．

糖尿病患者に対する一般的な助言

- あなたのヘルスケア供給者に言われたように，血中グルコースの値測定を継続する．
- あなたが所持するグルコース測定器に合ったテストストリップのみを使用する．
- あなたが使用しているグルコース継続測定技術のタイプについて知っておく．
- 妨害する薬品や治療を使用している場合，GDH-PQQ 測定器やストリップが使用されるべきではないことを知っておく．
- 妨害をしない医薬品や治療をしている場合は，GDH-PQQ を使用可であることを知っておく．
- 自分が受けている薬物治療について認識し，現在受けている薬物治療のリストをもっておく．もしあなたが，そのリストをもっていなければ，あなたのケア供給者に作成してもらうようにお願いをする．

FDA が受け取った報告

1997 年から 2009 年の間にマルトースや他のグルコース糖類でないものから妨害された GDH-PQQ グルコーステストストリップによる死亡報告は 13 件であった．死亡に関しては，医療関連施設で起こった．いくつかの報告書では，低血中グルコース（低血糖），混乱，神経学的悪化，細胞内低酸素症（重度の低酸素血症），脳障害と意識障害などの深刻な障害が，患者が死亡する前に発生したと指摘した．

FDA は，GDH-PQQ グルコーステストストリップの問題を解決するために製造会社とともに取り組んでいるが，このような製品に関連する有害事象を継続的にチェックしている．

ヘルスケア供給者への質問項目

- どのグルコース測定器とストリップを所持するかどのように決定すればよいか．
- どの薬を現在服用しているか．妨害する薬品の摂取や治療を受けているのか．
- 現在所持している計測器とストリップで血中グルコースを継続して測定するべきか，または新しい計測器とストリップを購入するべきか．もしそうだとしたら，どうやって購入するのか．

さらに情報が必要であれば，参照のこと：FDA Public Health Notification: Potentially Fatal Errors with GDH-PQQ Glucose Monitoring Technology [1]

＊ 患者への助言：血中グルコース測定テストストラップの深刻なエラー
（http://www.fda.gov/MedicalDevices/Safety/AlertsandNotices/PatientAlerts/ucm177189.htm）

表 14-5　FDA 安全性への警告：構成要素適性評価：患者への助言
特定の血中グルコース測定テストストリップ*

測定される要因	スコア	コメント
0＝不適当 1＝適当 2＝優秀		
1. 内容		
a. 目的が明白である	1	タイトルでこの文書は「深刻なエラー」について明白に述べているが，文書は読みづらいため患者に対してこの件に関しての深刻さを警告することはできないであろう．
b. 行動についての内容	2	文書は何をすればいいか，何をしてはいけないか，そして誰に一番インパクトが及ぶのかを説明している．
c. 範囲が限定されている	2	文書の範囲は必須の患者に関する情報に限定しており，述べられている目的に直接関連している．
d. サマリーまたはレビューを含む	該当しない	サマリーが書かれていない．しかし，文書が短いのでサマリーが必要でない．
2. 読み書き能力への要求		
a. 読解力の学年レベル	0	読書レベルは，SMOG や Flesch ReadingEase，FRY の可読性テストに基づくと 14 年生から 16 年生（大学 2 年生から大学院生）レベルである．米国の成人の読解力は平均 7 年生から 9 年生（中学 1 年生から 3 年生）のレベルである．
b. 能動態など執筆スタイル	0	文章は頻繁に能動態で書かれているが，大半の文章は複雑で長く，情報はぎっしりとつめ込まれた内容である．
c. 共通単語による語彙力	0	多くの専門用語が使用されており，語彙力はかなり必要とされる．難解な表現，頭字語，数で示される情報が説明や定義をつけることなく使用されている．
d. 事柄の背景がはじめに述べられている	0	最小限の背景は記述されている
e.「道しるべ」による学習補助	1	ヘッダーは文章の先にあるが，ヘッダーがわかりづらく，見間違いやすく，難解な表現が多い．文章の節はより理論的にできる．
3. 図表		
a. 目的を示すカバー図	0	FDA と HHS のロゴ以外には図表などない．これらのロゴは，注意を引かないし，意図とする人たちに対し，文章の目的を示していない．
b. 図表の様式	該当しない	図表はない
c. イラストの関連性	0	FDA と HHS のロゴマークの絵では，鍵となるメッセージと関連性がない．
d. リスト，表などの説明	該当しない	リストや表はない
e. 図表の表題	該当しない	標題のついた図表はない

4. レイアウトと活版術		
a. 見やすいレイアウト	1	レイアウト／情報の順序は一定である．左のマージン（空白スペース）が大きめに取られているので，乱雑さを感じさせない．しかし，1 行の文字数の合計が多過ぎるため，圧倒されるし，多くのパラグラフは長すぎるし，読者を導くための絵や図表がない．小見出しは注意を引くのに役立っている．
b. 活版術の適切さ	2	文章は少なくとも 12 ポイントのフォントで，主となる文章はサンセリフ書体で書かれている．
c. 小見出しの使用	1	リストは説明するための小見出し，もしくは「文章のかたまり」でグループ化されている．ほとんどのリストは 5 項目以下であるが，いくつかのリストは長過ぎて読みづらく理解しにくい．
5. 学ぶ動機づけと励まし		
a. 相互作用	1	患者がヘルスケア供給者に聞く質問項目は紹介されているし，追加情報のためのリンク先も紹介されている．しかし，質疑応答形式の方がわかりやすいし，もっと注意を引くだろう．
b. 模範的，具体的な行動	1	情報は主に抽象的であり，行動は模範的ではない．
c. 動機／自己効力感	1	Web サイトのトピックは，読むことを用意にするために，さらに分けるか，文章のかたまりにされている．「質問」セクションは自己効力感を支持している．
6. 文化的適合		
a. 論理，言語，経験における適合性	0	このページは，英語でしか利用できない．糖尿病のユーザーには，フォントサイズは大きくできることが重要であるが，文字のサイズは劇的には大きくない．Web ページはかなり発達しており，意図とするする人たちの読み書き能力レベル，言語，医療に関する理解はかなり高いことを想定している．
b. 文化的なイメージと例	該当しない	このサイトは，年配の方，障害社，低所得者などすべての使用者のニーズ（文化）に合っていない．このサイトは形式的，専門的である．FDA からの文書であるため，それはある程度は適切であるが，その形式は何人かの使用者を不快にさせるかもしれない．
SAM スコア合計：	13	
可能性のあるスコア合計：	34	
パーセンテージスコア：	38%＝「不適当」	

＊ 患者への助言：グルコースを測定するストラップの深刻なエラー
（http://www.fda.gov/MedicalDevices/Safety/AlertsandNotices/PatientAlerts/ucm177189.htm）

追加情報

1. Nielsen-Bohlman, L., Panzer, A., and Kindig, D.A. (Eds.). (2004). *Health literacy: A prescription to end confusion*. Institute of Medicine, Committee on Health Literacy, Board on Neuroscience and Behavioral Health. Washington, D.C.: The National Academies Press.　ヘルスリテラシーと一般向けの複雑な健康情報，それらの改善に向けた実践的推奨を提供．
2. US Department of Health and Human Services, Office of Disease Prevention and Health Promotion. (2010). *National Action Plan to Improve Health Literacy. Washington, DC*. http://health.gov/communication/HLActionPlan/pdf/Health_Literacy_Action_Plan.pdf.　2010年6月計画はヘルスリテラシーの問題で専門家，コミュニティ，組織，政策レベルにおける推奨を記述．
3. US Office of Management and Budget, Office of Information and Regulatory Affairs. OMB Memorandum, M-11-05, (November 22, 2010). *Preliminary Guidance for the Plain Writing Act of 2010*, http://www.whitehouse.gov/sites/default/files/omb/memoranda/2011/ m11-05.pdf.　2010年11月に発表された政府幹部に対する表現の平易化に関する予備的指針．
4. US Federal Plain Language Guidelines. (March 2011). http://www.plainlanguage. gov/howto/guidelines/bigdoc/TOC.cfm (www.plainlanguage.gov).　3の法律に関連した推奨．
5. Doak, C, Doak, L, and Root, J. (1996). *Teaching Patients with Low Literacy Skills*. Philadelphia, PA. Retrieved from http://www.hsph.harvard.edu/healthliteracy/resources/doak-book/index.html.　リテラシーの低い人々のコミュニケーションの阻害因子を知り，読み易い資料を作るための有用な情報源．
6. US Department of Health and Human Services. Office of Disease Prevention and Health Promotion. *Quick Guide to Health Literacy*. http://www.health.gov/communication/literacy/quickguide and US Department of Health and Human Services. Strategic and Proactive Communication Branch, Division of Communication Services, Office of the Associate Director for Communication, Centers for Disease Control and Prevention (April 2009). *Simply Put*. Available at http://www.cdc.gov/healthmarketing/pdf/Simply_Put_082010.pdf.　ヘルスリテラシーの課題と平易な情報資料の作り方のコツを解説．
7. US Department of Health and Human Services, Centers for Medicare & Medicaid Services. (updated March 2011) *Toolkit for Making Written Material Clear and Effective*. Available at http://www.cms.gov/WrittenMaterialsToolkit/.　平易な言語コミュニケーションのための実践的助言ツール．
8. US Department of Health and Human Services, Office of Disease Prevention and Health Promotion. (2010). *Health Literacy Online: A Guide to Writing and Designing Easy-To-Use Health Web Sites*. Washington, DC. Available at http://www.health.gov/healthliteracyonline/index.htm.　利用者中心デザインを含む，健康関連のウェブサイトを作るポイントを提示．
9. US Department of Health and Human Services, Agency for HealthCare Research and Quality. (2010). AHRQ Publication No. 10-0046-EF. *Health Literacy Universal Precautions Toolkit*. http://www.ahrq.gov/qual/literacy. Rockville, MD: Agency for Healthcare Research and Quality. http://www.ahrq.gov/qual/literacy/index.html.　医療組織がヘルスリテラシーの阻害因子や患者とのコミュニケーションを改善するために役立つ情報源．
10. The Harvard School of Public Health: Health Literacy Studies Web Site. http:www. hsph.harvard.edu/healthliteracy.　ヘルスリテラシーやコミュニケーション・リテラシーに関連する健康アウトカムに関心のある健康や教育の専門家向けの有用なサイト．

参照文献

1 FinestQuotes.com. Retrieved June 4, 2011, from FinestQuotes.com Web site: http://www. finestquotes.com/author_quotes-author-George Bernard Shaw-page-0.htm

2 Kutner, M., Greenberg, E., & Baer J. (2005). National Assessment of Adult Literacy (NAAL): *A First Look at the Literacy of America's Adults in the 21st Century*, US Department of Education, National Center for Education Statistics.

3 US Department of Health and Human Services, Office of Disease Prevention and Health Promotion. (2010a). *Healthy People 2020: Objective Topics Areas and Page Numbers*. Retrieved from: http:// www.healthypeople.gov/2020/topicsobjectives2020/pdfs/HP2020objectives.pdf

4 US Department of Health and Human Services, Office of Disease Prevention and Health Promotion. (2010b). *National Action Plan to Improve Health Literacy*. Retrieved from: http:// health.gov/communication/HLActionPlan/pdf/Health_Literacy_Action_Plan.pdf

5 111th US Congress, 2nd session. (January 5, 2010). *Plain Writing Act of 2010* (H.R. 946). Washington, DC, Government Printing Office. Retrieved from http://www.gpo.gov/fdsys/pkg/BILLS-111hr946enr/pdf/BILLS-111hr946enr.pdf

6 Morgan, M.G., Fischhoff, B., Bostrom, A., and Atman, C. (2001). *Risk Communication: The Mental Models Approach*. Cambridge University Press.

7 Stokals, D. (2000). The social ecological paradigm of wellness promotion. In: Jamner, M. S., and Stokals, D., Eds. *Promoting Human Wellness: New Frontiers for Research, Practice, and Policy*. Berkeley, University of California Press.

8 Bandura, A. (1971). *Social Learning Theory*. General Learning Press.

9 Merriam, S. (2001). *The New Update on Adult Learning Theory*. Jossey-Bass.

10 Downs, J. S., Bruine de Bruin, W., Fischhoff, B., Hesse, B., and Maibach, E. (2008). How people think about cancer: A mental models approach. In D. O'Hair (Ed.), *Handbook of Risk and Crisis Communication*. Lawrence Erlbaum Associates.

11 Neuhauser, L., and Kreps, G. (2010). eHealth communication and behavior change: Promise and performance. *Journal of Social Semiotics*, 20(1), 9-27.

12 Nielsen J. (2000). *Designing Web Usability*. New Riders Publishing.

13 Neuhauser, L. (2001). Participatory design for better interactive health communication: A statewide model in the U.S.A. *Electronic Journal of Communication*, 11 (3 and 4).

14 Hesse, B. W., Shneiderman, B. (2007). eHealth research from the user's perspective. *American Journal of Preventive Medicine*, 32(5 suppl):S97-S103.

15 Neuhauser, L. and Kreps, G. L. (2003). Rethinking communication in the e-health era. *Journal of Health Psychology*, 8:7-22.

16 Fischhoff, B. (1995). Risk perception and communication unplugged: Twenty years of progress. *Risk Analysis*, 15(2); 137-145.

17 Rudd, R. E., Anderson, J. E., Oppenheimer, S., and Nath, C. (2007). Health literacy: An update of public health and medical literature. In J. P. Comings, B. Garner, & Smith, C. (Eds.), *Review of Adult Learning and Literacy* (vol. 7) Lawrence Erlbaum Associates.

18 Wolf, M. S., Davis, T.C., Tilson, H.H., Bass III, P. F., and Parker, R. M. (2006). Misunderstanding of prescription drug warning labels among patients with low literacy. *American Journal of Health-System Pharmacy*, 63(11):1048-55.

19 Davis, T.C., Wolf, M.S., Bass III, P.F., Middlebrooks, M., Kennen, E., Baker, D.W., et al. (2006). Low literacy impairs comprehension of prescription drug warning labels. *Journal of General Internal Medicine*, 21(8), 847-851.

20 Rudd, R. E. and Keller, D. B. (2009). Health literacy: New developments and research. *Journal of Communication in Healthcare*, 2(3): 240-257.

21 Rudd, R.E., Comings, J.P., and Hyde, J.N. (2003). Leave no one behind: Improving health and risk communication through attention to literacy. *Journal of Health Communication*, 8, 104-115.

22 Kirsch, I., Jungeblut, A., Jenkins, L., and Kolstad, A. (1993). *Adult Literacy in America: A First Look at the Results of the National Adult Literacy Survey*, US Department of Education, Office of Educational Research and Improvement, Institute of Education Sciences, NCES 1993-275, Retrieved from http://nces.ed.gov/pubs93/93275.pdf

23 National Work Group on Literacy and Health. (1998). Communicating with patients who have limited literacy skills: Report of the National Work Group on Literacy and Health. *Journal of Family Practice*, 46:168-176.

24 Doak, L., Doak, C., and Meade, C. (1996). Strategies to improve cancer education materials. *Oncology Nursing Forum*, 23:1305-1312.

25 Davis, T. C., Mayeaux, E. J., Fredrickson, D., Bocchini, J. A., Jackson, R. H., and Murphy, P. W. (1994). Reading ability of parents compared with reading level of pediatric patient education materials. *Pediatrics*, 93:460-468.

26 Rothman, R. L., Housam, R., Weiss H, Davis, D., Gregory, R., et al. (2006). Patient understanding of food labels: The role of literacy and numeracy. *American Journal of Preventive Medicine*, 31:391-398.

27 US Department of Health and Human Services. *Healthy People 2010: Understanding and Improving Health and Objectives for Improving Health*. US Government Printing Office. 2000.

28 Peters, E., Hibbard, J. H., Slovic, P., and Dieckmann, N. (2007). Numeracy skill and the communication, comprehension, and use of risk-benefit information. *Health Affairs*, 26(3), 741-748.

29 Nielsen-Bohlman, L., Panzer, A., and Kindig, D. A. (eds.). (2004). *Health Literacy: A Prescription to End Confusion*. Institute of Medicine of the National Academies, Committee on Health Literacy, Board on Neuroscience and Behavioral Health. The National Academies Press.

30 Osborne H. (2005). *Health Literacy from A to Z: Practical Ways to Communicate Your Health Message*. Jones and Bartlett Publishers.

31 Birru, M. S., Monaco, V. M., Charles, L., Drew, H., Njie, V., et al. (2004). Internet usage by low literacy adults seeking health information: An observational analysis. *Journal of Medical Internet Research*, 6(3):e25.

32 Davis, T. C., Holcombe, R. F., Berkel, H. J., Pramanik, S., and Divers, S.G. (1998). Informed consent for clinical trials: A comparative study of standard versus simplified forms. *Journal of the National Cancer Institute*, 90(9), 668-674.

33 Murphy, P. W. (1994). Reading ability of parents compared with reading level of pediatric patient education materials. *Pediatrics*, 93:460-468.

34 Neuhauser, L., Rothschild, R., and Rodriquez, F. M. (2007). MyPyramid.gov: Assessment of literacy, cultural and linguistic factors in the USDA food pyramid website. *Journal of Nutrition Education and Behavior*, 39(4) 219-225.

35 Hopper, K. D., TenHave, T. R., Tully, D. A., and Hall, T. E. (1998). The readability of currently used surgical/procedure consent forms in the United States. *Surgery*, 123:496-503.

36 US Department of Health and Human Services, Centers for Medicare & Medicaid Services. *Toolkit for Making Written Material Clear and Effective*. Retrieved from http://www.cms.gov/WrittenMaterialsToolkit.

37 US Department of Health and Human Services, Office of Disease Prevention and Health Promotion. *Quick Guide to Health Literacy*. Retrieved from http://www.health.gov/ communication/literacy/quickguide/.

38 US Department of Health and Human Services, Centers for Disease Control and Prevention (CDC). *Simply Put*. Retrieved from shttp://www.cdc.gov/healthmarketing/pdf/Simply_Put_082010.pdf.

39 Doak, C., Doak, L., & Root, J. (1996). *Teaching Patients with Low Literacy Skills*, Retrieved from

http://www.hsph.harvard.edu/healthliteracy/resources/doak-book/index.html.

40 Mayer, G. and Villaire, M. (2007). *Health Literacy in Primary Care: A Clinician's Guide*. Springer Publishing Company.

41 Stinson, J. N., White, M., Breakey, V., Chong, A. L., Mak, I., Low, K. K. and Low, A. K. (2011). Perspectives on quality and content of information on the internet for adolescents with cancer. *Pediatric Blood Cancer*, 57: 97-104.

42 Zarcadoolas, C., Pleasant, A., Greer, D. (2006). *Advancing Health Literacy-A Framework for Understanding and Action*. Jossey-Bass.

43 Neuhauser, L. & Kreps, G. (2008). Online cancer communication interventions: Meeting the literacy, linguistic and cultural needs of diverse audiences. *Patient Education and Counseling*, 71(3), 365-377.

44 Noar, S. M., Benac, C. N., & Harris, M. S. (2007). Does tailoring matter? Meta-analytic review of tailored print health behavior change interventions. *Psychological Bulletin*, 133(4), 673-693.

45 Szwajcer, E. M., Hiddink, G. J. Koelen, M. A., and van Woerkum, C. M. (2009). Written nutrition communication in midwifery practice: What purpose does it serve? *Midwifery*, 25(5): 509-17.

46 Vaiana, M. E. and McGlynn, E. A. (2002). What cognitive science tells us about the design of reports for consumers. *Medical Care Research and Review*, 59(1):3-35.

47 Vallance, J., Courneya, K., Taylor, L., Plotnikoff, R., and Mackey, J. (2008). Development and evaluation of a theory-based physical activity guidebook for breast cancer survivors. *Health Education and Behavior*, 35(2):174-189.

48 Kripalani, S., Robertson, R., Love-Ghaffari, M. H., Henderson, L. E., Praska. J., et al. (2007). Development of an illustrated medication schedule as a low-literacy patient education tool. *Patient Education and Counseling*, 66(3), 368-377.

49 Sudore, R. L., Landefeld, C. S., Williams, B. A., Barnes, D. E., Lindquist, K., et al. (2006). Use of a modified informed consent process among vulnerable patients: A descriptive study. *Journal of General Internal Medicine*, 21:867-873.

50 Neuhauser, L., Rothschild, B., Graham, C., Ivey, S., and Konishi, S. (2009). Participatory design of mass health communication in three languages for seniors and people with disabilities on Medicaid. *American Journal of Public Health*, 99:2188-2195.

51 Yin, H. S., Wolf, M. S., and Dreyer, B. P. (2010). Evaluation of consistency in dosing directions and measuring devices for pediatric nonprescription liquid medications. *JAMA*, 305(8), pp: E1-E8.

52 Dowe, M. C., Lawrence, P. A., Carlson, J., and Keyserling, T. C. (1997). Patients', use of health teaching materials at three readability levels. *Applied Nursing Research*, 10(2); 86-93.

53 Nurss, J. R., Parker, R., Williams, M., and Baker, D. (2003). *STOFHLA Teaching Edition: (English) Short Version: Photocopy Master*. Peppercorn Books.

54 US Agency for HealthCare Research and Quality. (2010). *Health Literacy Universal Precautions Toolkit*. Retrieved from http://www.ahrq.gov/qual/literacy
Internet Citation: *Health Literacy Universal Precautions Toolkit*. AHRQ Publication No. 10-0046EF, April 2010. Agency for Healthcare Research and Quality. http://www.ahrq.gov/qual/literacy/index.html

55 McLaughlin, G. H. *SMOG Readability Formula*. Retrieved from: http://www.harrymclaughlin.com/SMOG.htm

56 Beckman, H. T., Lueger, R. J. (1997). Readability of self-report clinical outcome measures. *Journal of Clinical Psychology*, 53(8): 785-789.

57 White, S. and Clement, J. (2001). *Assessing the Lexile Framework: Results of a Panel Meeting*, NCES 2001-08, U.S. Department of Education, National Center for Education Statistics. Washington, DC, Retrieved from http://nces.ed.gov/pubs2001/200108.pdf.

58 Paasche-Orlow, M. K. (2005). The challenges of informed consent for low-literate populations. In:

Swartzberg J, VanGeese J, Wang C, eds. *Understanding Health Literacy: Implications for Medicine and Public Health*. American Medical Association Press.

59 Brewer, N. T., Richman, A. R., DeFrank, J. T., and Carey, L. A. Improving communication of breast cancer recurrence risk. (Unpublished, personal communication).

第15章　警告と情報開示

J・クレイグ・アンドリューズ（博士，マーケット大学）

要　旨

本章では，警告（warning）と情報開示（disclosure）についてよく見られる誤解と公衆衛生政策におけるその重要性に関する約60年の研究を概観し，「警告と情報開示は本当に機能するか」という重要な問いへの回答を示す．併せてその結論を支持する理論と研究の応用を紹介する．

はじめに

警告と情報開示は，至る所で我々の目に触れ，生活の一部になっている．朝食のとき，我々に「おはよう」と語りかけてくる食品の栄養表示，「仕事に行くな」と運転を妨げるタイヤの低空気圧音，ブロック建築現場の「危険-立ち入り禁止」の標識，“どくろ”マークやアルコールの警告ラベル，薬の副作用情報，世界中のたばこのパッケージに印刷された文字や図形による害の警告……．

警告は一般的に有効と誤解されているが，実際には，しばしば無視され，逆効果（ブーメラン）となり，対象者が提示された行動とはまったく反対のことをする[1]．情報開示の文言では，「禁止されている地域では無効」とか「指示されたとおりに使うこと」といった，漠然とした制限が，人の気を引くこともなく繰り返されている．それらはしばしば，素人にはわからない法律用語とかマウスプリント[訳注1]と揶揄される[2,3]．

しかし，対象者の特性や，これまでの考え方やメッセージの内容，適切な伝達様式を考慮すると，警告と情報開示は，消費者や公衆衛生政策のための効果的なコミュニケーションのツールや対応策となりうる．例えば，連邦取引委員会（Federal Trade Commission：FTC）は広告の宣伝文句によるごまかしの可能性や不公正を防ぐために，明確で見やすい情報開示の仕方を以前から奨励してきた[4-6]．具体的には，あいまいで誤解を招く，「環境によい」という宣伝文句（「環境に安全」「クリーンエネルギー」や「カーボンニュートラル」）の適格性や情報開示は長年にわたって訴訟や指針における優先事項であった[7]．他にも，誤解を招くオンライン広告の代わりに，明確で人目を引く情報開示を奨励したり[8]，消費者が予想できない推奨者（個人がブログである商品を勧めることも含む）と会社（その物品を販売している）の物質的なつながりを制限すること[9]を含む．同様に，FDAは消費者や公益のために警告や情報開示を提唱している．これは潜在的に重大なリスクや副作用のある処方薬に関する黒枠警告の使用[10]，たばこのパッケージ警告に文字だけでなく図表で視覚に訴える警告を入れること[11]，そして栄養成分情報や薬剤情報を含む．

情報開示とは，広告やパッケージあるいは市場における他の宣伝文句から受ける誤解を招くような印象を，明確化したり，弱めたり，減らしたりできる潜在的に有用な言明である[2,12,13]．このような言明には，(1)マーケティング担当者がある種の情報開示を要求される（訳注：法令による）ような積極的な情報開示[14]，または，(2)本来の，より自発的な情報開示が含まれる．積極的な（要求された）情報開示はネガティブで，誘発的（triggered）で，義務づけられたものとなる．ネガティ

訳注1　広告の中に見られる小さな印刷箇所．

ブな情報開示には，消費者の印象に長く残りがちな誤った印象を修正するために，広告を行う者が必要とする修正広告を含む（例：アルコールを含む洗口剤として口腔腫瘍のリスクが議論されてきた FTC のリステリンの事例．［訳注］その後，Johnson & Johnson 社はアルコールを含まない洗口剤を発売）[15, 16]．他のネガティブな情報開示には，「製品やサービスによる一定のリスクや危害について消費者に警告する目的の特別な情報開示」として定義された警告が含まれる[12]．積極的な情報開示は，時には何かに誘発され（例：誰かが“コレステロール”について言及すれば，企業は飽和脂肪酸の濃度を情報開示しなければならない）[6]，あるいは産業全体に義務づけられている（例：たばこのパッケージ警告）．他の情報開示の例は，英国食料品店チェーンが提供した，近年のパッケージ前面の栄養記号（交通信号灯のような）のように，本来は自発的なものである[17]．

科学的知見

警告に関する研究

これまでの研究で，消費者に益やリスクをうまく伝えるのに警告が役立つことはわかっているが，それは警告が明確に対象者を捉え，第一印象やメッセージの内容，メッセージの様式や情報源や受け手側の反応に対して適切に考案された場合のみである．情報処理におけるマクガイアの段階（曝露，認知［注意］，理解，同意［信頼性，態度の変化］，記憶，回復，意思決定［意図］，および行動［振る舞い］）は警告の効果に関する研究の鍵となる組織化された枠組みである[18]．これらのアウトプットの過程を，マクガイアは入力変数（情報源，メッセージ，経路，情報の受け手，宛先）を含むコミュニケーション-説得マトリックスに拡張した[19]．ウォガルターは，これらを次に示すコミュニケーション-人間情報処理（Human Information Processing：C-HIP）モデルとして精緻化した[20]．

例えば，アルコールの警告ラベルの効果は，これらのインプット・アウトプット変数を中心に体系化されている[21-23]．情報源の効果として，「政府からの警告」という言葉があると，より早くアルコールの警告に気づける[24]．経路や配信に関しては，音声のみや音声と視覚の併用がビデオのみと比べ，アルコールの警告を有意に想起させやすかった[25]．国や州での実地調査ではアルコールの警告ラベルが注意を良く引くことが示された[26, 27]．実験では，視覚補助（アイコン，色，図形要素）[28]や視認性の強化（サイズやコントラスト）[29]によって警告が目に見えて改善し，記憶に留まりやすくなることがわかった．アルコールの警告は，単位面積あたりの字数が少なく，大きな面積を

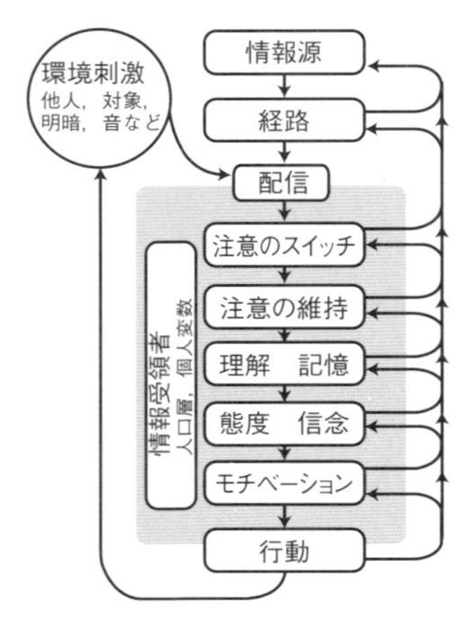

図 15-1　コミュニケーション-人間の情報処理（C-HIP）モデル
出典：Wogalter, M. 2006. Communication-Human Information Processing (C-HIP) Model. In Wogalter, M., ed., Handbook of Warnings. Lawrence Erlbaum Associates, 51-61.

占め，他の内容より離れて提示されていると気づかれやすい[30]．習慣的な飲酒者は文字主体のアルコールの警告に気づくが，彼らはたまにしか飲酒しない人々や非飲酒者に比べ，これらの警告の信頼性を低く捉え，自分に好ましくないものと感じている[31]．

警告ラベルが登場して6か月後，妊婦や軽度の（リスクのない）飲酒者のアルコール消費量はやや減ったが，それでもまだかなりの量であった[32]．たばこの警告の場合は，たばこのパッケージ上の絵入りの警告が生々しいほど，喫煙者が禁煙しようとする意思が強くなる[33]．

アルコールの警告ラベルも生々しい外観のたばこの警告もかなりの注目を集めるが[33–36]，他の多くの警告領域には注意が引かれず，実際に飲酒や喫煙行動が控えられるか，という遵守状況は評価されていない．このような行動は評価されることが望ましい（例：飲酒事故のデータの利用[37]）が，さらに適切な管理や適切な警告デザイン，行動を促した警告のインパクトの評価なども必要である．警告に関する研究の有効性を評価する最も有用な方法は幅広い実証研究を統合するメタアナリシスであろう．対照群を持つ79の実験条件を設定した警告に関する15研究のメタアナリシスでは，警告は学生でない対象者と学生の両方に安全な行動を増加させた[38]．遵守状況のばらつきが大きく，いくつかの研究でブーメラン効果が見られたがこの結論は保持された．他のメタアナリシスでは，さまざまなコミュニケーション変数の有効性の調整効果を検討している．44以上の実証研究のメタアナリシスの結果，次の諸点が明らかとなった．(1)鮮明さ，製品につけられた警告（on-product warnings），製品への親しみが少ないと警告への注意が強まる，(2)どの調整因子も警告の理解には影響していない，(3)（日用雑貨品と比べて）買回り品を評価することはリスクの認知を高める，(4)製品への親しみが強く法令順守に要するコスト（compliance cost）が高いと警告に従う傾向が高まる[39]．60のヘルスコミュニケーション研究（584の実験条件）のメタアナリシスは，メッセージ戦術（message tactics）（例：特定事例の使用や社会的な結果，他（人）の評価，予防焦点（prevention focus）[訳注2]などの利用）やオーディエンスの特性（例:女性であることや関心が高いことなど）は健康に関する意思に強く影響することを示している[40]．その他のレビューも警告とリスクコミュニケーション研究の概観に大いに役立つ[41,42]．

情報開示に関する研究

情報開示の効果に関する研究は多くなく，メタアナリシスが必要であることは間違いない．しかし，ナレーション付きのビデオのような2つの様式（dual modality）による情報開示は，印刷のみ[43–46]または音声のみ[47]よりも対象者がメッセージ内容を想起しやすいことがわかっている．情報開示の見やすさを改善すれば（サイズ8ポイントのフォントを12ポイントに，コントラストは暗い背景に対して白に），対象者の想起も改善する[2,45]．メッセージは短い（10文字以下）方が長い場合よりも理解されやすい[46]．不要なものの多い背景や取り散らかった広告のように気を散らすもの（distractors）は情報開示の認知を弱める．特徴のある周辺刺激（peripheral cues）（例：色，有名人，音楽）は，とりわけそれがメッセージと関係ない場合は対象者の情報処理を混乱させる[45,49]．しかし，メッセージに関連するときは，特徴的なきっかけ（cues）はメッセージへの注目を集めるのに役立つ[49,50]．情報開示の内容に関しては，一般的な助言や主張（「ラベルを読むこと」「主治医と相談すること」「健康的」「環境に優しい」）は，より具体的な情報に比べ理解されにくい[36,43,47,48,51–54]．しかし，特異性を高めるための，冗長な情報開示も良くない．最終的には，情報開示のデザインや内容は，対象者の能力レベル（年齢，教育，識字力，知識），とりわけ高齢者や子供に配慮すべきである（「何らかの組み立てが求められる（Some assembly required）」に対し「これを組み立てなければならない（You have to put this together）」のように）．

実験的研究は，評価的な情報開示（例：1食あたりの栄養素レベルをFDAが定めるように「高い」とするような）は，関連する栄養素が高いレベルにある場合，栄養強調表示（例：「コレステロールなし」や「塩分3分の1」）による誤解や不正確な一般化を減らすのに役立つことを示して

訳注2　潜在的な危険を避けようとする際の行動原理．

いる[51,52]．しかし，（スープのように）製品が「あなたのために良い」と思われている場合は，ナトリウム含有量が高いことを示してその製品を控えさせられるかどうかは，対象者の栄養知識のレベルによる[52]．マーガリンのように製品の栄養価が低いとみなされるときは，知識レベルにかかわらず情報開示は機能する[51]．情報処理の研究に基づいてFTCは，テレビ広告による効果的な情報開示やごまかし，不公正な事例の改善措置を強化するために，1970年に「明確で目につきやすい基準（Clear and Conspicuous Standard：CCS）」を開発した．

その内容は，(1)二様式を併用，(2)十分なサイズ，(3)背景のコントラスト，(4)単色の背景，(5)十分な期間，(6)気を散らす音がない，(7)宣伝文句のすぐ後にメッセージを置く，(8)オーディエンス（例：子ども）の考慮，などである．FTCの情報開示広告基準（CCS）の順守状況に関する内容分析では，1990年におけるプライムタイム[訳注3]のテレビ広告の25％が情報開示を含んでいたが，CCSの要素のすべてを備えているものはなかった[55]．2002年にはテレビ広告の67％が情報開示を含んでいたが，ほとんどのCCSの要素について，1990年からわずかに減ったか，不変であった[13]．

理論的な支持

約60年に渡って警告，すなわち恐怖への訴えの主なメカニズムと背景要因の研究や理論が発展してきた．そこでは，3つの独立した変数として「恐怖」「認知された脅威」「認知された効力（efficacy）」が検討されている[56-58]．典型的には，研究者は恐怖（や警告）の強さを操作し，オーディエンスに誘発された恐怖の直後の影響を評価する[33,35]．「認知された脅威」は，その深刻度（severity）とそれに対する感受性（susceptibility）をオーディエンス自身がどう認知しているかという2つの要素から成る．「認知された効力」とは認知された対応の効果（例：推奨される対応は認知された脅威を和らげるという信念）や認知された自己効力感（例：推奨される対応を自分が行えるかどうかの信念）である[58]．残念ながら，効力の要素はしばしば無視されるが，これは消費者にとって予防効果の重要な推進力として機能する．

初期の理論的研究は恐怖の強さと説得力の逆-U字関係を示した[59,60]が，これは一貫した支持を得られなかった[58]．実際には，恐怖を生み出す状況が強いほど，オーディエンスはメッセージを受け取ることが多くの研究で示されている[61-65]．恐怖に訴える研究を行った100以上の論文のメタアナリシスで，ホワイトとアレン[58]は，「引き起こされる恐怖感が強いほど，それだけ説得力がある（p.601）」と結論づけている．客観的な情報処理を助ける警告の在り方に手がかりを示すような他の戦略（例：1-800-今-止める[訳注4]）は，並行反応モデル[63]や健康信念モデル[66]の核心である．すべての防御動機理論（Protection Motivation Theory：PMT）の構成要素（かき立てられた恐怖，認知された脅威［深刻度，感受性］，認知された効力［応答の効果，自己効力感］など）[56-58,67]に対する警告の影響を評価することは，警告が有効な結果を達成し得たか測定するうえで望ましい．

オーディエンスの第一印象やこれまでの関わりを考慮することは，警告や恐怖への訴求の効果を評価する上で欠かせない．例えば，画像を用いた視覚的に強い警告は，喫煙と禁煙に対する喫煙者の偏り凝り固まった考えを解していくのに必要な場合がある[33,35,49,68]．支持する理論として，精緻化見込みモデル（Elaboration Likelihood Model：ELM）はオーディエンスがもともと持っている考えや意欲，能力，警告情報の理解に要する時間，メッセージの説得力，その他の周辺的な手がかりを含めて，警告の説得力に影響する要素を説明するものである[49,69]．ほとんどの情報開示に関する研究は，理論的な裏づけなしに規制や公衆衛生上の，あるいはメディアに関する問題に焦点をあてている．しかし，アンドリューら[51]の報告では，活性化拡散理論（Spreading Activation Theory：SAT）[70]が，初めに刺激を受けた概念（例：「コレステロールなし」という宣伝文句）が，記憶ネットワークの節点（例：「低脂肪」だろうという推測）を伝って拡散したり，開示情報（例：

訳注3　国によってやや異なるが米国では大体7PM～11PM．日本でいうゴールデンタイムと一部重なる．

訳注4　1-800-QUIT-NOW．米国のプッシュ式電話では数字のキーにアルファベットが付されて電話番号を言葉のようにして覚えやすくしている．

1 食あたり 14g の脂肪を含む――FDA が高いと定める量）によって，より少ない節点にどのように広がっていくかを示すのに用いられている．しかし，情報開示に関する研究にはまだ大きな理論的発展の余地があることは間違いない．

根拠に基づく一般的で実践的な助言

何が警告や情報開示に相当するのか？

この重要な問いに，フィッシュホフら[71]は警告・情報開示の内容を改善する一連の手順を提案している．第一に，いかにリスクが生じ，伝えられるか（例：「何が大事か」）を理解するのに最も重要な情報は何か専門家が決める．第二に，これらの事実に関する消費者の現時点の考え（例：彼らのメンタル・モデルを評価する．第三に，消費者が「何を知っていて，何を知る必要があるか」の重要なギャップに焦点をあてたメッセージを考案する．第四に，そのギャップを埋めるため，これらのメッセージの有効性を評価するため消費者テストを実施する．第五に，実際の消費者の関心を引く伝達の仕組み（例：メッセージの経路やメディア）を開発し，評価する．

警告と情報開示を視聴者の情報処理の対象に一致させる

内容が定まったら，警告や情報開示は対象者の情報処理過程における適切な段階（例：曝露？　認知？　理解？　行動？　これらのすべて？）と一致させる．ウィルキー[14]はこれらの選択肢を「FTC 国立公園マウントハザードへようこそ」という地すべり警告の例で示した．選択肢はより認知的なもの（例：「危険-地すべり」の表示，統計的な数字が印刷されたパンフレット，道の危険表示，安全対策についての PSA）からより行動的なもの（例：「クーリングオフ」期間が示された書類へのサイン，通行止め）に及ぶかもしれない．

警告と情報開示の有用性と情報処理に影響する因子

たとえ内容とコミュニケーションの対象が正しくマッチしたとしても，オーディエンスの特性，組織，構成の問題は警告と情報開示の利用可能性や処理に影響する[72]．警告や情報開示の頻度が増え，劇的・扇情的で，目前に迫るリスクで，個人的に関係があり，リスクに対する免疫が弱ければ，警告や情報開示の有効性は増強する．それはまた情報を処理する選択肢を減らし（迷いを減らし），十分な処理時間を保ち，適切な枠組み（例：1 回の旅程の中でのことか，生涯を通じてのことか）や形式（例：シンボル，色，活字のサイズ），組織を提供し，警告情報の予想される優先順位（階層構造）を提示する．消費者が警告情報に触れる際の自然な順序に基づいて次のような優先順位（階層構造）が示唆される．⑴製品は何か？，⑵そのベネフィットとリスクは何か？，⑶それはどのように使うべきか？，⑷使う際にどのようなリスクがあるか？，⑸それらのリスクを避けるにはどうしたらよいか？，⑹もし製品が間違った使われ方をしたらどうすべきか？[73]

意図しない結果――なぜ消費者は警告に注意を払えないのか？

警告と情報開示の方法を誤れば，消費者が警告に注意を払えない．スチュワートとマートン[74]が指摘したように，これらは⑴不適切な注意や想起（例：警告の想起はメッセージの想起とは同じではない），⑵個人的に関係のない警告情報，⑶消費者がすでに情報を知悉（ちしつ），⑷消費者の気を散らす情報，⑸繰り返し情報に曝されることでの消費者の感覚鈍麻（特に，間違った警報，正しくない警告，必要以上の極端さ，即時性のない危害）などを含む．消費者が警告に注意を払うには，警告の情報源に対する信用も重要である（例：十代の若者は大人に反発する傾向があることを理解する）．

注意と脆弱な集団

最終的には，警告や情報開示が明白で見やすく，適切なメディアを用いているかを確認し，特に脆弱な集団に焦点をあてる場合に注意する．高齢者や子供，母国語を使っていない人々に警告や情報開示を伝える場合，識字力や学習能力が乏しいため，情報に接したり，その内容を呼び起こしたりするうえで困難が生じ，理解や対処行動が不十分になる可能性がある[75]．しかし警告や情報開示は一般的にそれだけで行われるものではない．処方薬の警告情報（例：黒枠で囲んだ警告，患者用添付文書，ラベル表示，服薬ガイド，薬局向けリーフレット，消費者への直接広告）に見られるように，全体的に統合されたコミュニケーションの取り組みが有用である．

警告及び情報開示のコミュニケーションの評価

警告や情報開示の評価は，マーケティングのコミュニケーションの方法が役立つ．それは通常⑴フォーカスグループ（コピーおよび初期段階の展開），⑵コピーテスト（予備テスト），⑶追跡（テスト後）を含む[76]．主な研究デザインとしては次の4つが考えられる．⑴フィールドでの準実験的研究（フルスケールの評価），⑵フィールドでの実験（フィールドテスト），⑶研究室での準実験的研究（ランダム割付しないサブグループテスト），⑷研究室での実験（ランダム割付で対照群を置いたコピーテスト）[77]．

少ない予算の場合

この難しい設定では，警告や情報開示の実験は大学内の学生を対象とするか，コミュニケーションに影響を受ける患者に限定されるであろう．しかし学生は防御動機および警告や情報開示を評価する精緻化見込み尺度によく反応する可能性があり，そうして得られた結果は外的妥当性や一般化可能性を欠くであろう[78]．例えば，その製品と警告についての直接の経験がなければ，製品の警告と実際の行動との間に見られる相関関係は一貫しない結果となる[79]．通常，研究室内の準実験的研究におけるフォーカスグループは，警告と情報開示の刺激についての洞察を得ることはできるが，決定的な因果的結論を導くことはできない[78, 80]．他の創造性のある取り組みとして，何千ものブログサイトをまとめた検索エンジン（例：www.blogpulse.com）で特定の会社の警告と情報開示に対する反応を追跡する方法もある．しかし，これはまた得られるサンプルと視点の便宜的な性質[訳注5]のために問題となりうる．

中程度の予算の場合

ここではフォーカスグループ（あるいはプレテストでの認知的面接）と，主な人口統計学的変数の共変量を用いて，回答者を試験群（警告あり）と対照群（警告なし）にランダムに割り付ける試験の両方が可能である[33, 35-36]．適切な交絡のチェック（例：警告が影響すべきではないものの測定）[81]，注意フィルターの使用[82, 訳注6]，オーディエンスのスクリーニングにより，オンラインでの試験は内的妥当性だけでなく，一般化可能性の問題にもある程度応えられる．

十分な予算の場合

公衆衛生上の新たな戦略を評価する最良のモデルの1つは1998年以来100～200万ドル以上を費やし，フォーカスグループ[83]や対照群のあるコピーテスト[76, 84]を実施し，態度や意図，行動を長期的に追跡した「青少年アンチ薬物メディアキャンペーン」である[85]．キャンペーンの影響は，初期のベースラインで測定し追跡対象とする項目の検討から，何年にもわたって論議され[77, 86]，フォーカスグループから追跡のためのコピー試験に至るフル装備の評価ツールの実例を与えてくれ

訳注5　代表性が保障されていない偏った便宜的標本．
訳注6　複数の情報に曝されているとき，その中から選択的にある1つに注意を向けること．選択的注意．

る．大きな予算があれば，主要な公衆衛生プログラムの一部として用いられている警告や情報開示の評価でも，このような包括的な取り組みが可能となる．

結　論

警告や情報開示は至る所に現れ，日常生活の一部になっている．それらは有効と一般的には思われているが，実際にはそうではなく，しばしばマウスプリントや法律用語のようなデザインのためにオーディエンスに無視されるか，逆効果になっている．警告や情報開示はその製品のデザイン上の弱点を補うことはできず，警告や情報開示の効果は，繰り返さなければ一時的なものになってしまうかもしれない．しかし，約60年にわたる研究の成果から，オーディエンスの特性や初めに持っている考え，伝えるメッセージの内容，適切な伝達方法を考慮すれば，警告や情報開示はもちろん消費者や公衆衛生政策のための効果的なコミュニケーションのツールとしていくことが可能と言える．

追加情報

1. Andrews, J.C. and Netemeyer, R.G. (1996). Alcohol warning label effects: Socialization, addiction, and public policy issues. In R. P. Hill (Ed.), *Marketing and Consumer Research in the Public Interest*, Thousand Oaks, CA: Sage, 153-175.　この章ではアルコールの警告ラベルの研究を概説し，アルコールによる人間関係過程，依存モデルなどによってリスクを持つ人々がそれに抵抗する理論的証明を与える．
2. Argo, J.J. and Main, K. J. (2004). Meta-analyses of the effectiveness of warning labels. *Journal of Public Policy & Marketing*, 23(2), 193-208.　44以上の経験的研究のメタアナリシスで，有効性の5領域（注意，読解と理解，想起，判断，行動順序）へのインパクトを検討．
3. Bettman, J. R., Payne, J. W., and Staelin, R. (1986). Cognitive considerations in designing effective labels for presenting risk information. *Journal of Public Policy & Marketing*, 5, 1-28.　リスク情報の処理過程．警告ラベルのデザインの一般的な指針．その具体的な適用例を示した充実した概説．
4. Cox, E.P., Wogalter, M.S., Stokes, S.L., and Murff, E.J.T. (1997). Do product warnings increase safe behavior? A meta-analysis. *Journal of Public Policy & Marketing*, 16(2), 195-204.　79の実験条件の15の研究のメタアナリシスにより警告によって安全行動が増し，それが学生・非学生いずれにも見られることを示した．
5. Fischhoff, B., Riley, D., Kovacs, D. C., and Small, M. (1998). What information belongs in a warning? A mental models approach. *Psychology & Marketing*, 15, 663-686.　リスク推定値やリスク過程，リスク低減法など．警告情報に含めるべき内容を決める段階的アプローチを紹介．
6. Hoy, M. G., and Andrews, J.C. (2004). Adherence of prime-time televised advertising disclosures to the "clear and conspicuous" standard: 1990 versus 2002. *Journal of Public Policy & Marketing*, 23(2), 170-182.　2002年のプライムタイムに放映されたテレビ広告1600を調べ，2/3が情報開示を含み，FTC基準に沿っていたものは1990年の調査より減ったか，不変であることを示した．
7. Keller, P. A., and Lehmann, D. R. (2008). Designing effective health communications: A metaanalysis. *Journal of Public Policy & Marketing*, 27(2), 117-130.　ヘルスコミュニケーションに関する60の研究のメタアナリシスにより，メッセージの伝え方と個人の特性が健康行動の意思を決める際に交互作用を持つことを報告．
8. Kees, J., Burton, S., Andrews, J.C., and Kozup, J. (2010). Understanding how graphic pictorial warnings work on cigarette packaging. *Journal of Public Policy & Marketing*, 29 (2), 265-276.　500人の喫煙者を対象とした比較試験で視覚的な警告が恐怖を呼び起こして禁煙の意思を強めることを報告．
9. Morris, L.A., Mazis, M.B. and Barofsky, I. (Eds.) (1980). *Banbury Report 6: Product Labeling and Health Risks*. Cold Spring Harbor, NY: Cold Spring Harbor Laboratory.　1980年にニューヨーク州

コールドスプリングハーバーのバンバリーセンターで行われた製品の警告ラベルと健康リスクに関する会議の資料集.

10. Stewart, D. W. and Martin, I. M. (1994). Intended and unintended consequences of warning messages: A review and synthesis of empirical research. *Journal of Public Policy & Marketing*, 13, 1-19. 警告に関する多様な文献のレビューに基づき，それが頻繁に使われすぎたり，反抗的な行動やメッセージのデザインの弱さ，経験的な研究の乏しさなどにより，効果的ではない可能性について論じている.
11. Witte, K. and Allen, M. (2000). A meta-analysis of fear appeals: Implications for effective public health campaigns. *Health Education & Behavior*, 27(5), 591-615.　まず恐怖に訴える理論をレビューし，100以上の論文のメタアナリシスによって恐怖に強く訴え，効力のあるメッセージが，行動変容に最も効果的であることを示した.
12. Wogalter, M.S., DeJoy, D.M. and Laughery, K.R. (Eds.) (1999). *Warnings and Risk Communication*. London: Taylor & Francis.　情報処理段階ごとにまとめられた警告やリスクコミュニケーションの文献の初期のレビューであり，警告の実践や法的側面の議論も扱っている.

参照文献

1 Bushman, B.J. (2006). Effects of warning and information labels on attraction to television violence in viewers of different ages. *Journal of Applied Social Psychology*, 36(9), 2073-2078.

2 Foxman, E. R., Muehling, D.D. & Moore, P.A. (1988). Disclaimer footnotes in ads: Discrepancies between purpose and performance. *Journal of Public Policy & Marketing*, 7, 127-137.

3 Kriguer, M. (1987, July). Standard disclaimer. *Nutworks Electronic Humor Magazine*, 5, 1.

4 Federal Trade Commission. (1979, June 1). *Consumer Information Remedies*. U.S. Federal Trade Commission, 1-319.

5 Federal Trade Commission. (1983, October 14). *Deception Policy Statement*. U.S. Federal Trade Commission, 1-19.

6 Federal Trade Commission. (1994 May 13). *Enforcement Policy Statement on Food Advertising*. U.S. Federal Trade Commission, 1-28.

7 Federal Trade Commission. (1992 July 28). *Guides for the Use of Environmental Marketing Claims*. Washington, DC: U.S. Federal Trade Commission, 1-27 (revised 1996, 1998, and 2010).

8 Federal Trade Commission. (2000, May 3). *Dot Com Disclosures: Information About Online Advertising*. U.S. Federal Trade Commission, 1-83.

9 Federal Trade Commission. (2009, October 5). *Guides Concerning the Use of Endorsements and Testimonials in Advertising*. U.S. Federal Trade Commission, 1-12.

10 Food and Drug Administration. (2006, January). Guidance for industry: *Warnings and Precautions, Contraindications, and Boxed Warning Sections of Labeling for Human Prescription Drug and Biological Products — Content and Format*. U.S. Food & Drug Administration, 1-14.

11 Food and Drug Administration. (2010, August 25). Agency information collection activities; Submission for office of management and budget review; Comment request; Experimental study of graphic cigarette warning labels. *Federal Register*. 75 (164), 52352-52355.

12 Andrews, J.C. (2007). Consumer protection. In G. Gundlach, L. Block, & W. Wilkie (eds.), *Explorations of Marketing in Society*. Thomson, 302-322.

13 Hoy, M. G., and Andrews, J.C. (2004). Adherence of prime-time televised advertising disclosures to the "clear and conspicuous" standard: 1990 versus 2002. *Journal of Public Policy & Marketing*, 23 (2), 170-182.

14 Wilkie, W.L. (1985). Affirmative disclosure at the FTC: Objectives for the remedy and outcomes of past orders. *Journal of Public Policy & Marketing*, 4, 91-111.

15 Wilkie, W.L., McNeil, D.B., and Mazis, M.B. (1984). Marketing's 'scarlet letter': The theory and practice of corrective advertising. *Journal of Marketing*, 48 (2), 11-31.

16 Mazis, M.B. (2001). FTC v. Novartis: The return of corrective advertising?" *Journal of Public Policy & Marketing*, 20 (1), 114-122.

17 Andrews, J.C., Burton, S., and Kees, J. (2011). Is simpler always better? Consumer evaluations of front-of-package nutrition symbols. *Journal of Public Policy & Marketing*, 30 (2), forthcoming.

18 McGuire, W.J. (1976). Some internal psychological factors influencing consumer choice. *Journal of Consumer Research*, 2 (4), 302-319.

19 McGuire, W.J. (1980). The communication-persuasion model and health-risk labeling. In L.A. Morris, M.B. Mazis, and I.Barofsky (Eds.) *Banbury Report 6: Product Labeling and Health Risks*. Cold Spring Harbor Laboratory, 99-119.

20 Wogalter, M.S. (2006). The communication-human information processing (C-HIP) model. In M.S. Wogalter (Ed.), *Handbook of Warnings*. Lawrence Erlbaum Associates, 51-61.

21 Andrews, J.C. and Netemeyer, R.G. (1996). Alcohol warning label effects: Socialization, addiction, and public policy issues. In R. P. Hill (Ed.), *Marketing and Consumer Research in the Public Interest*, Sage, 153-175.

22 Hilton, M. E. (1993). An overview of recent findings on alcohol beverage warning labels. *Journal of Public Policy & Marketing*, 12(1), 1-9.

23 MacKinnon, D.P. (1995). Review of the effects of the alcohol warning label. In R.R. Watson (Ed.) Drug and Alcohol Abuse Reviews (v. 7, *Alcohol, Cocaine, and Accidents*), Humana Press, 131-161.

24 Godfrey, S.S., Laughery, K.R., Young, S.L., Vaubel, K.P., Brelsford, J.W., Laughery, K.A., and Horn, E. (1991). The new alcohol warning labels: How noticeable are they? In *Proceedings of the Human Factors Society – 35th Annual Meeting* (Vol. 1, pp. 446-450). Human Factors Society.

25 Ducoffe, S.J. (1990). The impact of product usage warnings in alcohol beverage advertisements. *Journal of Public Policy & Marketing*, 9, 16-29.

26 Mazis, M. B., Morris, L. A., and Swasy, J. L. (1991). An evaluation of the alcohol warning label: Initial survey results. *Journal of Public Policy & Marketing*, 10(1), 229-241.

27 Scammon, D. L., Mayer, R. N., and Smith, K. R. (1991). Alcohol warnings: How do you know when you have had one too many? *Journal of Public Policy & Marketing*, 10(1), 214-228.

28 Laughery, K. R., Young, S. L., Vaubel, K. P., and Brelsford, J. W. (1993). The noticeability of warnings on alcoholic beverage containers. *Journal of Public Policy & Marketing*, 12(1), 38-56.

29 Barlow, T., and Wogalter, M. S. (1991). Alcohol beverage warnings in print advertisements. In *Proceedings of the Human Factors Society-35th Annual Meeting* (Vol. 1, pp. 451-455). CAL Human Factors Society.

30 Swasy, J.L., Mazis, M.B. and Morris, L. A. (1992). Message design characteristics affecting alcohol warning message noticeability and legibility. Paper presented at the Marketing and Public Policy Conference.

31 Andrews, J. C., Netemeyer, R. G., and Durvasula, S. (1991). Effects of consumption frequency on believability and attitudes toward alcohol warning labels. *Journal of Consumer Affairs*, 25(2), 323-338.

32 Hankin, J. R., Firestone, I. K., Sloan, J. J., Ager, J. W., and Goodman, A. C., et al. (1993). The impact of the alcohol warning label on drinking during pregnancy. *Journal of Public Policy & Marketing*, 12 (1), 10-18.

33 Kees, J., Burton, S., Andrews, J.C., and Kozup, J. (2010). Understanding how graphic pictorial warnings work on cigarette packaging. *Journal of Public Policy & Marketing*, 29 (2), 265-276.

34 Hammond, D. (2009, February). *Tobacco Labelling & Packaging Toolkit: A Guide to FCTC Article 11*. University of Waterloo, Department of Health Studies, 1-132.

35 Kees, J., Burton, S., Andrews, J.C., and Kozup, J. (2006). Tests of graphic visuals and cigarette package warning combinations: Implications for the framework convention on tobacco control. *Journal of Public Policy & Marketing*, 25 (2), 212-223.

36 Peters, E., Romer, D., Slovic, P., Jamieson, K. H., Wharfield, L., et al. (2007). The impact and acceptability of Canadian-style cigarette warning labels among U.S. smokers and nonsmokers. *Nicotine & Tobacco Research*, 9, 473-481.

37 Arndt, S.R., Ayres, T.J., McCarthy, R.L., Schmidt, R.A., Wood, C.T., and Young, D.E. (1998). Warning labels and accident data. In *Proceedings of the Human Factors Society – 42nd Annual Meeting* (Vol. 1, pp. 550-553). Human Factors Society.

38 Cox, E.P., Wogalter, M.S., Stokes, S.L., and Murff, E.J.T. (1997). Do product warnings increase safe behavior? A meta-analysis. *Journal of Public Policy & Marketing*, 16 (2), 195-204.

39 Argo, J.J. and Main, K. J. (2004). Meta-analyses of the effectiveness of warning labels. *Journal of Public Policy & Marketing*, 23 (2), 193-208.

40 Keller, P. A., and Lehmann, D. R. (2008). Designing effective health communications: A metaanalysis. *Journal of Public Policy & Marketing*, 27(2), 117-130.

41 Morris, L.A., Mazis, M.B. Barofsky, I. (Eds.) (1980). *Banbury Report 6: Product Labeling and Health Risks*. Cold Spring Harbor Laboratory.

42 Wogalter,M.S., DeJoy, D.M. and Laughery, K.R. (Eds.) (1999). *Warnings and Risk Communication*. Taylor & Francis.

43 Houston, M.J. and Rothschild, M.L. (1980). Policy-related experiments on information provision: A normative model and explication. *Journal of Marketing Research*, 17 (4), 432-447.

44 Smith, S.J. (1990). The impact of product usage warnings in alcoholic beverage advertising. *Journal of Public Policy & Marketing*, 9, 16-29.

45 Barlow, T. and Wogalter, M.S. (1993). Alcoholic beverage warnings in magazine and television advertisements. *Journal of Consumer Research*, 20 (1), 147-156.

46 Murray, N.M., Manrai, L.A., and Manrai, A.K. (1993). Public policy relating to consumer comprehension of television commercials: A review and some empirical results. *Journal of Consumer Policy*, 16 (2), 145-170.

47 Morris, L.A., Mazis, M.B. and Brinberg, D. (1989). Risk disclosures in televised prescription drug advertising to consumers, *Journal of Public Policy & Marketing*, 8, 64-80.

48 Edell, J. A. and Staelin, R. (1983). The information processing of pictures in print advertisements. *Journal of Consumer Research*, 10 (1), 45-61.

49 Petty, R. E., and Cacioppo, J. T. (1986). *Communication and Persuasion: Central and Peripheral Routes to Attitude Change*. Springer-Verlag.

50 Andrews, J.C., Akhter, S., Durvasula, S. and Muehling, D. (1992). The effects of advertising distinctiveness and message content involvement on cognitive and affective responses to advertising. *Journal of Current Issues & Research in Advertising*, 14 (1), pp. 45-58.

51 Andrews, J.C., Netemeyer, R.G. and Burton, S. (1998). Consumer generalization of nutrient content claims in advertising. *Journal of Marketing*, 62 (October), 62-75.

52 Andrews, J.C., Burton, S., and Netemeyer, R.G. (2000). Are some comparative nutrition claims misleading? The role of nutrition knowledge, ad claim type, and disclosure conditions. *Journal of Advertising*, 29 (3), 29-42.

53 Laughery, K. R., Young, S. L., Vaubel, K. P., and Brelsford, J. W. (1993). The noticeability of warnings on alcoholic beverage containers. *Journal of Public Policy & Marketing*, 12(1), 38-56.

54 Maronick, T.J. and Andrews, J.C. (1999). The role of qualifying language on consumer perceptions of environmental claims. *Journal of Consumer Affairs*, 33 (2), 297-320.

55 Hoy, M.G. and Stankey, M.J. (1993). Structural characteristics of televised advertising disclosures: A comparison with the FTC clear and conspicuous standard. *Journal of Advertising*, 22 (2), 47-58.

56 Rogers, R. W. (1975). A protection motivation theory of fear appeals and attitude change. *Journal of Psychology*, 91, 93-114.

57 Rogers, R. W. (1983). Cognitive and physiological processes in fear appeals and attitude change: A

revised theory of protection motivation. In J. Cacioppo & R. Petty (Eds.), *Social Psychophysiology*. Guilford Press.

58 Witte, K. and Allen, M. (2000). A meta-analysis of fear appeals: Implications for effective public health campaigns. *Health Education & Behavior*, 27 (5), 591-615.

59 Janis, I.L. and Feshbach, S. (1953). Effects of fear-arousing communications. *Journal of Abnormal and Social Psychology*, 48 (1), 78-92.

60 Ray, M.L. and Wilkie, W.L. (1970). Fear: The potential of an appeal neglected by marketing. *Journal of Marketing*, 34 (1), 34-62.

61 Berkowitz, L. and Cottingham, D. (1960). The interest value and relevance of fear arousing communications. *Journal of Abnormal and Social Psychology*, 51, 1173-1182.

62 Janis, I.L. and Leventhal, H. (1968). Human reactions to stress. In E. F. Borgatta & W. W. Lambert (Eds.), *Handbook of Personality Theory and Research*. Rand McNally, 1041-1085.

63 Leventhal, H. (1970). Findings and theory in the study of fear communications, In L. Berkowitz (Ed.), *Advances in Experimental Social Psychology* (Vol. 5 pp. 119-186). Academic Press.

64 Leventhal, H. and Niles, P. (1965). Persistence of influence for varying durations of exposure to threat stimuli. *Psychological Reports*, 16, 223-233.

65 Sutton, S. R. (1982). Fear-arousing communications: A critical examination of theory and research. In J.R. Eiser (Ed.), *Social Psychology and Behavioral Medicine*, John Wiley & Sons Ltd., 303-337.

66 Rosenstock, I. M. (1974). Historical origins of the health belief model. *Health Education Monographs*, 2 (4), 328-335.

67 Tanner, J. F., Jr., Hunt, J. B., and Eppright, D. R. (1991). The protection motivation model: A normative model of fear appeals. *Journal of Marketing*, 55(3), 36-45.

68 Slovic, P. (Ed.). (2001). *Smoking: Risk, Perception, & Policy*. Sage.

69 Andrews, J.C. and Shimp, T.A. (1990). Effects of involvement, argument strength, and source characteristics on central and peripheral processing of print advertising. *Psychology & Marketing*, 7(3), 195-214.

70 Collins, A.M. and Loftus, E.F. (1975). A spreading activation theory of semantic processing. *Psychological Review*, 82 (6), 407-428.

71 Fischhoff, B., Riley, D., Kovacs, D. C., and Small, M. (1998). What information belongs in a warning? A mental models approach. *Psychology & Marketing*, 15, 663-686.

72 Bettman, J. R., Payne, J. W., and Staelin, R. (1986). Cognitive considerations in designing effective labels for presenting risk information. *Journal of Public Policy & Marketing*, 5, 1-28.

73 Kanouse, D.E. and Hayes-Roth, B. (1980). Cognitive considerations in the design of product warnings. In L.A. Morris, M.B. Mazis, & I.Barofsky (Eds.) *Banbury Report 6: Product Labeling and Health Risks*. Cold Spring Harbor Laboratory, 147-164.

74 Stewart, D. W. and Martin, I. M. (1994). Intended and unintended consequences of warning messages: A review and synthesis of empirical research. *Journal of Public Policy & Marketing*, 13, 1-19.

75 Bonifield, C. and Cole, C. (2007). Advertising to vulnerable segments. In G.J. Tellis & T. Ambler (Eds.), *Sage Handbook of Advertising*, Sage, 430-444.

76 Pechmann, C. and Andrews, J.C. (2011). Copy test methods to pretest advertisements. In N. Malhotra. & J. Sheth (Eds. in chief), *Wiley International Encyclopedia of Marketing* (v. 4, Advertising and Integrated Marketing Communications, M. Belch & G. Belch, Eds.), Chichester, UK: John Wiley & Sons Ltd., 54-62.

77 Pechmann, C. and Andrews, J.C. (2010). Methodological issues and challenges in conducting social impact evaluations. In P.N. Bloom & E. Skloot (Eds.), *Scaling Social Impact: New Thinking*, New York: Palgrave Macmillan, 219-234.

78 Cook, T.D. and Campbell, D.T. (1979). *Quasi-Experimentation: Design & Analysis Issues for Field Settings*. Houghton Mifflin.

79 Smith, R.E. and Swinyard, W.R. (1983). Attitude-behavior consistency: The impact of product trial versus advertising. *Journal of Marketing Research*, 20 (3), 257-267.

80 Burns, A. C. and Bush, R.F. (2010). *Marketing Research, 6th Ed.*, Prentice Hall.

81 Perdue, B. C. and Summers, J. O. (1986). Checking the success of manipulations in marketing experiments. *Journal of Marketing Research*, 23, 317-326.

82 Oppenheimer, D.M., Meyvis, T., and Davidenko, N. (2009). Instructional manipulation checks: Detecting satisficing to increase statistical power. *Journal of Experimental Social Psychology*, 45, 867-872.

83 Eitel, T. and Delaney, B. (2004). The role of formative research in the national youth anti-drug media campaign. *Social Marketing Quarterly*, 10 (2), 28-33.

84 Foley, D. and Pechmann, C. (2004). The national youth anti-drug media campaign copy test system. *Social Marketing Quarterly*, 10 (2), 34-42.

85 David, S.L. (2004). Assessing the impact of the national youth anti-drug media campaign. *Social Marketing Quarterly,* 10 (2), 43-54.

86 Hornik, R.C. (Ed.). (2002). *Public Health Communication: Evidence for Behavior Change*. Lawrence Erlbaum Associates.

第16章　人間工学

ガヴィン・ハントレイ＝フェナー（博士，(株)ハントレイ＝フェナー アドヴァイザー）

要　旨

人間工学（human factor）は，人の知覚や認知，および現実世界における行動の能力や限界に関する多くの学問領域にわたる行動科学である．この分野への応用の目的の1つは，効果的なハザードコミュニケーションの基礎となる心理的要因を理解することにある．

科学的知見

歴史的に見ると，人間工学は，第二次世界大戦での軍用機のパイロットのミスと軍用機工場での作業員のミスを防ぐための研究に端を発している．今日では，この分野は，軍事や工場の枠を超えて非常に多くの学問分野にまたがって幅広く応用されている．これが寄与する領域には，生物学や物理学などの自然科学，心理学や社会学などの社会科学，産業工学やエルゴノミクスなどの工学分野への応用などがある．人間工学の研究者や実践者には，認知心理学者，人間工学者，産業工学者などがいる．人間工学の特徴的な考え方は，製品やシステムの設計者は，人の至らない点をあらかじめ考慮に入れて，現実世界のさまざまな状況で安全かつ効果的に機能する製品やシステムを作成するよう努めるべきであるというものである．

人間工学は，人のミスが自己や傷害の重要な寄与因子であるという認識のもとに生じた．自動車事故報告書などの傷害のデータをもとに，その原因を「製品のデザイン」によるもの（例：ブレーキの不調やエアバッグの故障），「環境」によるもの（例：明るさや天候），「人」によるもの（例：よそ見や疲労）に分類する研究が行われた．この研究によると，自動車事故に関しては60～90%，医療事故に関しては80%以上が，人によるものであったと推測された．特定の出来事についての詳細な法医学的分析では，視覚処理，聴覚処理，注意力，理解力，論理的思考力，作業遂行力などに破たんがあることがしばしば見受けられる．

人間工学の研究者は，認知できるリスクや安全に関連する行動に関して，製品に警告を記載したり，作業場での注意標識を設置したり，警報を鳴らしたりすることで，視覚的または聴覚的なコミュニケーションに関する研究を行い，人のミスに部分的に対処している．この研究において，コミュニケーションはしばしば，「ソース」（情報の起源），「経路（channel）」（コミュニケーションの手段），「受け手」（標的）の観点から概念化される．それぞれの要素はリスクに関連する考え方や行動に影響を与えることができる．例えば，視覚的チャネルと聴覚的チャネルの双方を強化することによる一貫した情報処理は理解を促進する．それぞれ標的とした受け手には情報処理能力が限られているため，安全性に関わる重要なメッセージが，あまり重要でない情報の中に埋もれてしまうと，受け手はそのメッセージを見失ってしまうことがある．このため，優先順位を付けることが重要である．

感知されるリスクについてのコミュニケーションの影響に関する研究の報告数は，この40年でますます増えてきている．現在，多くの研究で，警告の形式や内容による効果に関心が向けられている．ほとんどの研究は，研究室内で現実世界をシミュレートしたものである．これらの研究では，色，文字サイズ，書式，シンボル，位置（例：安全性に関する情報を製品の上に記載するか，説明書きの中に組み込むか）などの体裁の効果を分析するために，被検者に対して実験，調査，小集団研究を実施している．そして，その体裁によって安全性に関連する被検者の態度や考え方，行動の意志，また場合によっては，実際の行動が変化するかを観察する．

「シグナルワード（signal words）」（例：危険，警告，注意），安全性に関して注意を促すシンボル（例：火気厳禁という看板の枠），色（例：赤色で示した危険という文字）は，注意の喚起，情報の理解，行動の意志に影響を与えることが一般的に観察され報告されている．また，表示の可視性，警告音の可聴性，文字情報の可読性を決定する際には，周囲の状況（例：光の当たり方，救急車のサイレンの音量）や対象の人口統計学的要因（例：年齢）を考慮することが重要である．しかし，製品がよく知られているほど，また説明書の指示に従うことに多大な労力が必要であるほど（たとえそれが保護眼鏡を取りに行くために少しの距離を歩かなければならないというものであっても），これらの要素が実際の安全性に関わる行動に与える影響が小さくなることが，実験室での研究で示されている．ただし，実験室での研究は現実世界よりも複雑な状況が設定されている．これら多くの研究から得られた発見は，統合されて産業の基準やガイドライン（例：ANSI Z535 “Safety Alerting Standards” や ANSI AAMI HE75-2009 “Human factors engineering-Design of medical devices”）として実践されている．しかし，それほど多くはないが，現実世界でのアウトカムの研究で，結果がばらつくことが報告されている．一方では，行動や態度が想定通りに変化する（例：たばこの箱にたばこの危険性を図示したところ，喫煙者はより積極的に禁煙しようとした）ということがわかっている．他方で，注意をより促すような形式で警告しても，傷害の発生率を抑制するというエビデンスは示されていない．まとめると，このような形式の表示は実験室での研究では行動に予想通りの影響を与えることができ，態度も変化させる可能性がある．しかし，現実世界においては，ハザードコミュニケーションに反応して変化する行動は限定的である．

行動を制限する重要な要因の 1 つは個々のリスクを認知する能力である．これは，認知心理学においてもっとも研究されている領域の 1 つである．古典的な研究の多くは，Kahneman らによって 1982 年に論じられている．この認知は体系的なバイアスの影響を受ける．例えば，ある事柄のリスクとベネフィットのどちらが強調されているかによって認知は変化する．多くの有害事象はきわめてまれであるため，そのリスクを推定する際は不完全な推測に頼らざるをえない．最後に，感情もリスクの認知に影響を与える．したがって，心配，恐怖，不安などを煽る情報は，ある事柄に関するリスクとベネフィットの推定を脚色する（第 10 章を参照）．

認知心理学者や社会心理学者は，年齢，性，文化，その他の地理的要因などの個々の不変な違いがリスクコミュニケーションの知覚にどのような影響を与えるかということも研究してきた．これらの要素の中でも最も重要なものは，識字能力と言語の障壁である（第 9 章，第 11 章，第 14 章を参照）．ここでの研究はいくつかの驚くべき発見があった．シンボルは言語の障壁を越えて情報を直感的に伝達する手段であるが，ハザードコミュニケーションで使用される一般的なシンボルの中には，文化によってその捉えられ方が大きく変わってしまうものがある．例えば，1971 年に多くのイラクの農家は小麦の種子を植えずに食べてしまったことで，食中毒になった．この種子は，摂取するためのものではなく，殺菌剤処理がなされ，赤く着色され，「世界共通」で危険の象徴とされる髑髏（どくろ）と 2 本の骨が交差したマークが描かれた袋に入れられていた．また，リスクを察知することに関する文化的差異は必ずしも国境を越えなければならないわけではない．米国において，アフリカ系米国人は他の米国人と比べて医療施設をあまり信用していない．これは健康に関する著明な人種的差異による．ハザードコミュニケーションの情報源の信頼感は亜母集団の中でさえも大きく異なる．例えば，医療の専門家は政府管轄の医療機関からの健康やリスクに関する情報を信頼できるものとみなしているが，多くの反ワクチン活動家はそう考えていない．

一般的に，すべてのハザードコミュニケーションに関して困難な問題は，現代社会がリスクの情報（特に警告）にあふれているということである．法律で規制された商品に記載する警告には長い歴史がある．1829 年ニューヨークの州法で防腐剤や毒物にはラベルを付けることが義務づけられたが，これはおそらく商品に記載する警告として米国で最初に法規制されたものである．1850 年代まで，致死性となりうるものの警告として髑髏と2本の骨が交差したシンボルが一般的に使われていた．20世紀初期には，作業場での安全性に関する注意標識（安全標識，workplace safety sign）の明細書が作られ始めた．しかし，たばこのパッケージに警告が示されるようになった1960年代の中期から後期まで，医薬品や産業製品などの製品の狭い部分での警告に限定されていた．今日，我々は「警告の文化」と呼ばれるような世界で生活している．米国では，消費財，医薬品，医療機器はたいていハザードコミュニケーションに関係している．警告やその他の健康に関するリスクの情報はメニューや建物などにも示されている．この変化のいくつかは，1960年代中期以降から製品へのラベルの法規制が急増したことに端を発している．訴訟も警告を増やす原因となった．米国の大衆は，多くのハザードコミュニケーションにさらされた結果，ときにリスクに対する話題に無関心になることがある．このような心配な状況にあるにもかかわらず，いくつかの推奨で警告が科学的に支持されている．

科学的知見に基づく一般的・実用的な助言とは

1. **リスクに基づくコミュニケーションは情報を簡潔にまとめたものにし，多様な情報基盤やチャネルに広く伝えられるよう構造的なものにする．**

　オーディエンスは，より簡潔で，自分に関係があり，タイムリーな情報に注意を払う傾向がある．危険に関する情報を目立たせる程度は，人々が直面するリスクの度合いとその情報のリスクを減らす有用性によって決めるべきである．ここでのリスクは，負の結果が起こる可能性とその程度から定義されている（第6章，第7章を参照）．説明書やマニュアルのように長々と書かれた文書形式のハザードコミュニケーションでは，より高いリスクについての情報のみを繰り返し，読み手の理解と記憶の保持を促すようあらゆる場面で戦略的に繰り返すべきである．（例えば，文章で書かれた情報の中でも，図示することでより重要な情報を強調することができる．）

2. **選択を助けたり，失敗を避けたり，情報の受け手が直感的に理解できなかったときに起こりうる意図しない結果が起こらないような研究を用いる．**

　人間工学の分野において，多くの驚くべき，また直感ではわからなかった発見があった（第3章，第7章，第8章を参照）．例えば，オーディエンスを安心させるために信頼のある機関からの専門知識を強調することで，ときに意図しない結果に至ることがあるだろう．専門家が関与していないように思える場合や，専門家が信用できない政府機関に属していると思われる場合は，信頼性が減り，恐怖が増えることになる．情報の伝達手段を設計する際には，その伝え方，内容，受け手の性格などによって情報が想定していたものとは異なる解釈をされることがあるということに注意すべきである．また，自分の直感にだけ頼るのではなく，一度吟味，検証などすることが重要である．

　それぞれのリスクごとに，その伝達における障壁は異なる．幸運にも，情報の要素を分類するための多くの科学的研究が行われている．より詳細な情報については，「追加情報」の項を参照されたい．さらにHuman Factors and Ergonomics Society（www.hfes.org）などの機関は，さまざまなオーディエンス，情報，危険に関して，一般公開されて検索可能な，査読済みの研究情報を提供している．

3. **オーディエンスが情報の内容を最も受け取ろうとしていると思われるときに伝える．**

　前述のとおり，近代社会はリスク（およびベネフィット）の情報にあふれており，その情報はたいてい見過ごされる．オーディエンスが注意を払える範囲は限られている．さまざまな研究で，警告はその受け手が「安全を意識している」（警戒していたり，安全に関する情報を探している）ときに伝えるのが最も効率よく伝わることが示されている．したがって，オーディエンスが情報の内容を受け取ろうとしているときに伝えるべきである．例えば，医療情報をインターネットで検索している人は，治療に関係する特定のリスク情報に対してより注意を払っているかもしれない.

4. 情報の信頼性を高め，情報自体も情報を発信する人も確実に信頼を構築する.

情報の信頼性は，その内容によるだけでなく，その情報源によっても影響されうる．ワクチンの安全性に関する信頼できる情報源と食事が原因の疾患のリスクに関する信頼できる情報源を同様のものと思い込まない方がよい．オーディエンスがその情報源を信頼しているかどうか不確かな場合，複数の情報源を提示することを考慮する．例えば，「米国公衆衛生局長官いわく……」や「薬剤師が推奨することは……」などのように．信頼できる情報源と内容を特定する1つの方法は，受け手となる集団の人々にプログラムの計画と情報伝達の予備テストに参加してもらうことである.

この助言を生かしたコミュニケーションの評価の仕方

評価体系に関する多くの最良の実施例は文献で紹介されている．例えば，1990年代に，米国国立がん研究所から評価体系に関するガイドラインが発表された．ここでは，評価を「形式的」，「過程」，「アウトカム」，「影響」の4段階で行うよう設定している．形式的評価では，調査実施前に「題材やキャンペーンの戦略の長所と短所」を評価する．アウトカム評価では，「プロジェクトの記述的なデータを得て，そのプロジェクトが被験者に与える即時的な効果を文書化する」．これらの段階では，被験者からデータを集める必要があり，人間工学の研究は，被験者の態度，信念，行動の変化を適切に測定する方法，テストのプロトコル，データ分析の手法を提供する.

形式的評価やアウトカム評価の一般的な手法についての警告は役に立つことがある．形式的評価の手法の1つは，情報の理解しやすさを決定するためのソフトウェアを用いた「可読性分析」で

表 16-1　評価の課題と調査

評価の種類	少ない予算の場合	中程度の予算の場合 (少ない予算の場合を含む)	十分な予算の場合 (中程度の予算の場合を含む)
形式的 (実施前に長所と短所を評価)	・コミュニケーションが適応されるいかなる基準や規制にも準拠していることを確実にするために，情報の内容を内部で再評価する. ・現在行っている，またはそれに関係しているハザードコミュニケーションの一貫性，避けるべき問題，裁量実施例を再評価する. ・受け手のコンプライアンス，文字，コールセンターへの問い合わせなど，情報が得られる可能性のあるあらゆる内部データを集めて分析する.	・内部でのブレインストーミングに基づいて多数の情報を作成し評価する．また，インターネットでのパネル調査や小集団ディスカッションを通して情報を再評価する. ・情報の内容，提示される情報の量，情報源の信頼性などに関して現在の文献を引用する. ・メールやインターネットでの調査を繰り返し行い，何度も原稿にフィードバックしてまとめる.	・被験者の危険性と安全性に関係する行動様式について現在わかっていることを量的に評価する. ・各被験者のリスクの理解度を評価する. ・オーディエンスを対象に小集団ディスカッションを実施し，さまざまな情報伝達のテストを作成する. ・グループへのフィードバックや標準的な知識量などに基づいて情報を洗練していく. ・情報伝達手段，情報源，伝達経路を検査し，必要に応じて改良する.
アウトカム (オーディエンスに与える影響の記述的データ)	・メディアでの報道やインターネットでの検索の急増などについて追跡調査を行う.	・リスクに関連する事象について公表された報告を調べる. ・一般公開されている救急救命患者などの危険と傷害のデータを監視する.	・リスクコミュニケーションによる行動の変化を評価する(章末の「追加情報」参照). ・対象の集団での情報の普及度と理解度を評価するために，徹底的な面接調査を繰り返し行う.

ある．しかし，ほとんどの可読性分析では，情報の内容や文法よりも語彙に焦点が置かれている．したがって，電子化された可読性のスコアは，きわめて慎重に解釈すべきである．特定の内容に関する質問を用いて理解度を評価する手法はきわめて望ましい（第 11 章，第 14 章を参照）．人間工学の研究の文献には多くのアウトカム評価の例も含まれている（前述および章末の「追加情報」も参照）．そのほとんどでは，制御された実験室の状況下における小集団の被験者での検討を含んでいる．ハザードコミュニケーションの有効性を測定する一般的な手法は，被験者に行動意志を質問することである（例：ある危険についての警告に従いますか？）．人はしばしば警告のコンプライアンスを過剰に見積もってしまうため，行動意志は現実世界で選択を行ううえで常に信頼ある指標になるわけではないことに注意すべきである．

評価の直接経費は被験者を集めること，テストすること，データを評価することから生じる．これらの研究には時間もかかる．コミュニケーションの際にさらなる評価をする時間的余裕がない場合，メールやインターネットを用いた簡便な調査は非常に価値がある．インターネット調査はその妥当性に限界があるため，その使用は慎重に行う必要がある．しかし，広く使われているオンライン調査のソフトウェアに関する査読は，PubMed.gov で引用されている．さまざまなタイプの評価に関係する課題と調査については，表 16-1 に示す．

結　論

人間工学の研究分野は，効果的なリスクコミュニケーションを行ううえで役に立つ可能性がある．リスクコミュニケーションに関する人間工学の研究の役割は，人が情報を処理し，意思決定を行う能力とその限界に注意を向けさせることにある．これらの能力と限界を特定することで，理解する能力を向上させ，少なくとも自分自身や他者が傷害を受けるリスクを減らすことができるようなリスクコミュニケーションの行動計画を実施できるようになるであろう．

追加情報

1. 人間工学協会の HP では，以下の協会刊行物へのリンクを含む：人間工学，認知工学と意思決定のジャーナル，そして，HFES 訴訟．http://www.hfes.org/Publications/.
2. Wogalter, M. S., (Ed.). (2006). *Handbook of Warnings*. Erlbaum.　一般の実践的および理論的な考査に関する最近のレビューで，役立つ症例研究と現実世界の事例を紹介する．
3. Bouder, F. and Löfsedt R. (2010). *Improving Health and Safety: An Analysis of the HSE's Risk Communication in the 21st Century*. Prepared by Kings College London for the UK Health and Safety Executive. http://www.hse.gov.uk/research/rrpdf/rr785.pdf
4. For a brief introduction to how issues related to human factors communications interact to affect device safety, see Rich, S. (2008). How human factors lead to medical device adverse events. *Nursing*, 38:6, pp. 62-63. http://www.fda.gov/MedicalDevices/Safety/AlertsandNotices/ TipsandArticlesonDeviceSafety/ucm070185.htm
5. Example of standards regarding human factors and design include ANSI/AAMI HE74:2001, *Human Factors Design Process for Medical Devices*. Association for the Advancement of Medical Instrumentation, 2001). http://www.aami.org/index.htm
6. Example of standards regarding human factors and design include ANSI/AAMI HE75:2009, *Human Factors Engineering - Design of Medical Devices*. Arlington, VA: Association for the Advancement of Medical Instrumentation, 2010. http://www.aami.org/index.htm
7. Example of standards regarding human factors and design include ANSI Z535, *Safety Alerting Standards*. http://www.nema.org/stds/z535/
8. National Electronic Injury Surveillance System http://www.cpsc.gov/library/neiss.html
9. Tinker, T. and Vaughan, E. (2010). *Risk and Crisis Communications: Best Practices for Government*

Agencies and Non-profit Organizations. Booz Allen Hamilton.
10. Breakwell, G. M. 2007. The *Psychology of Risk*. Cambridge University Press.
11. *Evaluation Primer on Health Risk Communication Programs*. http://www.atsdr.cdc.gov/risk/ eval-primer/index.html

参照文献

1 Dewar, R.E. and Olson, R. (Eds.), *Human Factors in Traffic Safety*. Lawyers & Judges Publishing, Tucson, AZ.
2 Treat, J. R., Tumbas, N. S., McDonald, S. T., Shinar, D., Hume, R. D., Mayer, R. E., Stanisfer, R. L. and Castellan, N. J. (1977). *Tri-Level Study of the Causes of Traffic Accidents*. Report No. DOTHS-034-3-535-77 (TAC).
3 Rumar, K. (1985). *The Role of Perceptual and Cognitive Filters in Observed Behavior, Human Behavior in Traffic Safety*, Eds. L. Evans and R. Schwing, Plenum Press.
4 Cooper, J.B., Newbower, R.S., Long, C.D., and Bucknam, M. (2002). Preventable anesthesia mishaps: A study of human factors. *Quality Management in Health Care*. 3:277-282.
5 Wogalter, M., DeJoy, D., and Loughery, K. (1999). *Warnings and Risk Communication*. Taylor and Francis, Philadelphia, PA.
6 Miller, J.M. and Lehto, M.R. (2000). *Warnings and Safety Instructions: The Annotated Bibliography*, (4th Edition of Warnings Volume II. An Annotated Bibliography), Fuller Technical Publications, Ann Arbor, MI.
7 Wogalter, M.S., (Ed.) *Handbook of Warnings*. Lawrence Erlbaum Associates.
8 Dingus, T. A., Wreggit, S. S. and Hathaway, J. A. (1993). Warning variables affecting personal protective equipment use. *Safety Science*. 16: 655-673.
9 Huntley-Fenner, G., Harley, E., Trachtman, D., Young D. (2007). ANSI Z535.6 and conspicuity: A test of the new state of the art format for instructions. *Proceedings, Human Factors and Ergonomics Society*, 51st Annual Meeting, pp. 1029-1033.
10 Hammond, D., Fong, G.T. et al. Impact of the graphic Canadian warning labels on adult smoking behaviour. *Tobacco Control*. Vol. 12, No. 4 (December 2003), pp.391-395.
11 Young, S. L., Frantz, J. P., Rhoades, T. P., & Darnell, K. R. (2002). Safety, signs, and labels: Does compliance with ANSI Z535 increase compliance with warnings? *Professional Safety*, pp. 18-23.
12 Kahneman, D., Slovic, P., & Tversky, A. (1982). *Judgment Under Uncertainty: Heuristics and Biases*. Cambridge University Press.
13 Lichtenstein, S., Slovic, P., Fischhoff, B., Layman, M., Combs, B. (1978). Judged frequency of lethal events. *Journal of Experimental Psychology: Human Learning and Memory*. 4:551-578.
14 Lowenstein, G.F., Weber, E.U., Hee, C.K. and Welch, N., (2001). Risk as feelings. *Psychological Bulletin*. 127(2), pp. 267-286.
15 Slovic, P., Finicane, Peters, E. and MacGregor (2004). Risk as analysis and risk as feelings: Some thoughts about affect, reason, risk, and rationality. *Risk Analysis*, c. 24:2. pp. 311-322.
16 Vaughan, E. (1995). The significance of socioeconomic and ethnic diversity for the risk communication process. *Risk Analysis*, 15, pp. 169-180.
17 Hesse, R. G., Steele, N. H., Kalsher, M. J., Mont'Alvao, C. (2010). Evaluating hazard symbols for the globally harmonized system (GHS) for hazard communication. Human Factors and Ergonomics Society Annual Meeting. *Proceedings, Safety*, pp. 1832-1836(5).
18 Al-Tikriti, K., Al-Mufti, A.W. (1976). An outbreak of organomercury poisoning among Iraqi farmers. *Bulletin of the World Health Organization*, 53 (Suppl.), pp. 15-21.
19 Casey S. (1998). *Set Phasers on Stun: And Other True Tales of Design, Technology, and Human Error*. Aegean Publishing Company.

20 Moutsiakis, D.L., Chin, P.N. (2007). Why blacks do not take part in HIV vaccine trials. *Journal National Medical Association*. 99(3), pp. 254-257.

21 Salmon, D.A., Moulton, L.H., Omer, S.B., Chace, L.M., Klassen, A., Talebian, P., Halsey, N.A. (2004). Knowledge, attitudes, and beliefs of school nurses and personnel and associations with nonmedical immunization exemptions. *Pediatrics*. 113(6):e552-9.

22 Revised Statutes of the State of New York (1829, Sec. 22): No Person is Allowed to Sell Arsenic, Prussic Acid, or Any Other Substance or Liquid Usually Denominated Poisonous, Without Endorsing on it the Word Poison in a Conspicuous Manner.

23 Carl, M., Hansen, M.E., (1914). *Universal Safety Standards*. Workers Compensation Service Bureau.

24 Some workplace products would have contained warnings in the 1940s and 1950s, for example, see the Manufacturing Chemists Association, *Guide to Precautionary Labeling of Hazardous Chemicals* (1944) or the 1950s era *National Paint, Varnish and Lacquer Association Labeling Guidelines*.

25 See for example, Murphy, C. (2001). Walking back the cat, *The Atlantic Monthly*, December 2001, v. 288 (5), pp. 20-22.

26 Diedrich, F.J., Wood, C.T., Ayres, T.J. (2001). Analysis of trends in federally mandated warning labels. *Proceedings, Human Factors and Ergonomics Society Annual Meeting*, pp. 838-842.

27 Huntley-Fenner, G., Wood, C.T., Sala, J.B. Study of the impact of California's Proposition 65 warnings on safety related awareness and behaviors. *Society for Risk Analysis Proceedings Abstracts*, San Antonio, TX, December 9-12, 2007.

28 Ayres, T. J., Gross, M. M., Wood, C. T., Horst, D. P., Beyer, R. R., and Robinson, J. N. (1989). What is a warning and when will it work?, *Proceedings of the. Human Factors and Ergonomics Society*, 33rd Annual meeting, pp. 426-430.

29 Pornpitakpan, C. The persuasiveness of source credibility: A critical review of five decades' evidence. *J Appl Soc. Psychol* 2004; 34: 243-81.

30 National Cancer Institute. 1992. *Making Health Communication Programs Work: A Planner's Guide*. Washington, DC: National Cancer Institute, NIH Publication no. 92-1493, pgs. 64-65.

31 Ayres, T.J., Gross, M.M., Horst, D.P., Wood, C.T., Beyer, R.R., Acomb, D.B., Bjelajac, V.M. Do subjective ratings predict warning effectiveness? *Proceedings, Human Factors Society 34th Annual Meeting*, 1990.

第 17 章　共有意志決定

ナナンダ・コル（医師，公共政策学修士，公衆衛生学修士，米国内科学会上席会員(メインメディカルセンター))

要　旨

共有意志決定（Shared Decision Making）の介入は，臨床的判断に患者が望む範囲で患者を関与させることにより，医師・患者間のコミュニケーションを向上することを目的としている．通常の共有意志決定による介入，つまり意思決定の支援によって，患者は受け身なばかりではなくなり，また，自らの状況，好み，価値観にあわせた治療選択が支援される．しかし共有意志決定による経済的な影響や，臨床転帰への影響は不明である．医療のプロセスやアウトカムを改善するため，共有意志決定を推進すべきであり，新たな共有意志決定のアプローチが必要とされている．

はじめに

妥当な選択肢が複数ある場合，臨床判断は特に困難なものとなる．そしてそれぞれの選択肢には良い面・悪い面があり，これに対する人々の価値観はさまざまである．ある人にとって重要なことが他の人にとってはそうでないこともあり，すべての人に当てはまる明確な回答はない．共有意志決定による介入は，医師とのパートナーシップにおいて人々がインフォームド・チョイスを行うことを支援する．多くの医療団体[1]が共有意志決定を推奨しており，また Patient Protection and Afordable Care Act of 2010 により全国的な共有意志決定プログラム[2]が支援されている．

共有意志決定とは意思決定を行うプロセスを指す．つまり患者と臨床医が情報を共有し，好ましい治療への合意にたどり着くというプロセスである[3]．共有意志決定という言葉とインフォームド・ディシジョン・メイキングという言葉は同義に扱われることが多いが，重要な点で違いがある．双方ともインフォームド・ディシジョンを促進しており，また選択すべき正しいやり方は明確ではないと仮定している．しかしインフォームド・ディシジョン・メイキングによる介入では，臨床医が関わることを必要としておらず，臨床現場で実施されるものでもない．一般的な共有意志決定によるアプローチである患者の意思決定の支援（Decision aid：DA）は，選択肢に関する客観的な情報や，個々の選択肢について結果として起こりうること（害とベネフィット）に関する情報を提供することによって，個人が治療を選択するのに役立つようデザインされた介入である．DA で用いられるのは一般にビデオ，ウェブプログラム，印刷資料などである．

ほとんどは患者が使用するためにデザインされているが，患者と医師をターゲットにしているものもある[4,5]．各個人にあわせてどの程度，どのようなテイラーリングがなされているかはさまざまである．一般的な疾患や遺伝子突然変異に対する個人にあったケアへの指針を示すため，定量的なリスク情報を医師に示している DA もある．例えばインタラクティブなウェブサイトである BRCAPRO[6] は，がんの家族歴に基づいて生殖細胞変異を有している確率を推定する．別のインタラクティブなウェブサイトである Adjuvant! では，10 年間のがん再発や死亡リスクを推定し，アジュバント療法に関する意思決定に役立つ情報を提供している[7,8]．

科学的知見

共有意志決定に関する現状の知識のほとんどが，さまざまな医療的背景でDAを実施した患者と標準治療を実施した患者のアウトカムを比較した臨床試験に基づいている[9,10]．このような試験では，有効性に関する指標は短期的であり，スクリーニングや治療判断は1回のみ見ているものが多い．指標は，情報を得ているという自覚，意思決定の満足度，意思決定の後悔，知識，リスクおよびベネフィットの認識，治療および副作用に関する価値観や期待，治療の好み，実用性を感じられているかどうか，受容性などとされている．二次アウトカムや三次アウトカムとして，治療選択，アドヒアランス，クオリティ・オブ・ライフ，リソースの活用への影響について調査しているものもある．

DAがどのように意思決定に影響を及ぼすかに関しては横断研究がなされており，そのような研究ではさまざまな状況（ビジネス，医療，法律など）で人々がどのように意思決定を行うのかを説明し，そして人々の意思決定，理論づけ，考えが，意思決定の背景（時間的制約，感情，構想など）によってどのように影響されるのかを検証している．定性的手法では，診療上の記録や観察，意思決定時の理論づけに関して人々が考えを述べたものの口述筆記や，ウェブサイトを使用している人々の電子的なモニタリングを評価する．定量的手法では，意思決定の好み，知識，影響，認識（リスクの認識，意思決定，考え方，価値観など）や，それらの指標に影響を与える要因（認知力，感情，計算の基礎学力など）を評価する．人々の知識，価値観，意思決定力は経験に応じて変わっていく場合があるが，情報は同じ意思決定プロセスを用いて統合されると仮定されている．

共有意志決定やDAへの関心

プロセス[11]あるいはアウトカム[12]として，共有意志決定が実施されることはそう多くない．複雑なリスク情報を処理したり，ストレスを感じることも多いような難しい妥協をしたりするため，共有意志決定への参加は膨大な時間と細心の注意力が必要となる．共有意志決定への患者の関心は当然のことながらさまざまであり（19-68％），若くて教育を受けている人ほど関心は高い[13]．患者側の共有意志決定に対する障壁としては，意思決定すべきことの存在自体に気づいていない場合，医師が処方する治療以外の治療はないと思い込んでいる場合，共有意志決定を不快に感じるまたは共有意志決定に不慣れである場合，医療に先入観を持っている場合などがある．

DAを医療現場に組み込むことにも困難がつきまとう[14,15]．医師側の障壁として，時間がかかることに対する懸念，訓練不足，患者がもっと積極的な役割を担う能力について否定的であること，自分の患者，臨床状況または臨床治療のパターンには当てはまらないと思い込んでいること，患者の好みを調整することのむずかしさ[16,17]，DAによって患者がより安価な選択肢を選ぶような偏りが生じるかもしれないとの懸念などがある．

DAによる影響

DAに関する85件のランダム化試験についてのCochrane Collaborationによるレビューの知見[10,18]を以下に述べる．

1. **知識**：DAは選択肢やアウトカムの知識を向上させ，その結果，患者の（治療効果に対する）期待がより現実的なものとなった．
2. **意思決定の過程**：DAは，患者自身の価値観に合わせた選択に役立つ．DAは意思決定時の葛藤を減少し，消極的な意思決定を減らし，優柔不断な人の意思決定を助ける．しかしDAは意思決定，意思決定プロセスや意思決定への心構えに対する満足度を改善しなかった．
3. **治療へのアドヒアランス**：DAは薬物療法のアドヒアランスを改善しなかった（ワルファリン対アスピリン，ビスホスホネート類，降圧薬治療，抗うつ薬，スタチン類など）．
4. **治療上の意思決定**：DAによる治療選択への影響はわずかであり，ばらつきもあった．DA

は前立腺がんのスクリーニング率を低下させた（15%）．また結腸直腸がんのスクリーニング率を有意ではないものの上昇させた（20%）一方，遺伝子検査への影響はなかった．DAがターゲットとする検査は過剰に行われている（PSAなど），または逆に検査が足りていない（結腸直腸がんスクリーニングなど）と考えられている検査であるため，結果がばらつくことは想定内である．

DAによる選択的手術への影響は，処置や状況によりさまざまである[9,10]．DAは簡単な手術（割礼，堕胎，歯科手術）に対して影響しなかった．過剰に実施されていると思われる処置をDAがターゲットとした場合には，実施が減少した．実施が足りない状況でのDAについて調査した数件の試験では，実施が増加傾向となった（英国での前立腺切除術[19]および米国での脊柱管狭窄症に対する手術）[20]．

5. **潜在的な害**：DAについて，不安，うつ病，感情的苦悩に対するネガティブな影響は知られていない．患者一人当たりの正味のコストが上昇したとの報告や，医師による相談時間が延長したことを報告した試験もあるが，知見にはばらつきがある[23,24]．
6. **DAはどのように役立つのか**：DAの内容として有効である可能性があるものとしては，意思決定についての正確な記述（すべての選択肢とその後の結果が明確になっているもの），意志決定する際の心理的状況について的確にイメージできるような工夫，人々が自身の価値観や好みについて意思決定し妥協するのに役立つドリルなどがある．

論争点

多くのDAは，どのように意思決定に影響を与えるかについて，明確な概念的枠組みなしに作成されている．また明らかに正しい選択肢というものがない場合に，どのように意思決定のよさを測るかについても議論がある．よい意思決定とは，（アウトカムにかかわらず）良好な意思決定プロセスによって決定されたものであるのか，それともその個人にとって正解となる意思決定（選択が患者の価値観に一致したもの）であるか，あるいは社会的に正しい意思決定（最も費用対効率がよいもの）であるか．一般に多く使用される短期間のプロセス測定（知識，意思決定における葛藤）の関連性や重要性は疑問視されている．

エビデンスの限界

研究はビデオによるDAに着目しており，共有意志決定における医師の研修，共有意志決定に携わることに対する医師への動機づけ，治療の再構築（指導者を付けるなど）などのその他のタイプのDAや，共有意志決定への他のアプローチはあまり注目されていない．またDAに関する試験は，長期の健康アウトカムへの影響を調査するには期間が短すぎたり，定義が狭すぎたりするものが多い．実際の診療でのDAによる影響が，臨床試験で観察された影響と同程度であると誤ってみなされることも多い．例えば頻繁に引用される研究では，参加を打診された3,212人のうち344人（11%）しか参加しなかった．ほとんどが臨床的理由から除外されたのだが，参加を自ら断った患者も多かった．DA群での外科手術の22%減は，参加を打診した人全体では2.4%減（22% × 11%）に相当する．共有意志決定への適格性や関心の度合いを考慮に入れることによって，桁違いに影響が減弱する．

多くの分野でさらに詳細な調査が必要である．

1. 良好な意思決定には何が必要か，そしてこれをどのように測るか？
2. 共有意志決定による介入が医療のあり方，リソースの活用，望ましくないばらつき，臨床アウトカムにどのように影響するか？　共有意志決定へのさまざまなアプローチの費用対効果はどうか？
3. 通常の臨床治療に共有意志決定をどのように組み込むか？
4. 患者の意思決定に役立つ正しい情報を与えているか？　DAは全国的なサンプルに基づいて治療関連リスクを示している．患者が住んでいる場所や治療を受ける場所によってリスクは異なり，また侵襲的処置では誰が行うかによってリスクが異なるが，そのような個人によって異なるリスク変数は示されていない．

5. DAの質の管理をどのように確保するか？　DAは，患者がより高価（安価）な選択肢を選ぶよう仕向けるマーケティングツールとして作成される可能性がある．バイアス測定や，共有意志決定作成グループの利益相反開示が必要である．
6. 共有意志決定を促進するさまざまな取り組みをどのように比較するか？　さまざまな種類のDAの影響，さまざまな方法でのDAの配置（治療前，治療中，治療後），共有意志決定における医療従事者の訓練，治療の再構築（ナビゲーターを付ける，動機づけ）などに関して，共有意志決定のさまざまなアプローチを一対一で比較したものはない．
7. 共有意志決定へのさまざまなアプローチが共有意志決定のプロセスやアウトカムにどのように影響するか？

科学的知見に基づく一般的・実用的な助言とは

積極的な参加や共有意志決定を促進する．患者は自身の医療に関する意思決定に参画する権利をもつべきであり，また自身が望むレベルで参画するよう促されるべきである．共有意志決定を促進する実際のアプローチの一部を次の表とともに記載する．

1. **共有意志決定に適した意思決定を特定し優先順位を付ける．**

   共有意志決定はすべての臨床判断に適しているというわけではない．診療所，特にスクリーニングやケモプレベンション（化学的予防）に対してはふさわしくない場合もある．また臨床医は，ベネフィットがない，あるいは総じて害をもたらすような治療などについては，話し合いを開始する責任はない．しかし，医師は共有意志決定を必要とする意思決定を特定し，優先順位を付けるため患者と協力すべきである．話し合いは複数回の診察にまたがってもよい．臨床医は，いくつかの特定の治療などが推奨されない理由を説明する準備をしておくべきである．またそのような治療に対して，見通しのよい，個人を重視した，あるいはエビデンスの変化に合わせた積極的な議論を検討すべきである．

2. **患者が意思決定しなくてはならない場合にそれを知らせる．**

   患者は，意思決定しなくてはいけないことに気づかない場合も多い．医師は共有意志決定のプロセスが必要な問題（患者の好みが治療選択において重要な意味をもつ問題）に患者の注意を向けさせる必要がある．

3. **患者の意見が重要である理由を説明する．**

   患者は，自分の好みや価値観が意思決定の際，なぜ，どのようにして考慮に入れられるのかを常に理解している訳ではなく，医師が最もよくわかっていると思い込んでいる場合もある．問題への対応方法は複数あること，選択肢には検討すべき良い点・悪い点があること，問題への最良の対応方法については科学的に不確実な部分があるということを，医師は説明しなくてはならない．

4. **患者が参画したいと望む意思決定のレベルや，情報を受け取るのに好ましい方法に応じて患者をスクリーニングする．**

   すべての患者がいつもすべての意思決定に関わりたいと望んでいる訳ではなく，情報の必要性は患者によって異なる．意思決定への参画に関して患者の希望と現実との間に不一致があると，意思決定の後悔や不満に繋がる[27]．意思決定への参画についてスクリーニングすることが可能である．例えば医師が，「治療にリスクとベネフィットがあるとわかった場合，あなたにとってどの治療が最善であるかを誰が意思決定すべきだと思いますか？」などと尋ねることが可能である．

5. **共有意志決定に関心のある患者にもっと参画してもらう．**

   多くの患者が意思決定に参加したいと望んでいるが，必要なスキル，自信，知識，ツールに欠けている．情報（印刷物，グラフィックデータ，ビデオテープ，ウェブサイトなど）への患者の関心度について尋ねるとよい．医師は患者の意思決定に役立つよう，さまざまな教育ツールを提供することができる．ただしバイアスを少なくするため，同一業者のツールに依存しないようにすることが必要である．

医師が患者と共に共有意志決定を促進することができる実践的な方法

その意思決定において，患者の好みや価値観がなぜ重要であるかを説明する．
患者の意思決定を支持するつもりであることを説明する．
患者が意思決定を組み立てるのを手助けする．
その患者にとって有効な治療に着目する．最も重要な側面に着目する．同じアウトカムを用いて選択肢を比較する．
患者の好みがどのように意思決定に影響するかを患者にわかってもらう．
何もしないという選択肢もあるということと，その結果について患者に知らせる．
どのように意思決定を組み立てるかを自分に説明するようお願いする．勘違いや誤解を修正する．必要な情報提供をする．
患者の意思決定に役立つよう，さまざまな支援を行い，教育ツールを提供すること．その際，バイアスを少なくするため同一業者のツールに依存しないようにする．
Ottawa A to Z Inventory of Decision Aids のように評価の高い DA を選択する．

注　意

すべての選択肢とその結果としての全てのリスク・ベネフィットを患者に伝えることは，現実的でなかったり望ましくなかったりする場合が多い．情報が多すぎると患者は混乱してしまう[29]．その患者にとってベネフィットがリスクを上回るというエビデンスが最も強い選択肢に的を絞ることが最良である．患者がそのような優先度の高い選択肢に満足しなかった場合に，他の選択肢を提示すべきである．医師は，治療をしなかった場合の結果について必ず言及すべきである．

単に患者が理解するのを助けるよりむしろ，不確実性を受け入れて立ち向かうことへの支援が重要である．不確実性を避けようとする患者は多く，不確実性によりリスクがより大きく感じられたり，不信感，悲観的な見方，意思決定の拒否につながったりする可能性がある[30]．医師が不確実性に動じない場合，患者の信頼度も満足度も高い[31]．

同じ意思決定に関する DA でも，具体的な内容，構成，強調点にはかなりのばらつきがある．どのガイドラインにも DA に記載すべきエビデンスについて示されていない．情報の構成，順序，提示の方法（患者の声[32]など）は価値観や情報の使用方法に影響を及ぼす可能性がある．患者に推薦する DA の内容は医師が安心できるものであるべきだ．

この助言を生かしたコミュニケーションの評価の仕方

第 1 章に基づき，共有意志決定によるコミュニケーションの最終的な評価は以下のようになる．

1. コミュニケーションにインフォームド・ディシジョン・メイキングを支援するのに必要な情報が含まれているか．
2. ユーザーがその情報にアクセスできるか．
3. アクセスした情報をユーザーが理解できるか．

共有意志決定は患者および医師の双方の積極的な参画が必要であるため，双方の視点が重要となる．このセクションでは DA の評価に着目しているが，DA が使用者および医師の間の共有意志決定のプロセスに役立つかどうかについても着目している．

少ない予算の場合

A-Z inventory（http://decisionaid.ohri.ca/AZlist.html）から得られる既存のDA評価に頼ること．このデータベースでは特定の意思決定に関する検索が可能で，DAの内容やどのようにアクセスするかに関する情報とともにDAのリストが作成され，IPDASiによる格付け評価も記載されている．このウェブサイトには多くのDAが掲載されているが，すべてを網羅してはいない．多くは無料で使用できる．

中程度の予算の場合

日常診療や質の向上のための評価に組み込むことができる，いくつかの有効性が立証された質問票がある．

1. 有効性の立証されている11項目からなるPreparation for Decision Makingスケールを用いて，DAの内容にインフォームド・ディシジョン・メイキングを支持するために必要な情報が含まれているかを評価することができる．これは，回答者が医療従事者とのコミュニケーションや意思決定に備えるのにDAがどのくらい役立ったかについての意識を評価している．
2. ユーザーがDAを閲覧したかについて患者に尋ねる（閲覧していない場合はその理由を尋ねる）ことにより，ユーザーが情報にアクセスできるかを評価することができる．
3. それぞれのDAの内容は特異的であり，自己報告は正確でない場合があるため，ユーザーがどの程度資材を理解したかを評価するのは難しい．しかし有効性の立証されたDecision Conflict' scale[35]による「情報を得ていると感じたか」のサブスケールを用いるか，「インフォームド・チョイスを行ったと思うか」という質問により，DAを閲覧した後に患者が必要な情報をきちんと得られたと感じたかの評価が可能である．
4. 受診時に共有意志決定が行われたかの評価は，12項目からなるOPTIONSスケール（http://www. optioninstrument.com/）を用いて実施することができ，患者の受診時の様子を観察することにより評価することができる．このスケールは，学習者の共有意志決定に関するスキルを研修前後で評価するなど，研修プログラムの有効性を判断する場合に特に有用であろう．

代替として，共有意志決定に関する医療の質の指標を用いて，医療従事者の実施状況について患者に尋ねることも可能である．過去12か月において，①あなたの治療に関するそれぞれの選択肢の長所短所について，医療従事者はあなたと話し合いましたか？　という質問や，②あなたの治療選択肢が複数ある場合に，医療従事者はどちらの選択肢があなたにとって最善であるかを尋ねましたか？　という質問がある．

十分な予算の場合

NIHの'State of the Science on SDM（共有意志決定）'を実施することは，共有意志決定を明確に理解すること，この分野での将来的な研究の指針となること，そして全国的な共有意志決定プログラム案への情報提供に役立つ．介入試験で調査された共有意志決定による介入の数が少数に限られており，これらの試験で追跡されたアウトカムも限定的であることから，共有意志決定を促進して診療に組み込むさまざまなアプローチを比較する，しっかりしたランダム化比較試験が必要である．試験では，ディシジョン・メイキングのプロセス（意思決定の質や共有意志決定の程度など）や，意思決定の長期的な結果と短期的な結果（患者の行動，健康アウトカム，クオリティ・オブ・ライフ，意思決定の後悔）を評価すべきである．試験では，代替（ある治療をその他の治療や検査と代替すること）による影響の可能性も含め，行動メカニズム，媒介する因子の効果，交絡因子，コスト，リソースの使用について把握すべきである．また試験期間は，選択の持続性かつ／または選択した治療へのアドヒアランスを評価するのに十分な長さが必要である．

結　論

共有意志決定は患者および医療従事者のリスクコミュニケーションを向上させ，治療に関する選択に影響を及ぼすが，この分野はまだ創生期である．共有意志決定の内容，共有意志決定による介入が目指すべきもの，さまざまな状況で共有意志決定による影響について何が現実的に期待されるかについて，さらに明確にする必要がある．多様な臨床状況で実施することができるような共有意志決定への新たなアプローチが求められる．

追加情報

1. Edwards, A., and Elwyn, G. *Shared Decision-Making in Health Care: Achieving Evidence-Based Patient Choice*. Second Edition. Oxford University Press, 2009.　この本は，この分野の最高水準の概要を包括的に紹介する．それは科学的根拠（エビデンス），理論的展望，そして実際の健康管理の実践についての一般的と特別な条件における症例研究を述べている．そしてこれは，患者と医師に対する具体的な事例を含んでいる．
2. Bekker, H.L. (2010). The loss of reason in patient decision aid research: Do checklists damage the quality of informed choice interventions? *Patient Education and Counseling*. 78, 357-364.　複雑な医療介入を設計する要求とともに，個人の意思決定に関する科学を統合する分野の概念的レビューである．介入の質を判断するゴールドスタンダードである国際患者意思決定支援基準（IPDAS）のチェックリストを使用することで，その医療介入の質が不十分かどうか，患者が治療選択をするのに役立つように設計された予算の使い方の妥当性があるかどうか，判断できる．
3. Elwyn, G., O'Connor, A., Bennett, C., et al. (2009). Assessing the quality of decision support technologies using the international patient decision aid standards instrument (IPDASi). *PLos ONE 4, e4705*. http://www.plosone.org/article/info%3Adoi%2F10.1371%2Fjournal. pone.0004705. 患者意思決定支援を評価する方法と基準を述べている．評価基準には以下を含む：内容，開発プロセス，効果．国際患者意思決定基準（IPDAS）協会は，患者意思決定支援の質を評価するための基準を確立する学際的活動である．
4. Sheridan, S.L., Harris, R.P., and Woolf, S.H., The Shared Decision-Making Workgroup of the U.S. Preventive Services Task Force. (2004). Shared decision making about screening and chemoprevention: a suggested approach from the U.S. Preventive Services Task Force. *American Journal of Preventative Medicine*, 26, 55-56. http://www.ahrq.gov/clinic/3rduspstf/shared/ sharedba.htm.　本論文は，スクリーニングと化学療法による予防を履行する際に，共有意思決定を応用するための，米国予防医療タスクフォース（USPSTF）の視点を明らかにする．それは，系統的レビューでもないし，公式な勧告でもない．その代わりに，それは，共有意志決定に関する現在の考えとエビデンスについての解説を含む概念的論文である．
5. Braddock, C.H., Edwards, K.A., Hasenberg, N.M., et al. (1999). Informed decision making in outpatient practice: Time to Get Back to Basics. *JAMA*. 282, 2313-2320. http://jama.amaassn.org/cgi/content/full/282/24/2313.　この歴史的な研究は，患者がプライマリーケア医と外科医の両者を定期的に受診する際に，説明を受けた上での意思決定（informed decision making）する，その本質と完全性を特徴づけるものである．それは，1993 年に受診した患者の録音テープの断面的・記述的デザインによる疫学評価である．
6. Kuehn, B.M. (2009) States explore shared decision making. *JAMA*, 301, 24, 2539-2541.　この短い論説は，政策的視点から共有意思決定（SDM）の可能性を要約している．
7. Rimer, B., Briss, P., Zeller, P., Chan, E., and Woolf, S. (2004). Informed decision making: what is the role in cancer screening? *Cancer*. 101, 1214-1228.　共有意志決定とがん検診が，知識，信念，リスク認知を改善したと結論づけるエビデンスの批判的レビューだが，彼らは(1)患者選好に一致する程度で意思決定への参加，(2)意思決定過程における患者満足度に対する効果に関して，ほとんどまたはまったくエビデンスが得られなかった．

参照文献

1 Sheridan, S.L., Harris, R.P., and Woolf, S.H., for the Shared Decision-Making Workgroup of the U.S. Preventive Services Task Force.(2004). Shared decision making about screening and chemoprevention. A suggested approach from the U.S. Preventive Services Task Force. *American Journal of Preventive Medicine*, 204, 26, 56–66. http://www.ahrq.gov/clinic/3rduspstf/shared/sharedba.htm.

2 Council on Medical Service. *Shared Decision-Making*. (CMS Report 7-A-10). Chicago, IL: American Medical Association; 2010. http://www.ama-assn.org/ama1/pub/upload/mm/372/a10-cms-rpt-7.pdf.

3 Charles, C., Gafni, A., and Whelan, T. (1997). Shared decision-making in the medical encounter: What does it mean? (Or it takes at least two to tango). *Social Science & Medicine*, 44, 681–692.

4 Col. N., Ngo, L., O'Connor, A., and Goldberg, R. (2007). Can computerized decision support help patients make complex treatment decisions? A randomized controlled trial of an individualized menopause decision aid. *Medical Decision Making*, 27, 585–598.

5 Mullan, R.J., Montori, V.M., Shah, N.D., Christianson, T.J.H., and Bryant, S.C., et al. (2009). The diabetes mellitus medication choice decision aid: A randomized trial. *Archives Internal Medicine*, 169, 1560–1568.

6 Berry, D.A., Iversen, E.S., Gudbjartsson, D.F., Hiller, E.H., and Garber, J.E. al. (2002). BRCAPRO validation, sensitivity of genetic testing of BRCA1/BRCA2, and prevalence of other breast cancer susceptibility genes. *Journal of Clinical Oncology,* 20(11): 2701–2712.

7 http://www.stat.duke.edu/~gp/brcapro.html

8 Ravdin, P.M., Siminoff, L.A., Davis, G.J., Mercer, M.B., and Hewlett, J. et al. (2001). Computer program to assist in making decisions about adjuvant therapy for women with early breast cancer. *Journal of Clinical Oncology*, 19(4):980–991.

9 Ottawa Hospital Research Institute. *Cochrane Decision Aid Registry*. [Web Page] . Available at: http://decisionaid.ohri.ca/cochinvent.php.

10 Stacey, D., Bennett, C., Barry, M., Col, N., and Eden, K. et al. (2011). Updated cochrane review of patient decision aids: 87 trials show increased participation and higher likelihood of achieving informed values-based decisions. Abstract presented at the 6th International Conference on Shared Decision Making, 2011. Maastrict, The Netherlands.

11 Zikmund-Fisher, B.J., Couper, M.P., Singer, E., Ubel, P.A., and Ziniel, S., et al. (2010). Deficits and variations in patients' experience with making 9 common medical decisions: the DECISIONS survey. *Medical Decision Making*, 30(5 Suppl), 85S–95S.

12 Braddock, C.H. Edwards, K.A., Hasenberg, N.M., Laidley, T.L., and Levinson, W. (1999). Informed decision making in outpatient practice: Time to get back to basics. *JAMA*, 282,2313–2320.

13 Frosch, D.L., and Kaplan, R.M. (1999). Shared decision making in clinical medicine: Past research and future directions. *American Journal of Preventative Medicine*,17, 285–294.

14 Elwyn, G., Légaré, F., van der Weijden, T., Edwards, A., and May, C. (2008). Arduous implementation: Does the normalisation process model explain why it's so difficult to embed decision support technologies for patients in routine clinical practice. *Implementation Sciences*, 3:57.

15 Holmes-Rovner, M., Valade, D., Orlowski, C., Draus, C., and Nabozny-Valerio, B. et al. (2001). Implementing shared decision-making in routine practice: Barriers and opportunities. *Health Expectations*, 3:182–191.

16 Gravel, K., Légaré, F., and Graham, I.D. (2006). Barriers and facilitators to implementing shared decision-making in clinical practice: A systematic review of health professionals' perceptions. *Implementation Science*, 1:1–12.

17 Legare, F., Ratte, S., Gravel, K., and Graham, I.D. (2008). Barriers and facilitators to implementing shared decision-making in clinical practice: Update of a systematic review of health professionals' perceptions. *Patient Education and Counseling*, 73(3):526–35.

18 O'Connor, A.M., Bennett, C.L., Stacey, D., Barry, M., Col, N.F., Eden, K.B., Entwistle, V.A., Fiset, V., Holmes-Rovner, M., Khangura, S., Llewellyn-Thomas, H., and Rovner, D. (2009). Decision aids for people facing health treatment or screening decisions. *Cochrane Database Syst Rev*. 2009:CD001431.

19 Murray, E., Davis, H., Tai, S.S., Coulter, A., and Gray, A., et al. (2001). Randomised controlled trial of an interactive multimedia decision aid on benign prostatic hypertrophy in primary care. *British Medical Journal*, 323:493-6.

20 Deyo, R.A., Cherkin, D.C., Weisnstein, J., Howe, J., Ciol, M., and Mulley, A.G. (2000). Involving patients in clinical decisions: impact of an interactive video program on use of back surgery. *Medical Care*, 38:959-969.

21 Murray, E., Davis, H., Tai, S.S., Coulter, A., Gray, A., et al. (2001). Randomised controlled trial of an interactive multimedia decision aid on hormone replacement therapy in primary care. *British Medical Journal*, 323:490-3.

22 Cohen, D., Longo, M.F., Hood, K., Edwards, A., and Elwyn, G. (2004). Resource effects of training general practitioners in risk communication skills and shared decision making competencies. *Journal of Evaluation in Clinical Practice*, 10:439-445.

23 Kristiansen, I.S., and Gyrd-Hansen, D. The economics of shared decision making. Chapter 10 in Edwards, A., Elwyn, G. *Shared Decision-Making in Health Care: Achieving Evidence-based Patient Choice*. Second Edition. Oxford University Press, 2009, 65-71.

24 Hansen, M., Alavian, M., and Col, N. (2009). (abstract) Empirical evidence of bias in decision aids. *Journal of General Internal Medicine*.

25 Charles, C., Gafni, A., Whelan, T., and O'Brien, M. (2005). Treatment decision aids: Conceptual issues and future directions. *Health Expectations*, 8, 114-25.

26 Nelson, W.L., Han, P.K., Fagerlin, A., Stefanek, M., and Ubel, P.A. (2007). Rethinking the objectives of decision aids: A call for conceptual clarity. *Medical Decision Making*, 27:609-18.

27 Lantz, P.M., Janz, N.K., Fagerlin, A., Schwartz, K., and Liu, L., et al. (2005). Satisfaction with surgery outcomes and the decision process in a population-based sample of women with breast cancer. *Health Services Research*, 40(3): 745-768.

28 Degner, L.F., and Sloan, J.A. (1997). The control preferences scale. *Canadian Journal of Nursing Research*, 29, 21-43.

29 Peters, E., Dieckmann, N., Dixon, A., Hibbard, JH, and Mertz, C.K. (2007). Less is more in presenting quality information to consumers. *Medical Care Research Reviews*, 64(2):169-190.

30 Politi, M.C., Han, P.K.J., and Col, N.F. (2007). Communicating the uncertainty of harms and benefits of medical interventions; White Paper Series, Eisenberg Center. *Medical Decision Making*, 27, 681-695.

31 Parascandola, M., Hawkins, J., and Davis, M. (2002). Patient autonomy and the challenge of clinical uncertainty. *Kennedy Institute of Ethics Journal*, 12(3):245-64.

32 Ubel, P., Jepson, C., and Baron, J. (2001). The Inclusion of patient testimonials in decision aids: Effects on treatment choices. *Medical Decision Making*, 21(1):60-68.

33 Wyatt, J., and Spiegelhalter, D. (1992) Field trials of medical decision-aids: potential problems and solutions. *National Heart & Lung Inst*.

34 Stacey, C.D., O'Connor, A.M., DeGrasse, C., Verma, S. (2003). Development and evaluation of a breast cancer prevention decision aid for higher risk women. *Health Expectations*, 6: 3-18.

35 O'Connor, A.M. (1995) Validation of a decisional conflict scale. *Medical Decision Making*; 15:25-30.

36 https://www.cahps.ahrq.gov/qiguide/content/interventions/Composites-Topics.aspx
The CAHPS Improvement Guide Practical Strategies for Improving the Patient Care Experience.

第 18 章　ニュース報道

ゲイリー・シュヴィッツァー（ヘルスニュースレビュー）

要　旨

医療分野のニュース報道は，一般市民に情報を提供し，医療上のより良い意思決定を支援する．だが同時に，公衆衛生，医療，および医療政策上の問題に関する公衆の議論を混乱させることもある．医療分野のニュース記事はしばしば有益性を過大評価し，有害性またはリスクを過小評価することが，研究により示されている．

はじめに

私は 37 年間にわたって医療ジャーナリズムに従事し，同僚が記事の正確さ，バランス，そして完全性を満たす手助けをすることに深い関心を寄せている．医療分野のニュース報道は，一般市民に情報を提供し，医療上のより良い意思決定を支援する．だが同時に，公衆衛生，医療，および医療政策上の問題に関する公衆の議論を混乱させることもある．データやエビデンスよりも逸話や感情を優先する報道に接するのはつらい．

2009 年に米国予防サービスタスクフォースが発表したマンモグラフィーの推奨に関するニュース報道の多くが感情を優先したものだった．これは私がこれまでに目にした中で最悪のエピソードの 1 つだった[1]．エビデンスは往々にして無視され，多くの記事で個人的，感情的な逸話が目立っていた．マンモグラフィーの有益性が誇張され，潜在的な害は軽視されたりまったく無視されたりした．17 か月後の世論調査によれば，女性たちはまだ混乱し，タスクフォースの推奨を誤解していた[2]．

別のケースでは，DECISION 研究によって，前立腺がん検診における有益性と有害性とのトレードオフに関する医師と患者の話し合いの多くは質が低いというエビデンスが示されている[3]．

臨床医はしばしば，患者が診察室で，自分の見たニュース記事──有益性と有害性のバランスが欠けている場合があること──について質問すると報告する．もし診察室で，得られるものを強調し，失うものを軽視するという傾向が増幅されたとすれば，十分に情報を得た上での共有意志決定の（Shared Decision Making）はできなくなってしまう．

本章は，医療の言説の多くにバランスの欠如が存在すること，そして，それに対して何ができるかということを，人々に考えてもらうことを意図している．

科学的知見

過去 20 年以上にわたって，喫煙，ダイエット，がん検診といった行動変容にニュース記事が消費者にどのように影響を及ぼすかについて，多くの研究者が記述してきた．だが，不確実さが勝る場合，医療上の介入の有益性や害についてのニュース記事を消費者がどのように受け止め，理解し，行動するかについては，いまだ明らかになっていない．

モイニハンらは 2000 年に，「薬のベネフィットとリスクに関するニュース報道」と題する画期的な分析を，ニューイングランド医学誌に発表した[4]．広く処方されている 3 種類の薬に関する

207本の記事を分析した結果，その40%でベネフィットを定量化していなかったことが示された．定量化していた記事でも．多くは絶対的な値ではなく，相対的な値で示していた．潜在的な害について言及していた記事は半数未満だった．著者らは次のように結論づけた．

> 新しい技術や新しい治療法について記事を書く際，ジャーナリストや編集者は，ベネフィットの大きさはどれくらいか（例，絶対的な値と相対的な値の両方で），どんな患者は助かる可能性があるのか，関連するリスクやコストはどのくらいか，情報源（研究者または専門家）とその治療法を推進する人（製造業者など）との潜在的な結びつきはどうか……といった問いに関連して入手可能なエビデンスを考慮してもよいだろう．完璧ではないにせよ，これらの問いは，医学的な記事の質を向上させる試みに資するはずだ．

ウォロシンとシュワルツは，たった1つの問題についてのニュース報道に焦点を当て，むずむず脚症候群（レストレスレッグス症候群）に関する2年間で33本の記事を分析して「脚をむずむず脚に：メディアがどのようにして人々を病気にするかに関するケーススタディ」を出版した[5]．むずむず脚症候群に対して米食品医薬品局（FDA）が最初に承認した薬に関して，ベネフィットを定量化していた記事はたった1本だけだった．一方で，約半数の記事が，その薬を服用した人についての逸話を用いていた（そのほとんどが画期的な改善を指摘）．その薬について言及した15本の記事のうち5本だけが，何らかの副作用について言及しており，うちたった1本だけが，害の起こるリスクを定量化していた．彼らは次のように述べた．

> ジャーナリストは，治療は常に理にかなっているという考え方に疑問をもつべきだ．医学的な治療法は常にトレードオフをはらんでいる．軽症の人は，治療により得るものはほとんどなく，良いことよりも多くの害を被るだけということもある．……ジャーナリストは，奇跡的な治癒に関する極端で代表性のない逸話の代わりに，その治療法がどの程度有効か（例：その薬を飲むと，飲まない場合に比べて，具合が良くなる可能性がどのくらいあるか？）や，その治療法がもたらすかもしれない問題には何があるか（例：脚がむずむずするのが軽くなるのと引き換えに日中の吐き気，めまい，眠気を我慢すべきか？）について，読者の理解を助けるべきなのだ．

この同じ研究チームは以前に，医学雑誌のニュースリリースを調べて，「研究データは，その研究でわかった知見の重要性を誇張するような形式で記載されていることが多い」ことを発見した[6]．

あるがんのニュースについての分析は，「治療の失敗や有害事象について議論することはめったにない……（そして）がんの治療，アウトカム，予後について，患者に不適切なほど楽観的な見方を示している可能性がある」と結論づけた[7]．

ギーゲレンツァーらは，「統計学的なリテラシーの欠如は，(a) 患者，ジャーナリスト，および医師によくあり，(b) 理解不足から起こる意図しない結果である場合もあるが，人々を操作・説得しようとする意図が働いた結果として，情報が不透明な形でフレーミングされることにより起こり，(c) 健康に重大な影響を及ぼす可能性がある，というエビデンスを示している」[8]．彼らは，多くは医学雑誌に非があるとして，「驚くべきことに，ベースラインの率を示さずに相対リスクを示すといった不透明な医学統計が，指導的な医学雑誌にもしばしば登場し，多くの場合はこうした情報源から，臨床医，メディア，一般市民に数字が広がっていく」と述べている．

ジャーナリズムの監視／向上プロジェクト

過去10年間に，国際的な8つの医療ジャーナリズム「監視」Webサイトプロジェクトが始まり，医療上の介入に関する主張の背後にあるエビデンスをジャーナリストがどのように評価しているかを，ベネフィットとリスクの表現に特に注目して分析している．オーストラリア，カナダ，および米国のチームがその結果を公表しているが，3か国のそれぞれ独立したチームであるにもかかわらず，非常によく似ている[9-12].

これらのプロジェクトでは，記事評価に複数の評価者を割り当てており，それぞれの評価者は同じ体系的な尺度の基本セットを用いている．これら3か国における多数の記事からのデータは，有益性と有害性の定量化について，ジャーナリストはきちんとした仕事ができていないことを示している．

例えば，我々HealthNewsReview.orgにおける5年間，1,400本の記事のデータベース中ほぼ70%の医療上の介入の有害性と有益性について書いた記事が，適切に定量化することができていない[13].

我々の判定では，記事で結果が定量化されていなかったり，リスクやベネフィットのデータを相対値だけで示し絶対値を示していなかったりしたら，その記事を「満足できない」と採点する．これら非常に多くの記事の正味の影響は，潜在的な有益性がいかに小さく，潜在的な有害性がいかに大きいかについて，記事が説明できていないということだ．我々が日常的にジャーナリズムを評価するにつれて，記事のベースとなる研究に問題がある場合もあることがわかってきた．研究の結論に合うのであれば，同じ論文の中であっても，有責性を記述するには相対値を，有害性を記述するには絶対値を用いている論文がある．

以下の統計は，このような批判を説明するのに役に立つだろう．日刊新聞の記者の多くは，医療ニュースをどう取り上げるかや統計をどう解釈するかについて訓練を受けておらず，そしてこのことを仕事上の大きな問題だと認識しているということが，調査で示されている[14]．さらに，2008年の医療ジャーナリストの全国調査では，回答者の43%が，報道機関で訓練を受ける機会がここ数年で減少していると回答した．もっとも20%は増加していると回答したが[15]．しかし，多くの理由から，変化を起こす時が来たようだ．今や多くの人が医療ジャーナリズムの改善に没頭しており，訓練の機会が生まれ，多くの医療ジャーナリストの側にも支援が必要だという認識が生まれている．

科学的知見に基づく一般的・実用的な助言とは

医療ジャーナリズム訓練プログラム

過去10年間に，数多くの質の高い医療ジャーナリズム訓練プログラムが利用可能になり，そのうちのいくつかは，ジャーナリストがエビデンスを精査するのを手助けすることに焦点を当てている．

- 国立衛生研究所は，年1回「Medicine in the Media」ワークショップを提供している（http://medmediacourse.nih.gov/）
- 医療ジャーナリスト協会（AHCJ）は1000人以上の会員がおり，全国および地方会を開催している（http://www.healthjournalism.org）．AHCJは2010年に「医学研究をカバーする：研究についての記事ガイド」を出版し，全会員にオンラインで配布した[16]
- ナイト財団はMITでのジャーナリスト向けの医学エビデンスブートキャンプに資金提供している（http://web.mit.edu/knight-science/bootcamps/fall2010.html）．ナイト財団はまた，公衆衛生ジャーナリストフェローシップやCDCでのブートキャンプにも資金提供している（http://www.journalismtraining.org/action/provider_detail?id=869）．
- 南カリフォルニア大学アネンバーグコミュニケーション学部は，カリフォルニア基金医療ジャーナリズムフェローシップを提供している（http://www.reportingonhealth.org/fellowships）
- 全米のさまざまな大学で，健康，医学，科学ジャーナリズムに関する少なくとも10の大学院プログラムがある

研究者は医療ジャーナリズムの向上に実践的な助言ができる

ウォロシン，シュワルツ，クレーマーは「ニュースにおける健全な懐疑主義の推進．ジャーナリストを正しい理解へ導く支援」と題した論説を発表した[17]．その中で，この論説を発表した国立がん研究所の雑誌が「科学・医療ジャーナリストが正しく理解するのを助ける（医学生，研修医，臨床医，もちろん一般市民にとっても役立つ）Web サイトを立ち上げる」と発表した．このサイトには，絶対リスクと相対リスク，治療必要数（NNT），p 値，信頼区間，特に検診に関連する統計（生存，死亡率），さまざまな研究デザインに本来ある限界，こうした繰り返されている問題について記事を書く場合に用いるべき言い回しに関する助言をまとめた文書が載っている．彼らは医学雑誌に対して，「論文や関連のプレスリリースでは常に，介入の効果を記述し，研究の限界を強調するため，研究で明らかになった絶対リスク（症例対照研究の場合は可能なら推定値）の表示を確実に行う」ことにより，「ニュースに研究が正確に翻訳されることを推進するために努力する」ことを求めた．

ギーゲレンツァーは，ジャーナリストを含むすべての医療コミュニケーターは，「単一のイベントでなく頻度を，相対リスクでなく絶対リスクを，生存率ではなく死亡率を，条件付き確率でなく固有の頻度を」用いるよう推奨する[8]．

HealthNewsReview.org の Web サイトでは，研究を理解するための助言を無料で提供している（http://www.healthnewsreview.org/tips-for-understanding-studies.php）．観察研究の結果，絶対リスク，対相対リスク，治療必要数，学会発表から結論を引き出すことの限界，医薬品の開発フェーズなどについて記載する際の適切な用語に関する簡潔な入門編も入手できる．

一部の報道機関がこうした助言に沿って行動しているというエビデンス

ジャーナリズムにおける最近の良い傾向は，いくつかの大手ニュース組織の定期コラムで，新しい研究におけるエビデンスの評価や，医療的介入のベネフィットについての主張の分析をしていることだ．例を挙げると，

- ロサンゼルスタイムスの毎月のコラム “Healthy Skeptic（健全な懐疑心）”（http://www.latimes.com/features/health/la-he-skeptic-sg,0,5361483.storygallery）
- ニューヨークタイムスの毎週のコラム “Really（本当？）”（http://topics.nytimes.com/topics/news/health/columns/really/index.html）
- ウォールストリートジャーナルの２週に１度のコラム “Research Report（研究レポート）”（http://online.wsj.com/public/search?article-doc-type={Research+Report}&HEADER_TEXT=research+report）
- ワシントンポストの “Quick Study（クイック・スタディ）” コラム（http://www.washingtonpost.com/wp-dyn/content/article/2011/02/21/AR2011022102524.html）

これらはささやかではあるが，勇気づけられる進歩の徴候だ．定期コラムを掲載することにより，これらの報道機関は読者に対して，エビデンスは精査されなければならず，医療上の介入における有効性と安全性は注意深く評価されなければならないという強いメッセージを送っていることになる．

この助言を生かしたコミュニケーションの評価の仕方

ジャーナリストは，声がより多くの人に，より広く，より頻繁に届く大きなメガホンをもっている．彼らの仕事ぶりは，医療における個々の意思決定と同時に，政策決定にも影響を及ぼす．ジャーナリストの向上を支援することは，幅広い医療消費者に届く情報の質やその流れに影響を及ぼす潜在力がある．

少ない予算の場合

6つの国際プロジェクトが医療ジャーナリズムを評価するために用いているチェックリストを使用するのにコストはかからない．Webの利用者はすべて無料で使える．

- HealthNewsReview.org（米国）：http://www.healthnewsreview.org
- Media Doctor Australia：http://www.mediadoctor.org.au/
- Media Doctor Canada：http://www.mediadoctor.ca/
- Medien Doktor: The German HealthNewsReview：http://www.medien-doktor.de/
- Media Doctor Hong Kong：http://www.mediadoctor.hk/
- Media Doctor Japan：http://mediadoctor.jp/

他の2つの無料の情報源は，上記プロジェクトのような体系的な尺度は用いていないが，医療ニュースの質について毎日コメントを掲載している．

- NHS Choices "Behind the Headlines"（英国）：http://www.nhs.uk/news/Pages/NewsIndex.aspx
- Knight Science Journalism Tracker（米国）：http://ksj.mit.edu/tracker/category/health-medicine-stories-0

中程度の予算の場合

上記の6つの国際プロジェクトが用いている方法と尺度を受け入れることにより，他の人も医療ジャーナリズムの質を評価する動きに安いコストで参加することができる．米国のHealthNewsReview.orgプロジェクトは，数十の報道機関が発表した，ほんのわずかの割合の記事しか評価できていない．他の多くの形式，多くのメディアに載った多くの記事が，レビューされていない．Webサイトやブログといった代替メディアが拡大し，医療のニュースや情報の伝達に関して新たな問題が毎日のように起きており，それらは評価に値する．

エビデンスを評価する訓練を受けた専門家であれば，時間と労力を少しかければ，学術誌や彼ら自身の医療センターの出すプレスリリースの改善を手助けすることができるだろう．ウォロシンとシュワルツはこれらのプレスリリースの問題について指摘している[6,18]．

十分な予算の場合

文献が足りない領域の1つは，米国人が医療的介入の有益性と有害性についての情報を含む記事をどのように受け止め，理解し，行動するかに関する評価である．コストはより多くかかるが，そのような記事を米国人のランダムに選んだサンプル集団に見せ，その後を追跡し，彼らの行動や幸福度（well-being）に影響するかどうか，もしするならどのように影響するかを調べるという方法があるだろう．しかし，もし評価にとどまらず介入に至れば，ジャーナリストの訓練という枠を超えたいくつもの機会が生じるだろうが，それにはより大きな投資が必要だ．昔からの賢明なアドバイス「命令されたら忘れる，教えられたら覚えている，一緒にやってくれたら学習する」は高くつく．双方向的なワークショップ，あるいはジャーナリストが自分の記事を評価するのを個別に支援することはコストがかかるだろう．医療専門家，生物統計家，疫学者，その他エビデンスの評価法について訓練を受けた人が，ジャーナリストがよりよい記事を書くために時間を使ったとしても，おそらくその努力は報われないだろう．だが，こうした時間や労力を用いた支援は，真の公共の利益をもたらす可能性がある．非常に重要で効果的な医療ニュース記事の背後には，記事をよくするための，ジャーナリズム外の人とジャーナリズム内の人との協働がある．

結　論

医療に関して一般市民とコミュニケーションを取る人は全員が，医療ジャーナリズムの向上に関わっている．ニーデルデッペ，フロッシュ，ホーニックは，がんに関するニュースや情報を求める活動の分析を通して，限界のあるニュース記事が人々の心にもたらすギャップを橋渡しするという“重要な役割”が臨床医に押し付けられていると示唆する．「我々の知見によれば，新しい研究に関するニュース記事を知った後に追加の情報を求める人は多くない．もしニュース記事がその視点において限界があることが避けられず，かつ，ほとんどの人がそれ以上の情報を求めないのであれば，こうした結果は，医療提供者がこのギャップを埋める重要な役割を果たすという見方を補強する．より多くの人が，より多くの情報を兼ね備えた医療消費者になるのを支援するために，革新的な介入が求められている」[19]．

数学教授のレベッカ・ゴールディンは，統計学者が貢献することができると考えている．「ある種の情報に関しては，Wikipedia や WebMD がジャーナリズムよりも信頼性が高いと専門家にみなされるような時代に，ジャーナリストやメディアの情報源は，自分たちの妥当性を維持するために進化しなければならない．同時に，ジャーナリストは，予算カットやニュース産業の縮小のため，新しい，より大きなプレッシャーにさらされている．統計学者はここで，ジャーナリストと協働し，科学的な知見を正確かつ全体的に提示し，彼らが主流の科学的な考え方をするのを促進するという重要な役割を果たす．統計学のリテラシーは，学生だけでなく，メディアを利用する一般市民にとっても生活の重要な一部だ」[20]．ジャーナリスト，雑誌編集者，医療その他の専門家は，こうした考え方に目を見開かされるだろう．

訳注）

・米国の HealthNewsReview.org は，Informed Medical Decisions Foundation の資金提供を受けて運営されてきたが，2013 年 6 月末で資金提供が終了したため，記事評価は 2013 年 5 月以降更新されていない．Gary Schwitzer によるブログは継続中．
http://www.healthnewsreview.org/review/slowdown-in-number-of-systematic-story-reviews-because-of-loss-of-funding/

・オーストラリアの Media Doctor Australia も，資金および人材不足のため，2012 年 11 月 1 日に活動を一時休止すると発表している．記事評価は 2012 年 8 月以降更新されていない．
http://www.mediadoctor.org.au/content/blogpost.jsp?intBlogPostID=11

・カナダの Media Doctor Canada は，Web サイトが別の内容に変わっており，過去の内容が見られなくなっている（2013 年 11 月 8 日アクセス）

追加情報

1. 現在，世界中の 8 つの Web サイトが医療ジャーナリストを評価している．
   - HealthNewsReview.org（U.S.）– http://www.healthnewsreview.org
   - Media Doctor Australia -http://www.mediadoctor.org.au/
   - Media Doctor Canada -http://www.mediadoctor.ca/
   - Medien Doktor: The German HealthNewsReview – http://www.medien-doktor.de/
   - Media Doctor Hong Kong -http://www.mediadoctor.hk/
   - Media Doctor Japan -http://mediadoctor.jp/
   - NHS Choices “Behind the Headlines”（UK）-http://www.nhs.uk/news/Pages/NewsIndex.aspx
   - Knight Science Journalism Tracker（US）-http://ksjtracker.mit.edu/category/health-medicine-stories/
2. ジャーナリストのための学習の場として以下がある．
   - The Association of Health Care Journalists is the leading professional organization in this field. http://www.healthjournalism.org
   - The National Institutes of Health hosts an annual Medicine in the Media workshop（http://medmediacourse.nih.gov/）.
   - The Knight Foundation funds a medical evidence boot camp for journalists at MIT（http://web.mit.edu/knight-science/bootcamps/fall2010.html）.
   - The Knight Foundation also funds public health journalism fellowships and a boot camp at the

Centers for Disease Control (http://www.journalismtraining.org/action/provider_detail?id=869).

- The University of Southern California Annenberg School for Communication offers The California Endowment Health Journalism Fellowships (http://www.reportingonhealth.org/fellowships).

3. 書籍

Cohn, V., and Cope, L. (2001). *News & numbers: A Guide to Reporting Statistical Claims and Controversies in Health and Other Fields*. Iowa State Press.

Gigerenzer, G. (2002). *Calculated Risks: How To Know When Numbers Deceive You*. Simon & Schuster.

Schwitzer, G. (2010). *Covering Medical Research: A Guide to Reporting on Studies*. Association of Health Care Journalists. (E-mail: info@healthjournalism.org)

Woloshin, S., Schwartz, L.M., and Welch, H.G. (2008). *Know Your Chances: Understanding Health Statistics*. Berkeley: University of California Press.

参照文献

1 Squires, L.B., Holden, D.J., Dolina, S.E., Kim, A.E., Bann, C.M. et al (2011). The Public's Response to the U.S. Preventive Services Task Force's, 2009 recommendations on mammography screening. *Am J Prev Med* 40(5):497-504.

2 Goodwin, J. (2011). Harris Interactive/HealthDay survey finds many women disagree with new recommendations that screening should begin at 50. *HealthDay*. Retrieved from http://consumer.healthday.com/Article.asp?AID=652358.

3 Hoffman, R.M., Couper, M.P., Zikmund-Fisher, B.J., Levin, C.A., McNaughton-Collins, M. et al. (2009). Prostate cancer screening decisions: Results from the National Survey of Medical Decisions (DECISIONS study). *Arch Intern Med* 169(17):1611-8.

4 Moynihan, R., Bero, L., Ross-Degnan, D., Henry, D., Lee, K., Watkins, J., et al. (2000). Coverage by the news media of the benefits and risks of medications. *N Engl J Med* 342(22):1645-50.

5 Woloshin, S., and Schwartz, L.M. (2006). Giving legs to restless legs: A case study of how the media helps make people sick. *PLoS Med* 3(4): e170.

6 Woloshin S., and Schwartz, L.M. (2002). Press releases: Translating research into news. JAMA 287 (21):2856-8.

7 Fishman, J., Ten Have, T., and Casarett, D. (2010). Cancer and the Media: How does the news report on treatment and outcomes. *Arch Intern Me*d 170(6): 515-518.

8 Gigerenzer G, et al. (2007). Helping doctors and patients make sense of health statistics. *Psychological Science in the Public Interest*. (8):53-96.

9 Smith, D.E., Wilson, A.J., and Henry, D.A. (2005). Monitoring the quality of medical news reporting: Early experience with media doctor. *Med J Aust* 183(4):190-3.

10 Schwitzer, G. (2008). How do US journalists cover treatments, tests, products, and procedures? An evaluation of 500 stories. *PLoS Med* 5(5): e95.

11 Cassels, A., and Lexchin, J. (2008). How well do Canadian media outlets convey medical treatment information? Initial findings from a year and a half of media monitoring by Media Doctor Canada. *Open Medicine* (2)2. Retrieved from: http://www.openmedicine.ca/article/view/170/131.

12 Wilson, A., Bonevski, B., Jones, A., and Henry, D. (2009). Media reporting of health interventions: signs of improvement, but major problems persist. *PLoS ONE* 4: e4831.

13 Brainard, C. (2011). Mixed grades for medical coverage: Analysis of nearly 1,500 articles over five years finds pluses and minuses. *Columbia Journalism Review*. Retrieved from http://www.cjr.org/the_observatory/mixed_grades_for_med_coverage.php.

14 Voss, M. (2002). Checking the pulse: Midwestern reporters' opinions on their ability to report health care news. *Am J Public Health* 92:1158-1160.

15 Schwitzer, G. (2009). *The State of Health Journalism in the U.S. – A Report to the Kaiser Family Foundation*. Retrieved from: http://www.kff.org/entmedia/7858.cfm.

16 Schwitzer, G. (2010). *Covering Medical Research: Guide to Reporting on Studies*. Association of Health Care Journalists.

17 Woloshin, S., Schwartz, L.M., and Kramer, B.S. (2009). Promoting healthy skepticism in the news: Helping journalists get it right. *J Natl Cancer Inst* 101(23):1596-9.

18 Woloshin, S., Schwartz, L.M., Casella, S.L., Kennedy, A.T., and Larson, R.J. (2009). Press releases by academic medical centers: Not so academic? *Ann Intern Med* 150:613-618.

19 Niederdeppe, J., Frosch, D.L., and Hornik, R.C. (2008). Cancer news coverage and information seeking. *J Health Commun* (13):181-199.

20 Goldin, R. (2009). Spinning heads and spinning news: How a lack of statistical proficiency affects media coverage. *Proceedings of the Joint Statistical Meetings, Section on Statistical Learning*. Retrieved from: http://stats.org/stories/2009/lack_stats_affects_media_oct8_09.html.

第19章　組織の内側

キャロン・チェス（博士，ラットガース大学）

要　旨

リスクコミュニケーションを，最低でも，二方向性のプロセスであると定義するなら，情報の受け手を研究するのと同じ程度に，情報の発信源を研究することも重要である．情報源となる組織は，少なくともメッセージを作成するし，そのメッセージの文脈を規定するリスク決断に対して責任があるだろう．リスクコミュニニーケーション研究は一般人の認識に焦点をあてているが，対話に影響を及ぼすメッセージの源泉としての役目を担う強力な組織について探索する研究は比較的少ない．こうした問題の重要性を考えるなら，リスクコミュニケーションに関して我々の理解していることは，思っているほど多くはない．

はじめに

2001年に政府機関から出された炭疽菌に関するリスクコミュニケーションについての研究[訳注1]は，効果的なリスクコミュニケーションの実践の促進，妨害する組織的な要素について洞察を与えてくれる．一般化するには不十分な研究かもしれないが，炭疽菌に関するコミュニケーションに関連した組織についての研究は多く，議論のための基盤を提供してくれる．そのリスクコミュニケーションは困難かつ重要であったので，多様な研究に関心がもたらされ，そしてこの危機的状況により，見過ごされたままであったであろう組織課題への関心を高めた．炭疽菌に関するコミュニケーションは危機的状況でなされたものであったが，見出された課題の多くは，日常的なコミュニケーションにも通ずる．

全体として見れば，我々は，専門知識と責任を有する人々を含めたマネージャー，スタッフ（たち）が，リスクコミュニケーション101を元に最善の行動をとることを阻む障害にいかに向き合うか，理解することから始めることができる．また，政府機関職員がリスクコミュニケーションの訓練を受けても，組織の障壁により限られた成果しか得られない可能性がある．本章では，組織の限界と強みの理解が，効果的なリスクコミュニケーション（努力）には必要であることを論ずる．さらに，もしリスクコミュニケーションのトレーニングが組織的な課題に言及しないなら，リスクコミュニケーション101に含まれる助言は省みられないままであろう，ということについても論ずる．

本章は，炭疽菌について情報を伝えた政府機関を責めるものではない．多くのメディアは，失態について論じたが，炭疽菌やウェストナイルウイルスに関するコミュニケーションを調べた研究によれば，政府職員にヒーローか悪人のラベルを貼りたがる政治的な雰囲気の中では，驚くことではない[1]．

訳注1　専門的には，炭疽菌 B. anthracis は炭疽 anthrax を引き起こす細菌である．本章では簡略化して「炭疽」（anthrax）という用語を，疾患にも病原菌にも使用する．

科学的知見

驚くまでもなく，研究が不足していたら，科学は強力とはならない．多くの研究は質的なもので，深みはあるが，一般化には限界がある．

リスクコミュニケーションの自明の理について，考えてみよう．リスク情報の発信を決定する政府関係者に関連情報が届かないと，その機関は効果的に情報発信ができない．例えば，ミズーリ州カンザスシティの米国郵便配送サービスセンターで，極微量の炭疽菌が発見されてから，その州の公衆衛生部局の職員は電話に忙殺された．しかし，カンザスシティ公衆衛生部門（KCPH）とその他の部門の公衆衛生官の情報共有が一貫性を欠いたせいで，彼らが受けた問い合わせを過負荷な状態の KCPH へ紹介せねばならなかった．KCPH でのコミュニケーションの問題はフロア間のメッセージを送るのに伝令を走らせるというような伝達技術の深刻な欠陥により一層悪化した[2]．

国中の地域，州レベルの健康部局には，汚染地域から離れていても，白い粉を心配する住民からの問い合わせがあった．その地方のために設立されたアイダホの中央救急医療センターでは，公衆衛生，警察，危険物処理担当者の部局間コミュニケーションを促した．互いに強い関係がない部局もあったので，当局の役割と意思決定，そして住民とのコミュニケーションの調整は容易ではなかった．加えて，ポケットベルを持っていない地域の健康部局は，その輪の中に入れなかった[3]．

CDC――問い合わせへの対応

当然のことながら，公衆衛生とコミュニケーションの労を担う中心となった CDC（米国疾病予防管理センター）は，前例のない量の問い合わせに見舞われた．当局は，いくつかあった緊急対策センターを，コミュニケーション内容を開発する臨床コミュニケーションチーム，コミュニケーションメディアチームと住民調査チームを含む，省庁全体にわたる 1 つの緊急対策センターに統合した[4]．

CDC は，最終的には 11,000 件以上に上る電話問い合わせを扱うことになったトリアージシステムを構築した．マネージャー達は，問い合わせがさまざまなレベルの専門知識を必要とすることを素早く理解し，それぞれ個別に対応できる部署をつくった．しかしながらトリアージシステムに問題が生じた今回の危機時には，CDC は，リアルタイムに学習したり，調整したりできなかったため，システムの強みと限界に対し，さらに適応することができなかった．例えば，問い合わせを文書化するシステムが電子化されていなかったため，CDC は紙書式を用いた[5]．しかし問い合わせの多さにより，しばしば電話対応中のスタッフが効率的に紙記録を更新できなかった．結果として，スタッフやマネージャーは，情報を更新し，完成させることが，ほとんどできなかった．協議中のトピックのような基本情報すら，その 40％に満たない記録しか載せられなかった．

振返って分析すると，CDC が，高危険度の連絡に対応するはずだった，州連携チーム（SLT）を構成する疫学者や医師，獣医師たちの専門性を十分に生かせなかったことが示された．SLT に回されたうちの，約 75％の問い合わせが，高危険度の定義を満たさなかったのだ[(4, p1091)]．

CDC――緊急時の機能

CDC の機能を制限したもう 1 つの問題は，物理的な位置である．職員は，センター内を歩き回って時間を浪費した．なぜなら対策室の中心は第 1 の建物，発表資料を作成するコミュニケーションスタッフは第 2 の建物，CDC メディア・スタッフは，第 3 の建物にいたからだ[5]．メールボックスが溢れ，誰もが目前の問題を解決するのに忙殺されたこのような状況では，よほど説得力の強い議論をしなければ，科学者の注意をコミュニケーション課題に向けさせることは難しい．

現場チームの制約はさらに大きかった．CDC 職員の増員は，システムの負担を倍加させた．すなわち，皆，固定電話，携帯電話，FAX が不足することになったのだ．同じく CDC 本部でも，物理的な距離の遠さが問題となった．

これらの困難にもかかわらず，CDC は他の問題についてはよく対応した．報告者からの連絡が膨大になったとき，CDCは，電話による頻回のブリーフィング（電話ベースで報告者と行う新たなカンファレンスシステム）を中止した[5]．電話による頻回のブリーフィングは概して効果的であったが，CDCが重要と考えた情報を報告者が重視しておらず，しばしばCDC職員は失望した．例えば，清拭や抗菌薬変更の有用性のように，誤解されやすい特定の情報を強調し，繰り返し伝える必要のあったことが，当局はきちんと理解できていなかった[6]．この危機の最中，CDCは，この問題を，当局のコントロールの及ばない「質の低い報告」と捉えたが，実際に問題だったのはコミュニケーションそのものであり，誤解された事実をCDCは深刻に考えるべきだった．

特に問題は，資料を公表前に見直すCDCの通常のやり方（routine）であった．すなわち，(1)科学者が情報を集め，解釈し，(2)コミュニケーションスタッフと科学者が書かれた資料を元に議論し，(3)コミュニケーションスタッフが資料の草稿を作成し，(4)さまざまなレベルのスタッフが，内部で互いに吟味し，(5)コミュニケーションスタッフが再度，草稿に手を入れ，(6)さまざまなレベルのスタッフがさらに手を入れるという流れである．このプロセスは，最良の環境下でも負担になるが，炭疽菌騒動ではもちろん，危機的な状況では機能しなかった．コミュニケーションスタッフは，電話による状況説明を書き起こした原稿をもとに，それらをウェブやその他で用いるQ&Aの基本とすることで，対応したのだ．

組織理論

不幸なことに，経験的研究が限られているこの領域には強固な理論的な基礎がない．最近のレビューで述べられたとおり，公衆サービス機関の制度的，管理的，構造的な過程の複雑さを考慮した「確固たる理論」がないのである[7]．

フィンガーとブランドによると，組織学習（organizational learning）は，組織の存続のために必要不可欠な適応と変化を促進する動的な過程である[8]．協力の過程と実践する共同体の形成は公共の組織には特に関連が深い．組織学習の「動的モデル」は，情報源となる組織（やその組織内の部署）と，組織間の関係，そして外部環境と関連した要因に依存する[7]．

それゆえに，組織学習は，新しい職員がより経験のある職員から非公式に学ぶような社会的過程のようにみなされる．この社会的に構築された観点によると，職員は，彼らにとって意味があるように情報を解釈しなくてはならない．学習は，職員が学んだことを使う場，お互いから学ぶ場，すなわち実践の共同体の中に存在するのであり，個人の頭の中にあるわけではない[9]．

アージリスとショーンは，システム理論を世に広め，シングルループ学習，ダブルループ学習について言及した[訳注2, 10]．組織学習を応用システム理論で考えてみると，CDCコミュニケーションスタッフは，情報を明確にする際の次善策を考え出したときに，シングルループ学習を示した[10]．ダブルループ学習であれば，実践的な情報――公表前に広くピアレビューされ，内部で練られる必要のある情報――を速やかに公衆に提供しようとする際の困難を明らかにするために，根底にある仮定や規範（norms）を問うたりしたはずであった．規範は，その定義からも検証されておらず，社会的価値観を担い，それゆえに問うことが困難で危険なものであった．

この限定的な事例検討から示されたCDCの規範は，(1)広くピアレビューを行うことにより，科学的な正確さが増す，(2)科学は，反応の早いコミュニケーションよりも重要である，ということである．別の規範としては，科学の評価は，コミュニケーションの評価よりも重視される，ということもあるかもしれない．CDCが隠された前提を問うことで問題を探らない限り，職員はこのような規範を認識しないだろうし，システム上の問題への対処は困難だろう．

トレーニングと組織学習

CDCの炭疽菌に関するコミュニケーションの事例は，主として，職員が一般の人々の認知の理

訳注2　シングルループ学習とは，人々が，すでに備えている考え方や行動の枠組みに従って問題解決を図ること．ダブルループ学習とは，既存の枠組みを離れ新しい考え方や枠組みを取り入れることを意味する．

解やメッセージをデザインする技術を身につけるためのリスクコミュニケーショントレーニングの限界を示している．これらのテーマは，多くの基本的なリスクコミュニケーショントレーニングの中で重要であり，スタッフ職員やマネージャーのコミュニケーション能力の向上には役立つかもしれない．しかし全職員（personal）が実際，これらの新しいスキルを使えるか確認することは難しい．コミュニケーショントレーニングは当局の不自由さ，例えば情報システムに関するCDCの問題，物理的なレイアウト，情報の伝達などを改善はしない．もし職員が，コミュニケーションを効果的にできる（少なくとも，妨げない）状況で働けなければ，彼らのスキルの向上で，当局のコミュニケーションの改善はできないであろう．

多くの連邦，州当局はリスクコミュニケーションのトレーニングを行ってきたが，ピアレビューによる評価はない．事例報告は，当局の実際の対応の変化などは言うに及ばず，知識の変化でもなく，参加者の満足度に注目している程度である．したがって，コンサルタントがトレーニングの重要性をいかに説こうとも，その価値に関する根拠はない．しかしながら，当局のシステムや規範を評価するよりはるかに容易なため，トレーニング開発は非常に魅力的である．

民間企業におけるさまざまな分野でのトレーニングに関する文献レビューによれば，うまくいくかどうかは，組織の「意味のあるニーズ評価から浮かび上がる制約と衝突」とトレーニングが調和できるかどうかにかかっている[11]．有効かどうかは，採用したトレーニング法のみによるのではなく，トレーニング（や学習）が組織の中で，どのように位置づけられ，支持され，テコ入れをされたかにもかかっている[11]．ゆえに，トレーニングには組織課題を明らかにする十分なニーズ評価が必要である．状況に即してトレーニングを位置づける，フォローアップを行うことで，組織学習が進む可能性がある．

実践にむけた提案

人材（personal）

コミュニケーション専門家を主要な機関決定に参加させずに，コミュニケーション問題への取り組みが進むことはもちろんのこと，同定されることも難しい．それゆえ機関は，少なくとも上級コミュニケーションマネージャーを機関の中枢，いわゆる“主流（dominant coalition）”に配置すべきである[12]．このマネージャーはコミュニケーションの目的と計画策定の戦略の統合について，十分な経験を有するべきである．また，予測やニーズ評価は必須事項である．組織中枢の構成員と協働することで，マネージャーは組織の障壁や，効果的なリスクコミュニケーションの促進因子を見出せるであろう．

コミュニケーションの専門家が，機関の意思決定の一部にいるなら，科学者とコミュニケーション担当者の間のギャップは縮小できる．組織の優先課題，標準業務手順（standard operating procedures），資金援助の意思決定に，コミュニケーションの観点を一層反映させられるだろう．

残念ながら，主にマスメディアに限られた経験しかない人材では，リスクコミュニケーション，コミュニケーション戦略や利害関係者に関して必要な背景知識をもち合わせていないかもしれない．ゆえに，メディア出身のマネージャーでは，組織中枢で複雑な問題に取り組むという重要な役割を果たすことは難しい．

同様に，コミュニケーション技術者（例：チラシやプレスリリースといったコミュニケーション成果物を作成する人々）はコミュニケーション戦略を実行する際には必要だが，効果的なコミュニケーションの一団（unit）としては十分でない[12]．技術者は，複雑なプログラムを策定し，コミュニケーションとプログラム開発を統合する経験やスキルは有していない．技術者の仕事は，資料（プレスリリースやチラシのような）を作成したり，発表の準備をしたり，日常的な働きかけを行うことである．しばしば，彼らは，情報公開，メディア関係者であり，（全体を統合する仕事の）経験は限られている．

組織学習

当局は，内部の組織的な要因と外部のコミュニケーションの関係を探る必要がある．CDCの例は，当局を妨害する問題のいくつかを指摘している．他の機関では，それぞれの実際の活動を調べるべきである．すなわちCDCを阻害した要因，例えば技術的な限界，複数の異なる部門間でのやりとり，決済行為などの要因に目を向けるべきである．さらに，その他の組織的な課題もまた調べる必要がある．住民参加に関する全米アカデミーの報告書では，当局のリスクコミュニケーションに関連した問題，例えば当局の責任，実行力と資源などの強み，実施機関などが，検討すべき課題として指摘された[13]．

トレーニング

当局は，トレーニングがいかに組織の目標達成を容易にし，組織内のシステムとうまく適合するかを考える必要がある．組織における制約と矛盾の検討は，確認された組織的な問題を解決できるかどうかをトレーニング担当者が決める上で，きわめて重要である．ある状況では，スキルトレーニングが役立つかもしれないが，当局は，なされた指導が実行可能かどうかを検討する必要がある．有効かどうかは，ある程度，職員がスキルを発揮できるようなマネージャーの支援にかかっている．振り返りの手順は，実行可能で，組織のシステムはコミュニケーションを促進しなくてはならない．さらには，トレーニング自体が，組織の目標の検討と有意義なフォローアップを含みつつも，トレーニングのデザインや実践に関する研究となるべきであろう[11]．

実践家と学者の間で，学習する組織，すなわち学習能力を有した組織の創造について，多くの議論がなされてきた．現場（on the spot）学習と仕事の活動は，トレーニングプログラムよりも役立つであろう．フィンガーとブランドは，トレーニングに加えて，あるいはトレーニングに代えて，(1)内部学習資源，例えば達成基準（performance standard），業務ローテーションやメンタリング，(2)外部学習資源，例えば苦情分析，利害関係者パネル会議開催，コミュニケーション活動のベンチマーキングを活用した学習能力を，当局は構築すべきと提案している[8]．

評　価

本書の他章で裏づけられているように，当局はしばしばリスクコミュニケーションの成果物やプロセスの評価に失敗する．驚くほどではないが，組織課題の評価はさらに取り残されている．リスクコミュニケーションの組織的な側面については，評価の目的と過程は未確立である．組織と利害関係者が対等な立場で対話を進めるという対称的広報活動（symmetric public relations）の組織的な側面に関する文献が1つだけある．しかしながら，多くの場合，研究は主に事業部門に関するものであり，リスクコミュニケーション以外の問題を扱っていることが多い．

少ない予算の場合

トレーニングに関する研究によると，少なくとも非公式なニーズ評価を行うこと抜きでのプログラムの開発は，資源の無駄になる．評価やフォローアップのないプログラムの開発も同様である．トレーニングを行うなら，当局は，少なくとも数か月後，参加者にそのときの実践について議論し，トレーニングで自分は何が変わったのかを確認するよう指示すべきである．この非公式なフィードバックでわかることは限られているが，トレーニングの強みと限界，コミュニケーションの変化を阻む，潜在的な組織の障壁がわかる可能性はある．

当局は，日常的にコミュニケーション活動を振り返り，組織的な要因がその過程を促進したり，阻害したりする程度を考えることもできる．組織の記憶（institutional memory）をつくり上げることはこのような非公式で，文書化されない過程にはなじまないため，厳格な評価がはるかに望ましいが，振り返り（debriefing）によって，現場学習が促進され，改善の可能性を見出せるかもしれない．当局は，経験を共有し，互いに学び合い，組織能力を育成する組織単位から恩恵を受けるかもしれない．しかしながら，当局がさらに大きな組織課題に注意を向けなければ，意味のある変化は起きにくい．

中程度の予算の場合

当局は，振り返りの計画文書を用意し，鍵となる学びの記録を保存する．これらの記録は組織の変化の過程を教えてくれる．内部資源を用いて，効果的なリスクコミュニケーションの組織内の阻害因子，促進因子の認識の理解を深める研究を実施できるかもしれない．そのような研究で，例えばニュージャージー環境保護局の職員が行った従業員のリスクコミュニケーションに関する調査のような，他の取り組みを推進できる可能性がある[14]．近年になって，当局は組織的な障壁の理解をさらに深めようとしている[15]．

十分な予算の場合

理想的には，調査と質的研究により内外の利害関係者のリスクコミュニケーションに関する認識を探索する「360度」研究を実施するとよい．当局のコミュニケーション事例について外部のオーディエンスの反応に加え，当局は内部の組織的な過程も調査できる．そうすれば，内部の組織的な課題が特定のリスクコミュニケーション行動にどのように影響を与えるか，当局ははるかに充実した理解を得られる．

追加情報

1. Chess, C. and Clark, L. (2007). Facilitation of risk communication during the anthrax attacks of 2001: The organizational backstory. *American Journal of Public Health* 97, 1578–1583.　特にネットワークに関する組織的な課題が，炭疽菌に関するコミュニケーションにどのように影響を与えてきたか探究している．
2. Grunig J.E. (1992). *Excellence in Public Relations and Communication Management*. Lawrence Erlbaum.　対称性のある双方向コミュニケーションの重要文献を要約．
3. *Journal of Health Communication*, Volume 8, 2003.　組織的課題に関する文献と，炭疽菌のリスクコミュニケーションをまとめている．
4. Natural Hazards Center University of Colorado. http://www.colorado.edu/hazards.　関連文献や多くの報告書を検索できるデータベース．
5. Rashman, L., Withers, E., Hartley, J. (2009). Organizational learning and knowledge in public service organizations: A systematic review of the literature. International *Journal of Management Reviews*, 11(4), 463-494.　さまざまな理論の優れた概説書．
6. Society for Risk Analysis.　組織的課題やリスクコミュニケーションに関連した年次会合のセッション．
7. Salas, E., and Cannon-Bowers, J.A. (2001). The science of trading: A decade of progress. *Annual Reviews, Psychology*, 2001(52), 471–499.　リスクコミュニケーションのトレーニングに特化したものではないが，参考になる視点が含まれている．
8. Scott and Davis. 2007. *Organizations and Organizing: Rational, Natural, and Open Systems Perspectives*. Prentice Hall.　組織内課題の古典的な要約．
9. United States Environmental Protection Agency. *Evaluation Toolbox*. http://www.epa.gov/evaluate/toolbox/summary4.htm#adr.　ステークホルダーの関与に関する当局の多くの報告書へのリンク．実践者向けに書かれた報告書には，組織的課題の率直な評価が含まれている．

参照文献

1　Maxwell, T. A. (2003). The public need to know: Emergencies, government organizations, and public information. *Government Information Quarterly*, Fall 2003.

2 Riederer-Trainor, C., Wilkinson, T., Snook, W.D., Hoff, G.L., Griffin, R. and Archer, R. (2005). When bioterrorism strikes: Communication issues for the local health department. *Health Promotion Practice* (October), 424-429.

3 Tengelsen, L., Hudson, R. Barnes, S. and Hahn, C. (2002). Coordinated response to reports of possible anthrax contamination, Idaho, 2001. *Emerging Infectious Diseases*. 8(10): pp. 1093-1095.

4 Mott, J. A., Treadwell, T.A., Hennessey, T.W., Rosenberg, P.A., Covell, M.I., Brown, C.M., and Butler, J.C. (2002). Call-tracking data and the public health response to bioterrorism-related anthrax. *Emerging Infectious Disease*, 8(10), 1088-1092.

5 Robinson S.J. and Newstetter, W.C. (2003). Uncertain science and certain deadlines: CDC responses to the media during the anthrax attacks of 2001. *Journal of Health Communication*, 2003(8), 17-34.

6 Mbane, F., Temin, S. and Parvanta, C.F. (2003). Communicating anthrax in 2001: A comparison of CDC information and print media accounts. *Journal of Health Communication*, 8, 50-82.

7 Rashman, L., Withers, E. and Hartley, J. (2009). Organizational learning and knowledge in public service organizations: A systematic review of the literature. *International Journal of Management Reviews*, 11(4), 463-494.

8 Finger, M. and Brand, S.B. (1999). The concept of the learning organization applied to the public sector: Conceptual contributions to theory development. In M. Easterby-Smith, L. Araujo, and J. Burgoyne (Ed.). *Organizational Learning and the Learning Organization: Developments in Theory and Practice*. Sage.

9 Easterby-Smith, L. A. and J. Burgoyne (Eds.). *Organizational Learning and the Learning Organization: Developments in Theory and Practice*. Sage.

10 Agyris, C. and Schon, D. (1978). *Organizational Learning: A Theory of Action Approach*. Reading, Addison Wesley.

11 Salas, E. and Cannon-Bowers, J.A. (2001). The Science of Trading: A Decade of Progress. *Annual Reviews, Psychology*, (52), 471-499, see p. 475.

12 Grunig, L. A. (1992). How public relations/communications departments shou ld adapt to the structure and environment of an organization...and what they actually do. In J.E.Grunig (Ed.), *Excellence in Public Relations and Communication Management* (pp. 467-482). Lawrence Erlbaum.

13 Dietz, T. and Stern, P. (2008) *Public Participation in Environmental Assessment and Decision Making*. National Academies Press.

14 Shaw, J. and Johnson,B. (1990). *A Look Inside: Risk Communication and Public Participation Within the New Jersey Department of Environmental Protection*. Trenton: NJDEP, Department of Science and Research.

15 Chess, C. and Johnson, B. B. (2006). Organizational learning about public parti cipation: “Tiggers” and “Eeyores.” *Human Ecology Review*, 13, 182-192.

第20章　実践家の観点から

リー・ズワンジガー（博士，FDA）

要　旨

リスクコミュニケーションを行う場合，対象とするオーディエンスにとって重要な情報からメッセージを始めるとうまくいきやすい．また，オーディエンスにメッセージを明確に伝え，強調するためには，シンプルな表現や形式で，イラストやストーリーを用いる．オーディエンスの理解を確認し，緊急事態のコミュニケーションは事前に計画しておく．

はじめに

リスクコミュニケーションは，サイエンスであると同時に実践でもある．リスクコミュニケーションの実践家は，前章までに述べられたような，効果的なコミュニケーションに関する科学的な研究結果を適用したいと考える．一方，日常の実践では，コミュニケーションがうまくいく場合とうまくいかない場合があることも我々は知っている．これから述べるコミュニケーションに関する知見を，コミュニケーションの実践家と研究者の双方に，また特にFDAに活用されることを期待する．

患者や住民が，自分の健康に関してより積極的に関与するようになったのに伴い，リスクコミュニケーションの行われ方も変化してきた．効果的なコミュニケーションは双方向性であり，医療従事者との間でオープンなコミュニケーションがあるほど，結果として健康状態がよくなる可能性がある（第13章，第17章参照）．我々の一人が体験したケースに，2，3 kg体重を落としたいと思っていた60代の女性，スミスさんの例がある．彼女はよくある減量プログラムを実施しようとして，かかりつけの医師の指示を受けることにした．ところが数週間後，体重はかえって増えてしまった．驚いた医師が，どうしたのか尋ねたところ，彼女は泣きそうになりながら，「先生，わからないんです．言われたとおり，健康的な朝食の後，シェイクを飲みました．昼食もしっかり摂って，またシェイクを飲みました．そして夜には毎晩，健康的な夕食をしっかり摂ったのですが」．医師はやさしく，スミスさんに，シェイクは朝食と昼食の代わりに飲むものだということを話したのだった．

FDAがコミュニケーションを行う場合には，医師対患者の場合と異なり一対一であることはほとんどないが，どちらにも共通するポイントがある．例えば，相手の理解を確認する，コミュニケーションを双方向でやり取りするなどである．本章の目的は，情報提供や推奨を行う際に，リスクコミュニケーションの実践家やFDAが，次表にまとめたように，より適切に，容易にコミュニケーションを行えるよう援助することである（第2章）．

実践家の観点：ひとめでわかるポイント

情報発信者（communicator）は：
- はじめに重要なメッセージを伝える．
- 対象となるオーディエンスに伝える．誰に向けたメッセージなのかを伝える．
- オーディエンスのニーズに沿った形にメッセージを構成する．
  - オーディエンスのニーズに合わせる．
  - オーディエンスの状況に配慮する．
  - 届きやすい形式や言葉にする．
- 随所にイラストやストーリーを挿入して，文章を区切る．
- オーディエンスの理解を確認する．
- 緊急事態におけるコミュニケーションを事前に準備する．

コミュニケーションの実践経験から何がいえるか？

まず重要なことは，端的にいって，短く！ということだ．短いメッセージで効果的に伝えるには，オーディエンスが誰かを知って，メッセージをそこに合わせる（第 7 章，第 14 章，第 16 章参照）．

コミュニケーションを行う場合，対象となるオーディエンスを定義し，その人たちが何を知る必要があるかを明確にする．以下の問いを考えることから始めるとよい．

- この情報を注意すべきなのは誰か？
- その人たちは何を知るべきか？
- その人たちは何をすべきか？

次に，より詳しく知りたい人たちのために，さらに情報を得るための手段を示す（適切なコミュニケーションの要素は第 4 章参照）．

事前に計画する

重要なのは，緊急事態のコミュニケーションを準備しておくことで，その過程自体が緊急事態の回避に役立つということである．FDA は，製品の欠陥が新たに発覚したり，汚染された食品が出荷されたり，薬剤の思いもよらぬ副作用が発生したりというような悪い事態や危険な状況が起きたときへの対応を準備しておく必要がある（図 20-1）．つまり事前の準備が重要なのである．緊急事態の前にコミュニケーションのシステムが無ければ，事態発生時に，緊急情報を効率的に流せない（第 19 章，図 20-1）．ひとたび事態が発生すれば，明確なメッセージを伝えることに集中すべきであり，情報を伝える手段や方法を開発している余裕はない．

オーディエンスを知ることが鍵となる

オーディエンスが異なれば，求める情報も異なるが，共通する点もある．例えば，医療従事者は，患者よりも詳細な科学的情報とテクニカルな指示が欲しいと思うだろう（第 6 章参照）．明確で，直接的で，タイミングよく届く情報は，誰にでも有用である．イラストやストーリーなどを用いた例を挙げれば，伝えたいメッセージが明確になる．受け手の誰かが必要な情報を入手できなかったり，適切な行動をとれなかったりしていないか，情報発信者は十分注意を払う必要がある．

メッセージを受け取る上での障壁

まず，文字を読める人ばかりと考えてはいけない（第 9 章参照）．米国人には読む力が基礎レベル以下の人が 10％以上いる．特に数的な情報になると，基礎レベル以下の人は 20％以上に跳ね上がる [2]．一般的な文章を普通に読める人でも，健康情報は難しく，専門的すぎると感じる場合がある．「ヘルスリテラシー」とは，情報に基づく意思決定ができるよう，必要な情報を入手し活用す

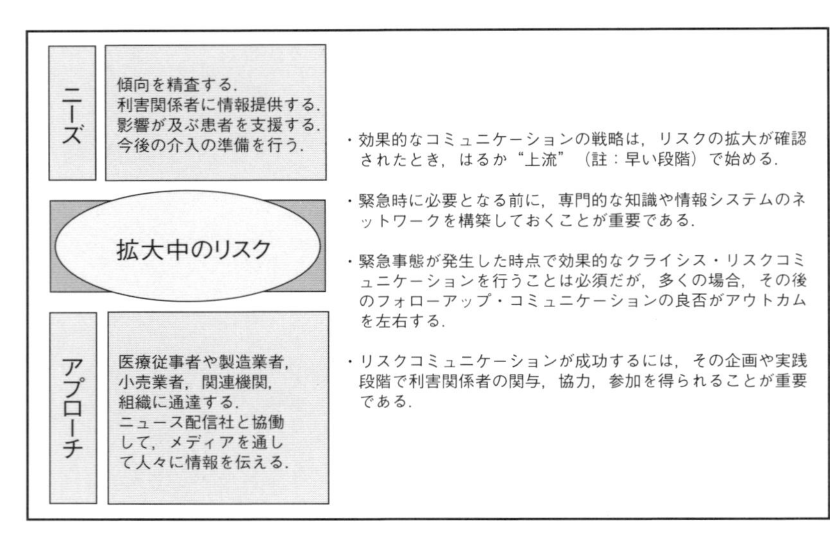

図 20-1　新たなリスクや拡大中のリスクに対する緊急のコミュニケーションを計画する
出典：AnnaMaria DeSalva (2008)[1]

る能力を指す．米国人の 3 割以上でヘルスリテラシーは基礎レベル以下だが，重要な健康情報の大半がそのレベル以上で書かれている[3]．ヘルスリテラシーが低い人たちは，自分や家族のために，健康情報に基づく意思決定を行うことが困難で，健康上の指示に従おうとしてもできない[4]．

読む力は重要だが，唯一の要因ではない．ライフステージも影響を与える（第 12 章参照）．例えば，食べ物を選ぶ際，子どもなら（親からの）説得の影響が強いだろう．また，高齢者は人生経験豊かであるが，視力，聴力や認知機能の問題がありうる．コミュニケーションをとる際には，リスクとベネフィットの両方を説明し，相手の理解を確認しなければいけない．

- 可能な時は，オーディエンスや患者に，理解を確認するため，自分が理解した内容を自分の言葉で説明し直してもらう．
- ゆっくり時間をかけ，情報や実演を繰り返して，よりよく理解してもらうように心がける．

これらに留意することで情報発信者は，特にリテラシーレベルや視力などが障壁となって他からの情報を得にくい人たちに対して，情報に基づく健康上の意思決定のために大きなインパクトを及ぼすことができる．

言語障壁

2000 年の国勢調査（最新のデータ）によれば，米国では約 18％の家庭で英語以外の言語が話されている[5]．インターネット上や各種団体の発行する健康に関する文書には，英語以外の言語で書かれたものも多い[6]．それはすばらしいことだが，意図したメッセージの意味が誤訳されていることもある．翻訳が正しいか，対象となるオーディエンスでテストすることが勧められる．

そのメッセージはオーディエンスにどういう意味があるか

我々は情報発信者として，まず，どの情報が重要かというところから考え始める．しかし，個々のオーディエンスもまた，自身の経験や期待をもっており，それがメッセージの聴き方に影響を与える可能性がある．この経験は，我々のメッセージに意図しない意味づけをし，意図しない効果をもたらすことがある．我々が限られた内容にだけ注意を与えようとしても，一部のオーディエンスは，より重大なメッセージとして受け取る可能性がある．例えば，「妊娠中にはある種の魚の摂取を適度に控えるべき」という注意を聞いて，心配した女性が魚をまったく摂らなくなり，胎児の発育に有用な魚の栄養を摂り損ねてしまうこともありうる[7]．

オーディエンスの置かれた感情的，社会的な状況は，メッセージにより推奨された行動をとるかどうかに影響する（第10章参照）．例えば，新しい疾病リスクについて，早く医師の診察を受けるよう警告するメッセージを聞いても，交通手段がない人は，すぐに行動を起こせない可能性がある．また，炭水化物，タンパク質，脂肪の摂取量のバランスをとりながら減量するように患者を指導する場合，誰もが健康的な食事にアクセスできると我々は考えがちだが，現実はそうとも限らない．さらに細かく，その指示を日々のメニューにどう活かせばよいかまで，具体的な手助けを必要とする人もいる．同様に，薬を処方通り服用するよう指導するとき，相手が薬を入手できると考えがちだが，薬代が払えなかったり，服薬スケジュールが複雑すぎたり，薬の保存が要冷蔵なのに冷蔵庫がなかったりする場合がある．オーディエンスの置かれた状況を無視してメッセージを伝えようとすると，その情報全体が使えないもの，自分には関係のないものだとみなされかねない．これらの問題すべてに対応はできないかもしれないが，情報発信者としては，メッセージをデザインし，評価する際に，相手の置かれた状況がもたらす制約を少なくとも考慮すべきである．

オーディエンスのニーズと好み

健康情報の受け手のターゲットを適切に定めることが重要である（第11章参照）．がんの自覚症状に注意するよう高齢男性に話すときには，（稀な）精巣がんよりも前立腺がんの話を選ぶだろう．2型糖尿病の患者に健康的な生活習慣の話をする際には，関節可動域訓練ではなく，臓器障害や心疾患の意識啓発を行うだろう．さまざまなオーディエンスに情報を提供してきた我々の経験から言うと，結局のところ，我々のコミュニケーションの相手は個人なのである．どのような集団にも多様な人々がおり，情報のニーズや背景にある信念も大きく異なる．

FDAのように国民レベルでコミュニーションを行う場合，個人に向けることは不可能だが，多様性や異なるニーズが存在することを意識していれば，いくらかミスを防ぐことはできるだろう．次に，大人数で多様なオーディエンスに対する際でも，個人とつながるための戦略を紹介する．

オーディエンスとつながる

コミュニケーションは双方向の関わりであり，情報発信者とオーディエンスとがつながった（connection）とき，最も効果的となる．文書でのコミュニケーションは，個人としての読者を意識することが大切である．例えば，「患者は」と一般化して書かずに，「あなた」と呼びかけるとよい．

人から人へ

人から人へのコミュニケーションには力がある．FDAは大きな組織だが，わかりやすく人目を引くような専門的な広報担当者（spokeperson）[訳注1]を育て，彼らがFDAの顔となり声となることで，人々との個人的なつながりを実現できる．他にも，FDAのメッセージを個々の特定の集団に伝えることのできる組織と協力して，「人から人へ」つながるパワーを活用できる．普段よく知っている組織から届くメッセージの方が，より人々に伝わりやすいからである．

食中毒の発生など緊急事態で情報を伝える必要のあるとき，情報は刻々と明らかになってくることが多い．そこでは，何がわかっていて何がわかっていないかをはっきり率直に伝えることが重要である．人々は，その時点で言えること以上を知りたがるかもしれないが，状況がどうしても不確実なのだと伝えれば，その率直さを尊重するだろう．

ストーリーを共有する

コミュニケーションの中でストーリーを用いることは，大変有用である．具体的な例を示すだけでなく，相手とつながることができる．ただストーリーはFDAのメッセージを伝えるための補助として用いるべきで，エビデンスの代わりにしたりエビデンスを隠したりするために使ってはならない（第5章，第18章参照）．過去にFDAがストーリーを用いてきたのは，アウトブレイクの発生事例を紹介したり，より一般的には，なぜ安全上の問題があるのかをわかりやすく説明したりす

訳注1　特に報道機関に対応するためのトレーニングを受け，冷静，正確にコミュニケーションを行うスキルを持つ者．

る際であった．また，ストーリーが重要である別の理由は，公の場で語られる個人のストーリーを聴くと，聴き手は，安全の問題に関してデータだけでなく，そのときの感情や個人的に受けたインパクトまでも忘れないからである．

多様なメディアを用いる

健康情報を入手するのに，伝統的なメディアや直接の会話だけに頼る人はますます減ってきている．多くの人はインターネットやeメールを日常的に使用している．さらに速いペースのソーシャルメディアのおかげでeメールもすっかり時代遅れになったと考える人もいる．健康情報のためにインターネットを利用するのがごく当たり前になっていることと，FDAにとってコストがかからないこと，多くの情報を掲載できることから，FDAはまずWebサイトに情報を掲載している．より早いコミュニケーションのためにツイッターとフェイスブックも用いている．FDAも利用者もインターネットを活用しているのでWebサイトがわかりやすく，使いやすいものでなければならない．ところが，外部の利用者からは，知りたい情報が見つからなくて困ると言われることがままある．情報や助言を求めてWebサイトを訪れたが，知りたい情報に行きつけずに検索をあきらめてしまうのであれば，サイトを訪れる多くの利用者の不利益につながる．FDAは，専門家の正規職員と契約職員によりサイトの改善に努力を続けている[8]．また，当面は，インターネットに日常的にアクセスしない人も多いということを認識しておく必要がある．そのため，人々に直接連絡をとることのできる州当局や組織と協働することは依然重要である．たとえFDAから直接，国民全体にメッセージをうまく届けられなくとも，重要な健康情報を他の組織を介して拡散できる形で提供することは可能である．

メッセージの構成をよく練る

相手が利用しやすく，不必要な障壁がない形で，必要な情報を提供することは，受け手を個人として尊重することになり，結果的に情報はより届きやすくなる（第7章，第8章参照）．

重要なメッセージから始める

教育水準の異なる人々が皆，長く複雑な文書の中から健康に関する重要なメッセージを見つけ出せることはまずない．単にそのための時間がない場合もある．忙しいのは，医療従事者だけでなく，人々は皆，忙しい．重要なメッセージを伝えるチャンスは，初めの2，3行，初めの2，3分だけかもしれない．一方で，さらに詳しい情報を求める人々もいるので，詳細情報や問い合わせ先を掲載してフォローすることも必要となる．

シンプルな言葉を使う

教育水準が異なる場合，直接的な表現の，明確で短いメッセージが理解されやすい．これは，メッセージを簡単にしたり，定量的データを避けたりするということではなく，専門用語や特殊な言葉を不必要に用いないということである．確率の話や不確実性が絡む場合，情報が刻々と出てくる場合は，何がわかっていて何がわかっていないかを率直に伝える必要がある．定量的情報があるなら，明確に数値を示すべきである．「低い」「中程度の」「高い」などの表現だけを用いると，人によって捉え方が異なるため混乱を招く．

見せて，伝える

オーディエンスが何をすべきか，あなたが何を意味しているかを，図で示すことは次のように役立つ．

- 行動をマスターする．
- 鮮明に感じる．
- 定量的情報を理解する．

デモ（実演）やイラストを使えば，どのようなリテラシーレベルの人に対しても，指示をシンプルにし，理解して従いやすくできる．例えば，エピペン[訳注2]のような医薬品器具の使用法は文書化

訳注2　アナフィラキシーの際に用いる自己注射．

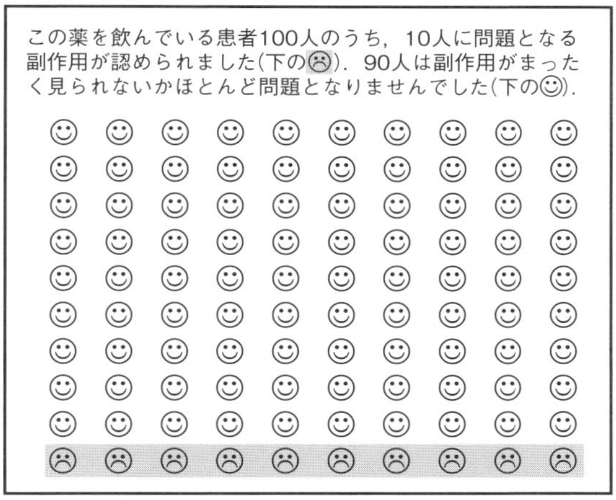

この薬を飲んでいる患者100人のうち，10人に問題となる副作用が認められました(下の☹)．90人は副作用がまったく見られないかほとんど問題となりませんでした(下の☺)．

図 20-2　絵でメッセージを伝える
出典：Lee Zwanziger, based on suggestions and slides from FDA Risk Communication Advisory Committee meetings[12].

しなければならないが，どのように使うかを示したビデオは，多くの言葉よりも価値がある．FDA は患者安全情報プログラムでこの点を検討し，製薬会社が作成した使用法のビデオへのリンクを設けた[9]．とるべき行動の順番を写真や図解で示すことも有用であり，患者がそれを実際に見たことがあれば，記憶を想起・定着させる（reminder）のにも役立つだろう．

絵を用いると警告がより鮮明に感じられる（第 15 章参照）．ヘビースモーカーの口腔がんの写真は，たとえ詳細な情報は忘れてしまっても，見た人が行動を起こすのに，十分な説得力を持つだろう[10]．どのようなメッセージでも共通だが，そのイラストがあなたの意図するメッセージを伝えているかどうか，実際の利用者に見せてテストしてみる必要がある[11]．

定量的な情報は，図を使えばわかりやすくなる．例えば，「ある薬を服用している患者の 10％で，副作用がみられた」という結果を伝える必要があるとする．これに対して図 20-2 のような絵を用いた図を示すことは定量的なリスクを理解してもらうのに役立つことが，データと経験で裏づけられている（第 7 章参照）．

実践経験からコミュニケーションの評価に何が言えるか

オーディエンスは我々が意図と大きく異なったメッセージを受け取るかもしれないし，我々のメッセージを理解できないかもしれない．あるいは，患者や住民が何を伝えようとしているのか，我々が理解していないのかもしれない．たとえコミュニケーションの経験が豊富でも，誤解が生じる可能性はなくならない．それゆえ，第 3 章で述べたように，我々が意図したことを相手が受け取れたかどうかを知るためにチェックし続ける必要がある．

- 一対一の状況で，もっとも手軽で素早くできる方法は，今聞いたことをこちらに（自分の言葉で）「説明し直して」（teach back）もらうことである．
- 文書によるコミュニケーションでは，草稿を誰かに読んでもらい，新鮮な目で見て，間違いやわかりにくい文章を指摘してもらうことがよく行われる．

このような非公式の吟味は，ヘルスコミュニケーションにおいて，特に重要である．メッセージが不明確であれば，それは，人々に誤った意思決定や不十分な情報に基づく決定をさせることにつながりかねない．したがって，正式なテストでなくとも，誰か新しい読み手や聞き手を探して，草稿を見てもらうことは重要である．オーディエンスの範囲が広くなり，人と人の接触が少なくなるほど，コミュニケーションの効果を高めるために理解しやすさをチェックすることが一層重要となる．

結　論

情報を伝えるとき，オーディエンスを尊重すれば，コミュニケーションの効果を高めることができる．コミュニケーション上の余計な障壁を除き，利用しやすい形で，相手に必要な情報を提供しよう．重要なメッセージから始め，それが誰のためのもので，彼らは何を知る必要があるのか，何をする必要があるのかを認識しよう．シンプルな言葉，絵や図などを使ってわかりやすく伝えよう．そして最後に，オーディエンスの理解を確認しよう．

追加情報

1. Plain language: Improving communications from the federal government to the public.　コミュニケーションをより明瞭なものにするための政府による，政府の他部署に対する助言をまとめたサイト． http://www.plainlanguage.gov/
2. Doak, C.C., Doak, L.G., Root, J.H., and Lippincott, J. B. Philadelphia, 1992. *Reference for Plain Language writing: Teaching Patients with Low Literacy Skills, 2nd edition*.
3. *Communicating Health: Priorities and Strategies for Progress*.　ヘルスリテラシーに関する目的 11-2 と 11-6 を含む Healthy People 2010 の 6 つのヘルスコミュニケーション目的に対する活動計画を含む． http://odphp.osophs.dhhs.gov/projects/HealthComm/.
4. *Bibliography Understanding Health Literacy and Its Barriers*.　ヘルスリテラシーの学説から論文までを対象とした米国国立図書館による各誌情報集． www.nlm.nih.gov/pubs/cbm/healthliteracybarriers.html.
5. Scientific and Technical Information: Simply Put.　複雑な科学的，技術的情報から，対象とするオーディエンスの関心を引くような資材を作るのに役立つ CDC のガイド． http:// www.cdc.gov/od/oc/simpput.pdf

参照文献

1 This graphic is based on several slides presented at the August 2008 meeting of the Risk Communication Advisory Committee by charter member AnnaMaria DeSalva. For full presentation see slides (accessed 1/13/2011) http://www.fda.gov/ohrms/dockets/ac/08/ slides/2008-4377s2-01.pdf

2 http://nces.ed.gov/naal/kf_demographics.asp, accessed 1/13/2011.

3 http://nces.ed.gov/naal/health_results.asp, accessed 1/13/2011.

4 For examples and discussion, see Marcus, E. N. (2006). The silent epidemic – t he health effects of illiteracy. *New England Journal of Medicine*, 355(4), 339-341.

5 http://www.census.gov/prod/2003pubs/c2kbr-29.pdf, accessed 1/13/2011.

6 For example, The National Diabetes Education Program provides educational materials and tools on diabetes awareness and maintenance tailored for Hispanic populations, see http://www.ndep.nih.gov (accessed 1/13/2011).

7 For results supporting the possible change in eating habits, see Oken, E., Klein man, K. P., Berland, W. E., Simon, S. R., Rich-Edwards, J. W., et al. (2003). Decline in fish consumption among pregnant women after a national mercury advisory. *Obstetrics and Gynocology*, 102(2), 346-351, and for results showing possible effects of changes in eating habits, see Cohen, J. T., Bellinger, D. C., Connor, W. E., Kris-Etherton, P. M., Lawrence, R. S., et al. (2005). A Quantitative risk-benefit analysis of

changes in population fish consumption. *American Journal of Preventive Medicine*, 29(4), 325-334.

8 For status, see http://www.fda.gov/AboutFDA/AboutThisWebsite/default.htm, accessed 1/13/2011.

9 For *FDA Patient Safety News*, see http://www.accessdata.fda.gov/scripts/cdrh/cfdocs/psn/printer.cfm?id=225, and for manufacturers video, see http://www.epipen.com/how-to-use-epipen (both accessed 1/13/2011).

10 Research on graphics in warning on cigarette packages, presented at May 2010 meeting of the Risk Communication Advisory Committee by member C. Andrews, see slides (accessed 1/13/2011). http://www.fda.gov/downloads/AdvisoryCommittees/ CommitteesMeetingMaterials/RiskCommunicationAdvisoryCommittee/UCM211341.pdf.

11 One memorable communication featured a fried egg and the caption "this is your brain on drugs," but testing later showed the campaign it was part of had little effect on reducing drug use. Discussed at May 2010 meeting of Risk Communication Advisory Committee by guest speaker Julie Downs, see slides http://www.fda.gov/downloads/AdvisoryCommittees/CommitteesMeetingMaterials/RiskCommunicationAdvisoryCommittee/UCM211334.pdf (accessed 1/13/2011).

12 This d iagram is smaller and simpler but similar in style to those suggested in meetings of the Risk Communication Advisory Committee by member J. Paling, see http://www. riskcomm.com/paling_palettes.htm (accessed 1/13/2011). Also note that the usefulness of this type of diagram is supported by data presented at the May 2010 meeting of the Risk Communication Advisory Committee by member A. Fagerlin, see slides (accessed 1/13/2011). http://www.fda.gov/downloads/AdvisoryCommittees/CommitteesMeetingMaterials/ RiskCommunicationAdvisoryCommitteeUCM211338.pdf.

本章の執筆に関わったリスクコミュニケーション諮問（Advisory）委員会の現または前委員：Jacob DeLaRosa, M. D; AnnaMaria DeSalva; Sokoya Finch, M. A.; Sally Greenberg, J. D.; Prerna Mona Khanna, M. D., M. P. H., FACP; Madeline Y. Lawson, M. S.; Kala Paul, M. D.; and Marielos L. Vega, B. S. N., R. N.*

* 謝辞：2010 年夏の FDA のインターン Karen Bassett と 2008 〜 2010 年に行われたリスクコミュニケーション諮問（Advisory）委員会の公聴会の演者すべてに謝意を表します．

第21章　FDAの視点

ナンシー・M・オストローブ（博士，FDA）

要　旨

食品医薬品局（FDA）には，社会に影響のある食品医薬品の製品についての情報を効果的に伝える日常的な役割がある．その情報伝達がエビデンスに基づくことはもちろん望ましいが，そのための方法を立ち上げて実行することは難しい．しかし，FDAはこの課題に対して，リスクコミュニケーションの戦略的計画と，外部専門家の活用によって立ち向かっている．これは，健全で安全な米国を実現するために，食品医薬品製品の適切な使用に関する情報を，いかに社会に確実に伝えるかということである．

はじめに

多くの他の連邦，州，地域の機関と同様に，食品医薬品局（FDA）は，毎日，利害関係者と情報交換している．その情報交換の多くは，食品医薬品製品のベネフィットとリスクに関することである．ここ数十年間，FDAを含む多くの連邦機関が十分に効果的な情報交換ができているかについては，疑問視する者が多かった．最近，ハンブルグとシャーフスタインが主張したように，「すべての衛生行政機関が直面している最大の課題の1つはリスクコミュニケーションである」．国家研究会議はリスクコミュニケーションを，個人，グループ，機関の間で行われる情報と意見交換を含むものとして定義した．それは，リスクのみならずさまざまなメッセージを含むもので，使える情報に制約がある中，それが上手に人々に伝達，理解されて，問題の理解と解決に適切に生かされた場合に成功したといえるのである．

FDAのリスクコミュニケーションの戦略計画（SPRC）は，エビデンスに基づくアプローチのための目標として，①科学性を強化すること，②懐を広くすること，③ポリシーを見えるようにすることの3つを設定している．SPRCは，コミュニケーションの背景には科学があること，そしてこの科学を理解して適応することが食品医薬品製品に関する効果的なリスクコミュニケーション（以下，リスコミ）には非常に重要であると認識している．FDAはリスコミ改善のための科学的な正しい方法をとるための多くの課題に直面している．これらの中には，政府の機関や私立の機関においてもよく見られる課題と，FDAのみに特異的な課題とがある．本章では，これらの課題を中心に話を進める．

FDAのコミュニケーション事情

FDAは規制や政策決定の根拠となるコミュニケーションはエビデンスに基づくことが確実に求められている．しかしながら，エビデンスは必ず時代とともにより確かなものに書き換わるものであり，現状のものは不確かなことも多くある．それが科学的知識の本来もっている姿である．実際，政策などの決定に用いるためのデータですら，必ずしも完全とはいえない方法で集められているのが現状である．

例えば，新しい薬，ワクチン，医療器具などを企業の要請で商品化する際には，ランダム化比較試験による承認の手続きが必要となる．このランダム化臨床試験のデータからは因果関係の有無を明確に推測することができるが，しかしそれはある作業仮説について特定の集団，特定の環境でのみ成り立つのである．したがって，そのデータが，その製品が処方されたり使用されたりした場合の効果や安全性を，研究対象となっていない集団や環境も含めて実際の世の中すべてにおいて，完全に予見できるというわけではない．

相対的な安全性や効果の概念を示して伝えることはなかなか難しい．製品について「安全性と効果」という法的な文書を用いて絶対的な安全性と効果を示すことで，一般社会は明確に是なのか非なのかを知ることができるだろう．しかし残念ながら，このことが製品についての新しい安全性と効果に関する情報が出た際に，そのリスクやベネフィットに関して確実とは言い切れない情報をもとにコミュニケーションをせねばならないために，混乱を招く元をつくっているともいえるのだ．

この不確かさは，FDAがすでに市場に出回っている製品の一時的なリコールや完全な販売停止を決める際にも生じる．製品には注意の有無にかかわらず，時として汚染されることがあるし，制御されていない実際の市場では安全性の問題に発展する場合もある．そして，新しく問題となったり，もともと怪しいと思われていたものがやっぱり危ないとなったりするわけである．例えば，ヘルスケアプロフェッショナルと患者・有害事象を経験した消費者の自主的な報告によっても，大きなデータベースを用いた疫学研究と同様に，製品の問題点は指摘される．しかし残念なことに，このような方法では多くの場合，きちんと因果関係を見出すことができないし，隠された交絡要因の影響を排除することもできない．安全なもののデータフォローアップから得られたサインは時として，解釈が困難な場合もある．例えば，広範囲にわたる探索研究は，食品由来の疾患の流行に関する弱いシグナルを見出すかもしれない．しかも，その食品がサラダに入っているトマトやペッパーだったり，そしてそのように言われた物質は，最終的にはそれが誤解であることが判明したりする．時として，原因はまったく確かなものとは言い難いのである．

本章では，出回っている製品についての効果的なコミュニケーションの課題と，それがいかに不確かな部分を含んでいるかについて述べる．一般的な研究で，これをいかにして達成できるかを示唆しているものもあるが，FDA特有のニーズに応えるものは今のところない．

エビデンスに基づいたコミュニケーションを実施するための課題

すべての国家機関は，社会に対してエビデンスに基づいたコミュニケーションを実施するための課題を経験している．ここでは，まず，FDAと他の機関によく見られる課題について，次にFDAに特徴的に見られる課題について述べる．

インフォームド・コミュニケーションの実施と評価

効果的なコミュニケーションには，オーディエンスのニーズを理解してそれに近づくことが必要であるが，そのニーズはオーディエンスとの対話なしではわかりえない．このことを認識してFDAは，コミュニケーションをする前に，その効果を上げて，ネガティブな反応の可能性を減少させ，今後の方向性を明らかにするために，コミュニケーションの標準実践テストを行っている．

しかし，このようなテストをするためには，全政府機関が10人以上の個人から同じような情報を得るPRA（書類事務削減法）に必要なクリアランスプロセスを行うという課題を共有している．PRAは過剰な政府情報要求から社会を守るためにつくられているが，必要な研究の種類もまたしっかり示している．このクリアランスなしには，研究は類似の情報を9人以下からしか集めることができないように制限され，明らかに結果の一般化において制限を受けてしまう．多数の対象を得ることは，このような情報収集においては，パブリックコメントを求めたり，それを正当化したり，米国行政管理予算局（OMB）によるレビューを受けたりするための特別な時間を必要とする．FDAでは，新しい情報収集プロセスに最低5～8か月の期間を求めている．このことは，素早い方向転換のために必要なコミュニケーションを知らせる研究をするべきだという課題をつくっている．ジェネリッククリアランスは，コミュニケーションに関連したプレテストや研究遂行の承認のプロセスを大幅に短縮させる．SPRC の一環として，FDA はプレテスト，研究遂行，コミュニケーション効果を評価する質問調査の迅速な承認を容易にするためのさらなるジェネリッククリアランス（包括的な整理）を設け始めた．

これからの計画に過去の経験を生かす

他の機関で共有されている他の課題は，現在進行中の通常もしくは緊急のコミュニケーションの経験の効果を評価することにより，いかにして経験から学ぶか（そして今後の計画を立てるか）ということである．FDA に特徴的な課題は，製品レビュー，製品や工場の視察，その他の重要な取り組みを通じてコミュニケーションの実践あるいはその評価をすることである．この進行中の取り組みを行うサブジェクトマターエキスパートは，進行中，緊急の両方のコミュニケーションをするスタッフとの協働が求められる．1 つのコミュニケーションイベントが終わると，そのエキスパートは日常業務に戻り，コミュニケーションのプロはリストにある次のトピックに進む．したがって，現在から過去のイベントの評価に焦点をあてることはチャレンジングである．このチャレンジについて言えば，FDA はコミュニケーションの実践と評価のプロセスとインパクト測定とを統合するためにメカニズム研究を開始している．

他の情報源の信用と吟味

多くの政府機関がそうであるように，FDA はそれが制御している製品についての情報源であるというだけではない．食品や医薬品の情報は，製品の生産者（製造と販売），スポンサーのために活動する人々，そして完全に独立した個人個人から得られる．FDA は関係する製品情報を上から眺めて制御するだけの存在ではない．インターネットにより可能となった情報の爆発により，FDA 発あるいは FDA 制御の製品の競争は従来よりも激しくなった．これらに関するコミュニケーションには，FDA のメッセージと合致するものも，衝突するものもある．

FDA にとって，このチャレンジは，社会からの信用を確かにするものである．もし社会が FDA を信用できないものだとみなしていれば，たとえすべての実践と方法がしっかりとエビデンスに基づいたものであったとしても，コミュニケーションは効果が薄くなる．自らに利害がないことが，特に製品のスポンサーと比較して，FDA をとても信用できる情報源とするだろう．しかし，決まったタイムフレームで薬の承認を得る場合にスポンサーが FDA に支払わねばならない料金である「処方薬使用申請料」に 1992 年に抜け道ができたことで，社会の一部からは，FDA は今や製薬工業に依存しすぎていて，独立的なレビューをする機関としては信用できないという批判もある．

社会の投票調査の結果を見ると，FDA をコミュニケーション・ソースとして信用できるかどうかの度合いはさまざまなようである．一般的に FDA は信用できるかという問いは，全消費者に 20 セントずつ払ったとしても，多様な製品についての情報ソースとしての FDA の信用についてはわからない．ボトムラインとして重要なことは，FDA の効果的なコミュニケーションの実践計画に対して社会が信用しているのだろうということを知ることである．

詳しさかわかりやすさか

FDA の規制の権威は絶対的なものではない．すなわち，それは科学的または法的なトレーニングを受けている人々に対してのみしばしば強制的なものとなる．FDA の科学的な運営を支えている科学者や弁護士に求められた正確さは，より多くの差し止め通告を出してしまう傾向にある．不幸なことに，大量の情報が効果的なコミュニケーションを可能にするとは限らない．実際，複数の差し止め通告や不確かなものについてのコミュニケーションは，メッセージを理解しづらいものにしてしまう．知覚的な観点からは，このような不確かさに関わる差し止め通告の増加は，相当注意深くなされた決定であっても信用されないという結果を招く可能性がある．

オーディエンスとそのニーズの範囲

多くの他の組織と同様に，FDAはオーディエンスに，その情報ニーズも理解力もさまざまな，多くの利害関係者をもっている．そのオーディエンスには，一般公衆（患者，消費者，介護提供者），医療従事者（個人，医療研究施設，その関連施設），製造者，開発者，販売者，小売業者，宣伝グループ，政府（州，地域，国内，国外）そして他の非政府組織がある．これらのオーディエンスの製品，健康，医学，薬品製造と流通，そして政策に関する知識の大小は実にさまざまである．また，その一般的リテラシー，ヘルスリテラシー，理解力に関する能力もさまざまである．以下に述べる1つのチャレンジは，いかにコミュニケーションの狙いを定めるかということ，特にリテラシーと理解力の乏しい一般の人々のニーズに応えるかということである．

いつ，誰とコミュニケーションするか

多くの組織に共有されている課題は，いつコミュニケーションをするのかを決めることである．これは，特に何かしらの問題のシグナルが起こった際のFDAに関連する．FDAは毎日，このようなシグナルを受けているが，これらのコミュニケーションを行うのかどうかについては，社会のニーズを知り，やっかいな形で情報が集中することにより社会が過度の負担を受けないように，バランスを取らねばならない．FDAは社会に知らせるべき閾値を下げるべきか，それはすなわち「オオカミ少年」のごとく，おそらくは大した価値が高くないシグナルを伝え過ぎてしまうリスクをはらむ．あるいは閾値を上げるべきか，それは透明性を欠き，重要な情報を社会に隠してしまうリスクをはらむ．常識的な線は，早期の段階ではそのシグナルは不確かさをはらむので，そのことをよく理解できる専門家のみにそれが提供され，一方で一般公衆にはそのシグナルが十分に確かなものになるまではその提供が遅れてしかるべきである．しかし，フェアであるべき責任を考えれば，社会のすべてに情報は同時に与えられねばならない．それゆえ，例えば，FDAのポリシーは，新しく増減した医薬品や医療機器の問題に関して，医療提供者に対して，一般社会よりも先に伝えることをしないのである．それでも多くの保健医療従事者は，この問題を聞いた患者が山のような質問を投げかけてくるであろうことに対して，より良い回答をする準備時間が欲しいと言うのである．

間接的なコミュニケーション

FDAが他の規制機関と共有している課題は，生産スポンサーのコミュニケーションへの規制の影響よりもむしろ，いつ社会と直接コミュニケーションをとるかということである．歴史的には，FDAのコミュニケーションの役割の多くは間接的なもので，製品の表示が正確で総合的であることを保証している．製品が商品化される前にFDAの承認を受けるというプロセスを踏むおかげで，FDAはそのようなことが可能になる．製品の表示は製品スポンサーによって書かれ，そしてFDAのスタッフによってレビューされて，最終的に承認される．しかし，FDAがスポンサーに，この問題の解釈を強制的に受け入れさせるには，科学的で，法的に管理された手続きが必要である．FDAとスポンサーとは，しばしばどちらともとれるデータの解釈でもめてしまい，交渉が決裂する．そして，その決裂は，単にコミュニケーションによるだけでは強制的に解消することは難しい．例えば，その表示が製品の危険に対するコミュニケーションにおけるFDAの書きぶりがひいき目に見ても効果的とは言えないことがあったとしても，そのことだけを理由にして商品化の承認を正当に却下することは難しいだろうということだ．

内部コミュニケーションのノウハウ

FDAは長い間，それらのアイデンティティ，強度，質，純度を保証するために，レビューをしたり承認したりするための広範な科学に関する内部ノウハウ，例えば，化学，中毒学，薬理学，生理学，工学，統計学，栄養学，医学，薬学のような学問をもっている．しかし，FDAは，そのレビューや強制的な取り組みについて，社会とコミュニケーションする内部ノウハウ，例えば，社会

科学，政策決定学，行動科学，コミュニケーション科学のような学問はあまり持ってはいない．しかし，FDAは，2007年につくられたFDAリスコミアドバイザリー委員会の外部専門家の力で，内部の能力をアップさせたり，さらなる能力を使ったりしている．

カバーされる製品と規制の専門性の範囲

上述したように，FDAは異なった法的専門性や視野のもとに，多くの製品タイプをカバーする法律に権限を与えている．薬剤に焦点を合わせたプログラムの領域でさえ，新人記者は，ある活動がある薬剤や薬剤群を規制できるが，別なものは規制できないということを学ぶのである．よりはっきりした違いは，製品に焦点を当ててつくられた組織間に存在する，これは特に商品化を事前に審査する専門家の有無である．例えば，処方箋薬は商品化される前に承認が必要となるが，食品（食品添加物を除く）はその必要がない．しかし商品許可を撤廃する場合は，FDAがまずその商品が十分に危険であるということを示さねばならないのである．残念ながら，FDAの社会における相手は，FDAを，規制した製品に対する権威の中心というよりも，単なるメッセージの発信源であるとみなしている．そのため，FDAとそれにより規制された会社とを区別するこれらの法律が重要であるのだが，そのことはおそらくは社会にとっては大した意味はないものとなってしまっているし，現実はむしろ混乱を招いてさえいる．

そして，他の規制の強制力もまた，FDAのコミュニケーション能力に多大な影響を与えている．例えば，スポンサーの知的財産権を守る法律は，FDAが取引の秘密やマル秘情報を公開した上で製品を売ることを制限してしまう．結果的に，FDAはしばしば，ある製品についてのコミュニケーションを事前にスポンサーの承認を得なければできないことになってしまう．上述のように，商品の安全問題はその不確かさのために，FDAとスポンサーは，そこに内在する公衆衛生学的リスクについて合意できない．そしてそのことは法的には間違ったこととはいえない．このようなリスク判定においては，FDAが公的なフォーラムで，スポンサーが間違いなく合意することを確信する前に再考を要することがしばしば起こる．

結　論

FDAが，エビデンスに基づいた効果的な製品コミュニケーションを開発し，広め，監視する能力には，多くの要因が影響しており，この中には一般的な連邦機関で普通に当てはまるものもある．FDAがその方針決定に用いるエビデンスの性質上，結論の不確かさが生まれ，効果的なコミュニケーションのための継続的なチャレンジが必要となる．しかし，大いなる透明性に拘ること，リスコミアドバイザリー委員会の外部専門家を登用・擁護すること，リスコミ戦略計画を策定して用いることが，FDAのエビデンスに基づくコミュニケーションのあり方を間違いなく支え続けている．

追加情報

1. FDAのインターネットサイトに関する基本方針は，FDAの組織，職員および透明性確保に関する役立つ情報を提供し，さらにFDA業務に関する一般的な疑義照会を提示することである．（http://www.fda.gov/AboutFDA/Transparency/Basics/default.htm）．
2. FDAリスクコミュニケーション戦略計画（2009年）は，強力な科学的手法によりFDAのリスクコミュニケーションを改善し，FDAの潜在的可能性を高め，FDAの方向性を最適化する計画を概括するものであり，その基盤には，リスクコミュニケーションが科学により成り立っており，十分な背景を説明し，オーディンエンスが求めるものに合致し，結果志向がある．http://www.fda.gov/ downloads/AboutFDA/ReportsManualsForms/Reports/UCM183683.pdf.
3. 市民のインターネットサイト会員は，情報収集の要請に対して（米国保健社会福祉省：DHHSの下で）

情報検索できる．この要請は，現在，米国行政管理予算局（the Office of Management and Budget）において評価中の文書業務削減法（The Paperwork Reduction Act）によるものである．（http://www.reginfo.gov/public/do/PRAMain）．

参照文献

1 Hamburg, M.A., & Sharfstein, J.M. (2009). The FDA as a public health agency. *New England Journal of Medicine*, 360, 2493-2495. doi: 10.1056/NEJMp0903764.

2 National Research Council. (1989). *Improving Risk Communication*. National Academy Press.

3 Food and Drug Administration. (2009). *FDA's Strategic Plan for Risk Communication*. Retrieved from http://www.fda.gov/downloads/AboutFDA/ReportsManualsForms/Reports/UCM183683.pdf.

4 Office of Management and Budget. (2010). *Memorandum for the Heads of Executive Departments and Agencies, and Independent Regulatory Agencies: Paperwork Reduction Act – Generic Clearances*. Retrieved from http://www.whitehouse.gov/sites/default/files/omb/memoranda/2011/m11-07.pdf.

5 For example, the Federal Trade Commission oversees the advertising of foods and all medical products, except human and prescription drugs and biologics and a limited category of medical devices.

第22章　戦略的計画

バルーク・フィッシュホフ，ノエル・T・ブリューワー，ジュリー・S・ダウンズ（編者）

我々は本書で，リスク（およびベネフィット）コミュニケーションの科学的基盤を強化することに努めてきた．本書には特別な助言が数多く提示されている．しかし，必ずそのすべてを習得しなければ組織のコミュニケーション改善に役立たないというわけではない．部分的に抜粋しただけでも，段階的で手頃なステップが得られ，よりよいリスク（およびベネフィット）コミュニケーションが誰もの手が届くものになるだろう．

本書には基本的な研究についての信頼できる概要が示されている．それらは科学を忠実に表し，過度に単純化せず詳細まで書かれていながらも，可能な限りわかりやすく書かれている．そしてその研究は，コミュニケーション設計のための具体的な提案という形になり，さらにコミュニケーションの品質をできるだけよくするために必要な試験の手順が併せて示されている．本書では，時間とリソースが限られている場合でもコミュニケーションを改善したいと考え，実用性に重点を置いている．本書はコミュニケーションの科学が，まさに伝えられている科学がそうであるように，強固なものになるよう意図している．

各章にはその領域の簡潔なイントロダクションが示されている．例えば，第16章はある製品の設計からそのリスクとベネフィットがどのように推測されるかを示し，さらにより現実的な予想を生み出す設計を行うための方法を示唆している．第10章は，感情がリスクの判断にどのように影響するか，そのような感情をどうやって予測するか，そしてそれらを解決するための試みをどう評価するかについて，わかっていることをまとめている．第14章では，リテラシーが低い情報の受け手に理解してもらうための障壁とこれを乗り越える戦略，さらにそれがうまくいったかどうかを評価する方法を明らかにしている．

どの章も現場の人々が自分自身の業務におけるその側面を遂行するためだけでなく，関連する専門家とより効果的に作業するために役立つはずである．例えば，製品設計の科学に関して何かを知っておくことで，助けが必要になったとき，それを見つける方法や，設計のものの見方に立つ方法がわかる．感情に関する研究について何かを知っておくと，その手の懸念に対するコミュニケータの感度を高め，問題解決において専門家との協力を促進することができる．健康に関するリテラシーの研究について知ることは，情報の受け手をいたずらに混乱させることのリスクをはっきりさせ，メッセージの言葉を平易にする訓練を受けた専門家を正当に評価することを可能にする．いずれの場合も，科学について何かを知っておくことで，現場の人々があまりに単純化された解決方法に必要以上の信頼を置いてしまうことを防止できるのである．

戦略的責任としてのコミュニケーション

科学を理解することは，現場の人々がどのようなものであれ自分のもつリソースを使ってよりうまく働くための助けになるはずである．同時に，効果的なコミュニケーションに関わる利害と実現するための課題を示して，彼らがさらなるリソースを獲得する助けにもなるかもしれない．表22-1は食品医薬品局（FDA）がその多数の対象者に益するために必要な情報を創出するための戦略的ビジョンである[1,2]．細部はFDAの特定の状況を反映したものではあるが，すべての組織が同じ基本的課題に直面している．すなわち，効果的なコミュニケーションを支持するために必要な科学を強化すること，それらコミュニケーションを実現するための業務能力を上げること，それらに適合する方針をつくることである．

表22-1　米国FDAのコミュニケーションに関する原則と戦略

効果的なリスクコミュニケーションを支持する科学の強化

科学に関する戦略1： リスクコミュニケーションの主要領域における知識と実践のギャップを特定し，それを埋めることに向かって取り組む

科学に関する戦略2： FDAのリスクコミュニケーションおよび関連する活動の有効性を評価するとともに，他の利害関係者のそれらについても監視を行う

科学に関する戦略3： 調査／評価を通して得た知識を実践に変換，統合する

有効なリスクコミュニケーションを作成，普及，監督するためのFDAの業務能力を上げる

業務能力に関する戦略1： コミュニケーションのメッセージおよび諸活動の開発を能率化し，より効果的な調整を行う

業務能力に関する戦略2： 危機コミュニケーションに備えた計画を立てる

業務能力に関する戦略3： コミュニケーションの調査および試験の実施プロセス（評価を含む）を能率化する

業務能力に関する戦略4： メッセージの起案，審査，試験，清書に関与する職員の役割と責任を明確化する

業務能力に関する戦略5： 意思決定および行動科学の専門知識を持つ職員を増やし，コミュニケーションの設計とメッセージの開発に従事させる

業務能力に関する戦略6： さまざまな利害関係者との主たるコミュニケーション手段として，FDAのウェブサイトおよびウェブツールの有効性を高める

業務能力に関する戦略7： 政府組織および非政府組織との連携を強化し，双方向の情報伝達と普及を高める

リスクとベネフィットの伝達に関するFDAの方針を最適化する

方針に関する戦略1： 一貫していて理解しやすいFDAのコミュニケーションを導くための原則を作る

方針に関する戦略2： 新たに発生したリスク情報をいつ，どのように伝えるかについて一貫した基準を明確化する

方針に関する戦略3： 規制製品に関する効果的なコミュニケーションを促進するために，提携先と協同するための方針を再点検し，最適化する

方針に関する戦略4： 公衆の健康に影響力が大きい領域に関するFDAのコミュニケーションの方針を評価し改善する

「リスクコミュニケーションの戦略的計画」の別の部分でFDAは，どのような組織にも適用可能な3つの基本原則を特定している．一般用語で書かれたそれらを次に示す．

1. コミュニケーションは科学に基づくべきである．

支持するエビデンスがないものは，たとえ広く受け入れられている最良の実践方法であってもとんでもないものである可能性がある．したがって，組織が生き残り発展しようとするなら，エビデンスに基づく戦略が必要になる．これは組織の現在の実践内容を，科学と矛盾がないかという観点から総点検するということだ（すなわち，その組織は効果がないとわかっていることを行っていないか？　既知の問題点を無視していないか？）．同時に，すべてのコミュニケーションについてその有効性を評価することでもある．その際，最高の科学であっても結果を保証することは不可能で，特定の事柄について特定の受け手にどのように伝えるかという点において少しでも望ましい推量を与えてくれるだけだということを認識する．

2. コミュニケーションは選択肢を知らせるべきである．

人々がとりうる行動のリスクとベネフィットをあらかじめ理解しているのでない限り，自分たちの前にある選択肢を評価することは不可能だ．したがって，情報はそれら選択肢のリスクとベネ

フィットを伝えることに焦点を当てたものでなければならない．これはその組織が人々が特定の選択を行うことを期待しているか（例：ワクチン接種を受ける），それとも無関心か（例：市販承認された薬を使用する）にかかわらず当てはまる．インフォームド・チョイス（informed choice）には，その情報の後ろにある組織に関する事柄を知ることが必要な場合も多い．例えば，FDAがなぜあるワクチンを推奨しているのか，ある薬を承認したのに推奨していないのはなぜか，ある製品を市場から引き上げずに警告を追加しただけなのはなぜか，といったことを人々は知りたいと思うだろう．

3. コミュニケーションは結果指向的であるべきだ．

有効な情報によって人々がよりよい生活を送れるようになると，その手助けをした組織には当然，高い評価が与えられる．そのため，コミュニケーションは，参考になるとか情報を与えるといった責務を単に形式的に果たすという以上のものを含んでいなければならない．伝える意義のあることをもつためには，組織はコミュニケータを使って入手可能なものを何でも取り込ませるのではなく，それ自身が意味のある情報を生み出さなければならない．

コミュニケーションを戦略的な機能の１つとして取り扱ってこなかった組織にとって，これらの原則を実行することは，最初は混乱を引き起こす可能性がある．だがそれは必ずしも無駄な損害とはならない．この研究を知ることで，組織はもっと効率的にリソースを使えるようになるのだ．例えば，正しいコミュニケーションの原則に従っていれば，リスクがすでにわかっている場合は情報伝達の焦点を選択肢のベネフィットに当て，そうでなければ重大な不安事項を解決するための直接的な調査（市販後監視の質の評価など）に向けるといったことが可能になるかもしれない．ある組織の内部でリソースを移行させるにはリーダーシップが必要である．コミュニケーションの優先度を明確に定義することで，そのリーダーシップに必要な場所が明らかになるだろう．

これらの原則を実行すると，別の点でも組織に役立つことがある．何を言うか，それをどのように言うかを決定するための統制のとれた方法を示すことによって（職員同士で議論させるのではなく），内部の摩擦を減らすことができるのだ．また，科学に精通しておらず評価に関与できないことが明らかな者を退けて，外部の情報サービス業者をもっと活用できるようになる．さらに，コミュニケーションの科学的基盤を示すことで，必要なリソースの獲得を確実なものにできる．

エビデンスに基づくコミュニケーションのための組織化

表22-2の上半分はエビデンスに基づくコミュニケーションの各ステップをまとめたものである．これを遂行するために必要なのが下半分に示したスキルである．各スキルは１つのステップで特に重要なのだが，同時にプロセス全体を通して必要である．例えば，リスク・意思決定分析は，対象となる人々のニーズに最も適切な情報を特定するための中心となっているが，そのニーズの特定には，行動科学的な調査（何が人々にとって問題かを知る），対象事項の専門知識（何が危うくなっているのかを知る），そしてコミュニケーション作業（対象となる人々から聞き取りをしたり説明をしたりするための信頼できるチャネルを作る）が必要である．適切な人材を雇用し，その業務を調整するにはリーダーシップが求められる．その調整を行わないと，コミュニケータが事実を単純化しようとして歪曲したり，情報の受け手はほんのいくつかの肝心な詳細を知りたいだけなのに，対象事項の専門家が延々と講義したりするかもしれない．健全な集団プロセスにおいてはすべての意見が歓迎され傾聴されるが，専門家の領域では彼らが決定権を握るものなのだ．

表 22-2　エビデンスに基づくリスク・ベネフィットコミュニケーションのステップに向けた組織化

ステップ

分析：対象となる人々が目標を達成する意思決定を行うための支援として最も適切な情報を特定する
設計：必要な情報を簡潔でわかりやすく役立つ形式で提供するコミュニケーションを起案する
評価：ドラフトを経験的な評価にかけて，人々が適切な選択を行うために十分な情報を抽出できるかどうかを調査し，その後もずっと追跡する
反復：必要に応じて繰り返し，分析，設計，評価における弱点を探す

スキル

対象事項に関する専門知識：入手可能な最高の技術的知見への忠実性を確保する
リスク・意思決定分析：対象となる人々が直面する意思決定にとって最も適切な事実が何かを特定する
行動科学：優れたコミュニケーションを設計し，その評価を行う
コミュニケーション：礼儀を大切にした双方向コミュニケーションのチャネルを創出し維持する
リーダーシップ：総合的なコミュニケーション戦略に一致するよう，必要な職員を雇用し，その活動を調整する

図 22-1 にこのような調整を可能にするリスク管理のプロセスを示す．準政府的な組織であるカナダ規格協会（Canadian Standards Association）[3] が刊行したこの図は，多くの同様な団体の提案を反映している．中央部分がどのようなリスクを管理する場合にもある通常のステップである [4]．

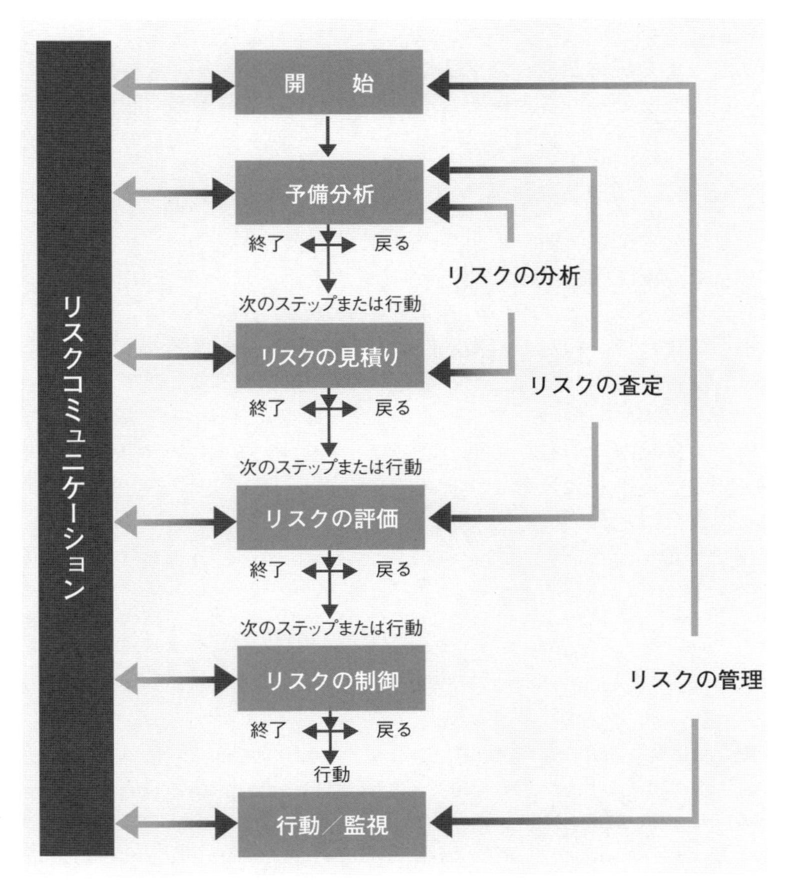

図 22-1　情報伝達と分析を統合するプロセス

プロセスの最初に意思決定の問題を定義づけ，その後，リスクの大きさの見積り，相対的な重要度の評価，制御する方法の考案，行動，そして進展の監視へと続く．ステップとステップの間には必ず現実性の検証を行い，その作業が十分になされており続行するか（次のステップ），改善が必要か（戻る），取り返しのつかない不適切として打ち切るべきか（終了）を問う．

特に，どのステージにおいても，リスクを管理する責任を負う者とリスクによる影響を受ける者との双方向コミュニケーションが必要である．したがって，このプロセスが開始されたら関連のある対象者の意見を聴取して，リスク管理の焦点が人々の関心に合うよう，そして出された結論が人々の不意を突くようなものであってはいけない．意思決定が行われた後も（図 22-1 下），引き続きそれら対象となるオーディエンスをプロセスに含めたままとし，何が学習されたかを追跡するために用いたり，彼ら自身の体験を報告したりする．どこかのステップで現実性の検証を省略すると，対象となる人々や組織が，何が起こっているかを人から聞かずにわかるのでなければ，彼らを暗闇に置き去りにする危険が生じる．本書の各章が示すとおり，人々にお互いの心を読むことを期待するのは非現実的である．

コミュニケーションのプログラムを実行するにあたり，どのようなものであれ科学的知見の方が純粋な直感を信頼するよりよい．大丈夫そうに見える情報を大丈夫だと仮定するより，どのようなものであれ評価を実施する方がよい．しかし，戦略的コミュニケーションにはさらに深い組織の関与が必要である．それにより，コミュニケーションに関わる諸問題がリスク管理プロセス全体と統合される（図 22-1）．これが過大な負担にならないように，ほとんどの組織はその大きさにかかわらず，必要とされるスキルの多くをすでにもっている（表 22-1）．もし管理すべきリスクについての知識がある人，プレスリリースを扱う人，テストマーケティングを行う人などがいなかったら，そもそも組織は機能していないはずである．課題は，熟練した専門家をすべて揃え，彼らを一緒に働かせることである．ある組織がそれを単独では成し得なかったり，そのリソースを関連する組織と共同利用のために蓄えるということはあるかもしれない（産業組合，関係機関間の研究グループなど）[5]．リスクコミュニケーションの定常的なニーズと変動するニーズの均衡をとれる組織には以下が備わっている．

- コミュニケーションの設計，評価，普及に専任する意思決定分析の専門家，行動科学者，コミュニケーションの専門家を擁する組織内コア
- 外部の科学者との協同の機会を伴う組織外プログラム．それにより科学者らをコミュニケーションの研究に巻き込み，コア職員の研究業界へのつながりを保つ
- コア職員の指示に従って，特定の情報送信の需要に応じるサービスの契約

戦略的なコミュニケーションのプログラムを組み立てるには，追加のリソースが必要になるかもしれない．しかしそれは単に，現状のリソースのより効果的な利用を意味する場合もある．さらには，これまでまったく効果がなかった活動の削減により，リソースを節約することすらあるかもしれない．とはいえ，たとえより大きなリソースが必要になったとしても，適切なコミュニケーションに関わる利害を思えば，それに投資しないのは誤った節約と言えよう．そのコミュニケーションを導くために利用できる科学を思えば，それに満たないものを使うのは実に残念なことであろう．本書は，その科学を手に入れる方法と，それをどう使うかの手引きを提供するものである．

参照文献

1 US Food and Drug Administration. (2009). *Strategic Plan for Risk Communication*.

2 Hamburg, M.A., and Sharfstein, J.M. (2009). The FDA as a public health agency. *New England Journal of Medicine*, 360, 2493–2495.

3 Canadian Standards Association. 1997. Risk management: Guideline for decision makers (reaffirmed 2002). Etobicoke.

4 HM Treasury. (2005). *Managing Risks to the Public. National Research Council (1996). Understanding Risk: Informing Decisions in a Democratic Society*. National Academy Press; Environmental Protection Agency (1993). *A Guidebook to Comparing Risks and Setting Environmental Priorities*.

5 Pidgeon, N., and Fischhoff, B. (2011). The role of social and decision sciences in communicating uncertain climate risks. *Nature Climate Change*, 1(1), 35–41.

原著者紹介

（ファミリーネームの50音順，［　］内は担当章）

J・クレイグ・アンドリューズ（J. Craig Andrews）博士は，マーキェット大学のマーケティング学部およびチャールズ・ケルスタッド講座の教授であり，広告と公衆衛生問題を中心に研究を行っている．現在FDAのリスクコミュニケーションの諮問委員を務めるアンドリューズ博士は，青少年アンチドラッグメディアキャンペーンの行動変容専門家パネル，*Journal of Public Policy & Marketing* の編集委員，およびワシントンD.C.における連邦取引委員会（FTC）広告宣伝課の消費者研究専門職でもある．博士の研究成果は，*the Journal of Marketing, Journal of Public Policy & Marketing, Journal of Consumer Research, Journal of Advertising, Journal of International Business Studies, Journal of Retailing* および *the American Journal of Public Health* 他に掲載されている．［第15章］

マイケル・S・ウルフ（Michael S. Wolf）博士は，ノースウェスタン大学フェインバーグ医学部の医科学習科学の准教授および総合内科学副部長である．ヘルスサービスおよび認知・行動科学分野における博士の研究は，ヘルスリテラシーに特化して成人学習と認知に主眼を置いている．本分野の業績で博士は，英国のフルブライト特別Faculty Scholar賞を始めとして数多くの賞を受けている．また博士はノースウェスタン大学の医学部と教育・社会政策学部の共同のヘルスリテラシーと学習プログラムの発起人かつ共同理事である．［第9章］

ナンシー・M・オストローブ（Nancy M. Ostrove）博士は，FDAが規制する製品を重点としたリスクコミュニケーションを専門とする社会心理学者である．博士は最近，FDAにて輝かしい成果を成し遂げ退職した．博士のリーダーシップの下で，FDAは製品規制についての情報伝達において社会科学原理と戦略的思考を駆使して以下のような事業を先導していったのだ――処方薬剤添付文書の改善，消費者向けの処方薬公告を規制する合理的手法の実施，特にリスクのある処方薬に関して患者に通知するための投薬治療ガイドの開発，製品のリスクとベネフィットに関する科学的根拠に基づくコミュニケーションについて助言する外部諮問委員会の設置などがある．［第21章］

ナナンダ・コル（Nananda Col）医師（公共政策学修士，公衆衛生学修士，米国内科学会上席会員）は，患者が，自身のおかれた環境や，リスク，要望や価値観を反映して意思決定をする支援をする，共有意思決定（shared decision making）の分野に主たる関心をもつ内科医である．内科学，予防医学，公衆衛生学，臨床意思決定に関する教育を受け，タフツ大学，ブラウン大学，ハーバード大学およびダートマス医科大学で教鞭をとってきている．コル医師は，意思決定支援の基準を作成する，国際患者意思決定支援標準化共同研究（the International Patient Decision Aid Standards Collaboration）で活動するとともに，科学的根拠を吟味・更新するコクランコラボレーションで患者の意思決定支援に関する再吟味を行っている．［第17章］

マイケル・ゴールドスタイン（Michael Goldstein）医師は，退役軍人健康庁の国立健康増進・疾病予防センター（the Veterans Health Administration's National Center for Health Promotion and Disease Prevention）で予防医学のアソシエイト・チーフ・コンサルタントであり，また，ブラウン大学医学部（アルパートメディカルスクール）で精神医学・行動学の准教授（adjunct professor）を務めている．ゴールドスタイン医師は，行動医学分野の臨床医，研究者，また教育者である．彼は，臨床医の予防的カウンセリング実施を推進する介入を開発および検証する研究を行い，医師と患者のコミュニケーションについての教育的プログラムを先導した．また，患者が自らセルフケアを積極的に実施することを重点とした質の改善プロジェクトについて，いくつかの地域，米国また国際的な教授団を務めてきた．［第13章］

ゲイリー・シュヴィッツァー（Gary Schwitzer）氏は37年間にわたりヘルスケアを専門としてきたジャーナリストであり，健康情報を評価するサイトで受賞経験のあるヘルスニュースレビュー（HealthNewsReview.org）の発信者である．シュヴィッツァー氏はミネソタ大学でヘルスジャーナリズムおよびメディア倫理を教えてきた．また，彼はミルウォーキー，ダラスで，またCNNで，15年間テレビのニュース界で働いてきたとともに，メイヨークリニックのサイトの創設編集責任者でもある．カイザーファミリー財団は2009年の彼の報告「アメリカのヘルスジャーナリズム事情（The State of U.S. Health Journalism）」を出版した．ヘルスケアジャーナリスト協会のメンバーのために，彼は研究の報告方法に関するガイドを執筆した．2009年には，彼のブログはオンライン投票で医療系のベストブログとなった．［第18章］

ベッツィ・スリース（Betsy Sleath）博士，登録薬剤師は，ノースキャロライナ大学薬学部のジョージ・H・ニコラス特別教授であり，また薬事政策とアウトカム学科（the Division of Pharmaceutical Policy and Outcomes）の講座教授である．また博士はセシル・G・シェップスヘルスサービス研究センターで上席主任研究員，ノースキャロライナトランスレーショナル臨床科学研究所（the North Carolina Translational and Clinical Science Institute）のコミュニティ参画コアの共同理事である．博士の研究と教育は，投薬治療における医療提供者と患者のコミュニケーションと患者アウトカムの関連に重点を置いており，また，最近では，緑内障，小児喘息についても研究を行っている．［第13章］

リー・ズワンジガー（Lee Zwanziger）博士は，FDAのリスクコミュニケーション諮問委員会の任命連邦政府役員（the designated federal officer）である．これまでは，FDAではコミュニケーションと科学に関する助言を行う職務，アメリカ大統領生命倫理委員会（the President's Council of Bioethics），米国医学研究所などに勤務していた．また，科学技術社会論（バージニア工科大学）を，医療従事者学生（平和部隊ボランティア）に基礎科学を教えていた経験もある．博士は科学を市民や政府にとって利用可能なものにすることに関心があり，科学史，科学哲学，および生物科学の学位を持っている．［第20章］

ジュリー・S・ダウンズ（Julie S. Downs）博士はリスクの多い意思決定をターゲットとした介入に結びつく橋渡し研究を専門としている．博士の介入により，行動や健康アウトカムにおいて特筆すべき変化が生じ，彼女は多くの賞を受賞している．ダウンズ博士はカリフォルニア大学バークレー校で心理学の学士を，プリンストン大学で社会心理学で博士号を取得した．現在カーネギーメロン大学の社会・決断科学学部でリスク認知・コミュニケーションセンター（the Center for Risk Perception and Communication）のセンター長である．博士の研究は，心理学，公共政策，経済学，コンピューター科学，医学分野の学術誌に掲載されている．［第1章，第3章，第8章，第22章］

キャロン・チェス（Caron Chess）博士は，ラットガース大学人間環境学部の教授および学部長で，市民参加とリスクコミュニケーションにおける組織的要素の影響および，市民参加を評価する研究を行っている．また，博士は全米アカデミーの市民参加について影響力の大きい報告書を担当する委員会のメンバー，およびリスク分析学会の会長でもあった．学界に入る前は，博士は州政府の環境プログラムや環境組織をコーディネートし，米国最初の市民の知る権利に関する法律のキャンペーンで中心的役割を果たすなどしていた．［第19章］

リンダ・ノイハウザー（Linda Neuhauser）博士（公衆衛生）はカリフォルニア大学バークレー校公衆衛生大学院の地域保健と人材開発の臨床教授である．博士は研究成果を人々のリテラシーレベル，言語，文化や障害に合わせた適切な健康介入に移していくために，参加型手法を用いることに重点を置いている．博士はまた，カリフォルニア大学バークレー校，行動のための健康研究センター（the UC Berkeley Health Research for Action center）の主任研究員である．当センターでは，多様な対象者とともに，合衆国内および海外の3000万世帯以上に行き渡らせたコミュニケーション資源を共創，研究するための事業を行っている．また，博士は，FDAを始めとする政府機関，および私企業に対し，研究の解釈やコミュニケーションについての助言も行っている．［第14章］

ガヴィン・ハントレイ゠フェナー（Gavin Huntley-Fenner）博士は，人材開発コンサルタントで応用認知科学，リスク認知，およびリスクコミュニケーションに特化した会社ハントレイ゠フェナー・アドヴァイザーを経営している．博士は，消費材の製品開発サイクルの早期に，学際的チームによって製品に潜在的にある危機（ハザード）を同定しこれを軽減する消費材危機（ハザード）分析手法を開発した．また，ハントレイ゠フェナー博士はアーバイン公立学校区の委員会のメンバー，自閉症教育におけるカリフォルニア州のアドバイザーを務めてきた．博士号は脳と認知科学に関してマサチューセッツ工科大学から授与されている．［第16章］

エレン・ピーターズ（Ellen Peters）博士はオハイオ州立大学の心理学の准教授である．博士は，判断と意思決定に関する基礎研究および応用研究を行っている．そこでは複雑さを増すこの世界において，感情，直感および熟慮といったプロセスがどのように人々の意思決定に影響するのかに焦点を当てている．中でも彼女は，決断する状況の性質と個人の性質の相互関係について研究している．最近の研究分野は，数理処理，数理的技能，情動・感情，高齢化といったものにも及ぶ．政策分野では，健康および健康政策に意思決定科学が応用されるよう，本分野の発展について連邦当局と幅広く努力してきた．［第7章，第10章］

アンジェラ・ファガリン（Angela Fagerlin）博士は，臨床管理研究のためのアン・アーバーVA HSR&D（ヘルスサービス研究開発）センターの研究者であり，ミシガン大学医学部の准教授であるとともに，医学部生命倫理・社会科学センター（the Center for Bioethics and Social Sciences in Medicine）の共同理事を務めている．博士はリスクコミュニケーション手法を検証する数量的な方法の開発，患者の意思決定支援の開発と検証を中心とした研究を行ってきている．［第7章］

バルーク・フィッシュホフ（Baruch Fischhoff）博士はカーネギーメロン大学ハインツ校，社会・決断科学学部および工学・公共政策学部の教授である．デトロイトの公立学校を卒業し，ウェイン州立大学で数学と心理学の学士，エルサレムのヘブリュー大学で心理学の修士および博士号を取得している．博士は米国医学研究所のメンバー，およびFDAのリスクコミュニケーション諮問委員会の議長である．また，判断・意思決定学会およびリスク分析学会の元会長である．さらに博士は「容認できるリスク」（ケンブリッジ大学出版，1981年）および「リスク：（日本版＜一冊でわかるシリーズ＞）*Risk: A Very Short Introduction*」（オックスフォード大学出版，2011年）の共著者である．［第1章，第4章，第6章，第8章，第22章］

メアリー・ブラウン（Mary Brown）博士はアリゾナ大学薬学部研究助手であるとともにデューズ，ブラウン＆アソシエイツのコンサルティングパートナーである．コミュニケーションと公衆衛生の専門家として，ブラウン博士は15年以上コミュニケーションに関して教鞭を取っているとともに，アリゾナ治療学教育研究センター（The Arizona Center for Education and Research on Therapeutics）では教育コアディレクターを7年間務めた．また，博士は，医療提供者および患者に対する印刷物やウェブベースの教育資材を広く専門的に企画し，活用し，評価をしてきている．さらにブラウン博士は大学の教科書を共著し，また医薬品利用と副作用の観察研究および質的研究に関する出版をしてきた．［第 11 章］

ノエル・T・ブリューワー（Noel T. Brewer）博士は，医学的検査の心理的影響並びに，ワクチン接種のリスクコミュニケーションに重点を置いた意思決定に関する専門家であり，ノースキャロライナ大学ギリングス・グローバル公衆衛生学部，健康行動学・健康教育学科の健康行動学・健康教育学の准教授である．博士の研究プロジェクトは，http://www.unc.edu/~ntbrewerk に記載されている．また，ブリューワー博士は *Health Psychology Review* の準編集委員，*Journal of Behavioral Medicine and Medical Decision Making* の編集委員である．［第 1 章，第 2 章，第 22 章］

クリスティン・M・ブルーン（Christine M. Bruhn）博士はカリフォルニア大学デイビス校の食品科学技術学部市民向け講座スペシャリスト（Cooperative Extension Specialist）である．また，消費者研究センター長として，消費者の態度や行動を研究するとともに，消費者に対して食品や食品技術について伝える教育プログラムを先導している．専門的な論文は消費者行動に関して 140 編以上執筆している．博士は米国の食品技術研究所および英国の食品科学技術研究所のフェローであり，加えて，FAO，汎米保健機構および世界保健機関のエキスパートアドバイザーを務めてきている．［第 11 章］

カラ・ポール（Kala Paul）医師は，医療用・一般用医薬品の倫理的な開発および市販後医薬品安全性監視における幅広い経験をもつ認定神経科専門医である．現在は医薬品業界におけるリスクコミュニケーションやヘルスリテラシー，安全性監視に関するコンサルタント業務をしている．ポール医師は患者および医療提供者双方にリスク管理書を作成しているが，主にリテラシーの低い患者向けの医薬品や医療機器の情報提供に重きを置いている．ポール医師は，10 年間に渡り，製品の安全性監視の DIA トレーニングコースにおいて教官を務め，また現在は FDA のリスクコミュニケーション諮問員である．医師免許は，テキサス大学医学部ガルベストン校にて優等で取得した．［第 14 章］

ムサ・メイヤー（Musa Mayer）氏は 22 年間前に乳がんに罹患したサバイバーおよびアドボケーター（権利擁護者）であり，4 冊の著作がある．乳がんとアドボカシーに関する彼女の論文は雑誌や科学誌に何度も掲載されている．メイヤー氏は転移乳がんに関する臨床的・基礎的な研究に携わるとともに，2 つのウェブサイトを作成し，また日常的に患者会と交流している．さらに，「科学的根拠に基づくヘルスケアの理解――行動の礎」（"Understanding Evidence-Based Healthcare: A Foundation for Action,"）という無料のウェブコースを，ジョンズ・ホプキンスの米国コクランセンターのために共同執筆した．2001 年からは，彼女は，患者代表・コンサルタントとして，またリスクコミュニケーション諮問委員会のメンバーとして，FDA と活動してきた．彼女のウェブサイトは AdvancedBC.org.［第 5 章］

ヴァレリー・レイナ（Valerie Reyna）博士はコーネル大学の行動経済学および決断研究センター（The Center for Behavioral Economics and Decision Research）の教授兼共同理事である．博士は記憶と意思決定に関するモデルであるファジートレース理論の開発者であり，このモデルは法律，医学および公衆衛生で広く応用されている．最近は，数理，医学的意思決定，リスク認知とリスクテーキング，発達の神経生物学的モデル，さらには神経認知の欠陥と遺伝学というテーマで研究している．また，判断と意思決定学会（the Society for Judgment and Decision Making）の会長を経て，多くの科学系学会のフェローであり，加えて，アメリカ国立科学財団（the National Science Foundation），アメリカ国立衛生研究所（National Institutes of Health），国立科学アカデミー（National Academy of Sciences）の科学者パネルとして務めてきている．［第 12 章］

索　引

■欧文

■あ

■か

■さ行

■た行

■な行

■は行

■ま行

■や行

■ら行

■わ行

FDA リスク＆ベネフィット・コミュニケーション
エビデンスに基づく健康・医療に関する指針

平成27年11月20日　発　行

監訳者　中　山　健　夫
　　　　杉　森　裕　樹

発行者　池　田　和　博

発行所　丸善出版株式会社
〒101-0051 東京都千代田区神田神保町二丁目17番
編集：電話(03)3512-3264／FAX(03)3512-3272
営業：電話(03)3512-3256／FAX(03)3512-3270
http://pub.maruzen.co.jp/

組版印刷・株式会社 日本制作センター／製本・株式会社 星共社

ISBN 978-4-621-08954-5 C3047　　Printed in Japan